AF341433

NOUVEAU

FORMULAIRE DE POCHE

NOUVEAU FORMULAIRE DE POCHE

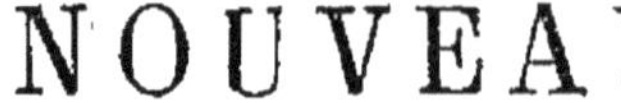

D'APRÈS LES FORMULES

LES PLUS GÉNÉRALEMENT EMPLOYÉES DANS LES SERVICES
DE CLINIQUE

DES MÉDECINS ET DES PROFESSEURS VIENNOIS

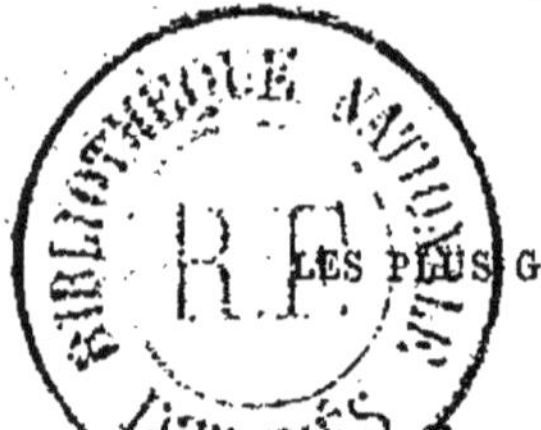

Recueillies et publiées

PAR

LE Dr CARL CZUBERKA

TRADUIT SUR LA SIXIÈME ÉDITION ALLEMANDE

PAR

A. OBERLIN

Pharmacien de 1re classe.

PARIS

G. MASSON, ÉDITEUR

LIBRAIRE DE L'ACADÉMIE DE MÉDECINE

120, Boulevard St-Germain, en face de l'École-de-Médecine

1882

PRÉFACE

Parmi un grand nombre de formulaires français et étrangers, le formulaire que nous avons traduit et que nous présentons au corps médical nous a paru le plus complet et le plus pratique.

Par son petit format, il est d'un maniement commode ; par sa clarté, il facilite au jeune médecin les recherches dont il peut avoir besoin pour la rédaction de ses ordonnances ; ces formules sont, du reste, en général plutôt des modèles à suivre, que des formules bonnes à être transcrites de toute pièce.

La publication de ce formulaire nous paraît répondre à certains besoins : le jeune médecin sortant des bancs de l'école est souvent fort embarrassé pour la rédaction de ses ordonnances. Il faut reconnaître, à cet égard, que généralement l'enseignement de la *Thérapeutique pratique* est trop négligé dans nos facultés et même dans nos hôpitaux, où l'on se tient surtout aux grandes lignes de la Thérapeutique et aux principes généraux de l'art des formules. Il arrive alors que le jeune médecin, s'il n'ignore pas la dose à prescrire, l'indique d'une façon incompréhensible pour le pharmacien.

Au surplus nous avons pensé que le public médical de France lirait avec intérêt le résumé de la thérapeutique professée par des célébrités médicales telles que les professeurs : *Braun, Billroth, Hebra, Bamberger, Sigmund*, etc., etc. Cette thérapeutique est, dans bien des cas, différente de celle des médecins français, et on pourra, à notre avis, y faire d'heureux emprunts.

Notre formulaire qui embrasse presque toutes les spécialités médicales comprend : les maladies des enfants, les maladies vénériennes, les maladies de la peau, des yeux, des oreilles, du larynx, les accouchements, etc. ; la description abrégée du pansement de Lister, le traitement de la syphilis par les frictions mercurielles et par les injections mercurielles sous-cutanées. Il est la traduction exacte de la dernière édition du formulaire du docteur Czuberka. Nous avons retranché tout ce qui nous a paru moins intéressant pour le lecteur français, tel que le chapitre comprenant l'emploi des eaux minérales, le traitement des différents cas d'empoisonnement, les maladies mentales.

Tous ces chapitres trouvent en France leur équivalent et n'ont qu'un intérêt secondaire.

Tel qu'il est, ce formulaire aura, nous l'espérons, sa place marquée dans toutes les bibliothèques médicales.

A. O.

Novembre 1881.

FORMULAIRE

DES

MÉDECINS VIENNOIS

I

CLINIQUE MÉDICALE

FORMULES

DE M. LE PROFESSEUR HENRI DE BAMBERGER

Laryngite aigue (Catarrhe laryngé aigu).

1. R. Infusion de racine d'ipéca 0,80 sur 200,00.
Oxymel scillitique .... 15,00.
Sig. Tous les $^1/_4$ d'heure ou toutes les $^1/_2$
heures une cuillerée d'enfant jusqu'à effet.

Lorsqu'il y a imminence de suffocation chez les enfants :

2. R. Sulfate de cuivre................ 0,80.
Eau distillée.................... 80,00.
D. Sig. Toutes les cinq minutes une cuillerée
d'enfant.

3. R. Extrait de belladone .... 0,10.
Poudre de gomme................ 5,00.
M. f. Diviser en 9 doses.
Fig. 3 doses par jour.

En cas de toux sèche, violente.

Dans les cas légers, repos, température égale, légers sudorifiques. Dans les cas graves, quand l'enrouement s'accentue et qu'il y a douleur, compresses glacées autour du cou. — Narcotiques.

En cas de dyspnée : sinapismes, vomitifs, applications d'éponges trempées dans l'eau chaude sur la région laryngienne.

Laryngite aiguë (Catarrhe laryngé aigu).

CATARRHE LARYNGÉ CHRONIQUE

4. R. Tannin (ou alun) porphyrisé.
   Sucre porphyrisé..............ãã 10,00.
   Sig. Pour insufflations.
5. R. Nitrate d'argent pulv............ 0,50.
   Sucre blanc..................... 10,00.
   Mêlez. Sig. pour insufflation.

N. B. — Les insufflations se font surtout bien avec l'appareil de Gilcuski.

6. R. Alun pulvérisé................... 5.
      (ou tannin pur 0,80).
   Eau distillée.................... 200.
   D. Sig. Pour inhalations à l'aide d'un pulvérisateur.
7. R. Essence de térébenthine rectifiée ou
   goudron....................... 10.

Pour faire les inhalations, on se sert de l'appareil de Mudge qu'on emplit d'eau chaude. — Le malade doit aspirer pendant 10 à 20 minutes.

On peut aussi laisser le médicament dans la chambre du malade pendant la nuit, soit seul, soit placé sur un bain-marie d'eau aromatique.

Cautériser légèrement l'engorgement avec le crayon de nitrate d'argent. Pour prévenir les récidives, ou comme adjuvants, on prescrit les eaux minérales de Giesshübel, Carlsbrunnen, Gleichenberg, Preblau, Ems, Selters, les bains de mer ou de rivière ; cure de raisin, cure climatérique (Meran ou le Caire, etc.).

Laryngite croupale (Croup).

En présence d'une toux caractéristique faisant craindre l'apparition du croup, il faut, avant tout, de suite donner un vomitif.

Commencer par l'application de compresses glacées en permanence qu'on renouvellera souvent au début et qu'on recouvrira d'un linge sec ; plus tard, on ne les renouvellera que toutes les 3 heures.

Faire aspirer de la vapeur d'eau chaude, ou maintenir devant la bouche de l'enfant des linges trempés dans de l'eau chaude.

En cas de suffocation, répéter les *vomitifs*, surtout le sulfate de cuivre. La suffocation s'aggrave-t-elle, la trachéotomie est indiquée.

Les membranes croupeuses seront touchées avec le crayon et cela aussi souvent qu'elles se montreront. Avec cela les lavements irritants dont les meilleurs sont ceux au vinaigre ou à l'alcool camphré.

8. R. Chlorate de potasse........ 40 — 80.
    Eau de fontaine................. 400.
    Sig. Gargarisme.

Pour adulte :

9. R. Chlorate de potasse........ 10 — 15.
    Eau de fontaine................. 400.
    Sig. Gargarisme.

Pour les enfants qui ne peuvent se gargariser :

10. R. Chlorate de potasse............... 5.
    Eau de fontaine.................. 200.
    Sirop simple..................... 20.
    Sig. Toutes les 2 heures une cuillerée à soupe.
11. R. Tartre stibié............... 0,20 — 0,40.
    Eau distillée................... 100.
    Sig. Tous les $1/4$ d'heure une cuillerée à soupe
        jusqu'à effet vomitif.

Ensuite :

12. R. Calomel........................... 0,80.

> Iodure de potassium............... 0,88.
> Sucre blanc....................... 5,00.
> M. f. Poudre à diviser en 12 doses.
> Sig. Une poudre toutes les heures.

Entre temps :

13. R. Nitrate d'argent................ 5,00.
    Eau distillée..................... 50,00.
    D. Sig. Badigeonner toutes les 3 ou 4 heures
        l'entrée de la glotte.
14. R. Camphre................ 0,20 — 0,40.
    Sucre blanc...................... 5,00.
    M. f. Poudre. Diviser en 6 doses.
    Sig. Toutes les heures ou toutes les 2 heures
        deux poudres.

Si l'on remarque des symptômes d'intoxication asphyxique, que les vomitifs n'agissent plus, abandonner l'émétique et donner :

15. R. Musc................ 0,15 — 0,20.
    Sucre blanc...................... 5,00.
    M. f. P. Diviser en 6 paquets.
    Sig. Un paquet toutes les heures ou toutes les
        2 heures.

Tuberculoses du larynx.

PHTHISIE LARYNGÉE

Traiter les douleurs symptomatiques, la toux par les narcotiques. — Comme boissons, eaux minérales de Giesshübel, Ems, Selters, avec ou sans lait. — Inhalations d'astringents opiacés. — Contre les douleurs, injections sous-cutanées dans la région du cou. En cas de tuméfactions, gargariser avec :

16. R. Alun.......................... 5,00.
    Eau distillée................... 400,00.
    Teinture anodine................ 1,50.
    Miel despumé.................... 50,00.
    Sig. Gargarisme.

17. R. Collyre astringent dissouts. 0,40 — 0,80.
    Eau distillée..................... 400,00.
    Sirop simple..................... 50,00.
    Sig. Gargarisme.

Œdème de la glotte.

Sangsues. — Saignée. — Vomitifs, scarification de la glotte, puissants révulsifs sur la peau et vers l'intestin. Applications froides. Si les symptômes d'empoisonnement par l'asphyxie apparaissent, il faut employer la trachéotomie.

18. R. Huile de croton tiglium........... 3 gouttes.
    Sucre blanc..................... 5 gr.
    M. f. Poudre. Diviser en 3 doses.
    Sig. 1 paquet toutes les $1/2$ heures.

Laryngite striduleuse.

Desserrer les vêtements trop étroits. — Aspersion d'eau froide. Frictions sur les reins avec du vinaigre ou de l'eau de Cologne. — Sinapismes à la région précordiale, lavement avec l'infusion de camomille ou de valériane. Respiration artificielle. — Trachéotomie.

19. R. Infusion de camomille........... 100.
    Assa fœtida................ 0,80 — 1,50.
    Jaune d'œuf nº 1.
    Sig. Lavement (pour enfant).
20. R. Infusion de racine de valériane
       (1 — 2 sur 100)................ 100.
    S. Pour lavement (pour enfant).
21. R. Infusion de camomille........... 200.
    Assa fœtida................... 2 — 5.
    Jaune d'œuf nº 1.
    Sig. Pour lavement (pour adulte).
22. R. Infusion de racine de valériane
       (10 — 20 sur 200).
    S. Pour lavement (pour adulte).

En cas de spasme généralisé, applications froides sur la tête, sangsues derrière les oreilles. — Oxyde de zinc, belladone, musc, quinine, esprit de corne de cerf succiné, assa fœtida, mélangés à partie égale de sirop simple (5 à 20 gouttes toutes les heures). Lorsqu'il y a coïncidence de rachitisme, veiller au régime diététique ; plus tard huile de foie de morue. — Quinine. — Ferrugineux. — Séjour à la campagne.

Bronchite aiguë (Catarrhe aigu des poumons).

Infusion de polygala senega. — Liqueur de corne de cerf succinée. — Avoir soin de tenir le ventre libre.

23. R. Infusion de fleurs d'arnica 10 sur 200.
Après refroidissement ajoutez :
      Esprit ammoniacal anisé......... 5.
      Sirop d'écorces d'orange amère.. 20.
      Sig. Toutes les heures une cuillerée à bouche.

Dans la bronchite des nouveau-nés, lotionner la poitrine avec de l'eau froide, etc. Vomitifs légers.
Dans la bronchite croupale, iodure de potassium, inhalation avec eau de chaux. — Émétique.

24. R. Sirop d'ipéca..................... 50,00.
      Poudre d'ipéca................... 0,50.
      D. Sig. Toutes les 5 minutes une cuillerée à café jusqu'à vomissement. Veiller au régime diététique.

Chez les vieillards, soutenir les forces, veiller au régime diététique. — Expectorants, émétique, quinine, vin.
En cas de quintes violentes :

25. R. Chlorhydrate de morphine....... 0,06.
      (ou extrait de belladone 0,08).
      Sucre blanc...................... 5.
      M. f. P. Diviser en 6 doses.
      Sig. Une poudre toutes les 3 ou 4 heures.

26. R. Infusion de racine d'ipéca 0,40 à
0,80 sur,....................... 200.
Sirop simple.................... 20.
Sig. Toutes les 2 heures une cuillerée à
bouche.

27. R. Chlorhydrate de morphine .... 0,10.
Poudre d'ipéca.................. 0,20.
Bicarbonate de soude............ 5,00.
Sucre blanc..................... 5,00.
M. f. P. Diviser en 12 doses.
Sig. Une poudre toutes les 3 ou 4 heures.

28. R. Eau laxative de Vienne......... 80.
Sirop de framboises............. 80.
Eau de laurier cerise.......... 1—2.
D. Dans un flacon bleu.
Sig. Toutes les 2 heures une cuillerée à
bouche.

29. R. Poudre de Dower............... 0,80,
Bicarbonate de soude........... 5.
M. f. P. Diviser en 6 doses.
Sig. Une poudre matin et soir.

Sudorifiques légers. Infusion de sureau, de bouillon blanc, de lilleul, etc. Pas d'émissions sanguines.

Chez les enfants, sirop de guimauve, sirop d'ipéca.

30. R. Décoction de racine de guimauve
10 — 20 sur.................. 200.
Sel ammoniac................... 1,50.
Teinture anodine............... 10 gouttes.
Sirop de polygala sénéga........ 20.
D. Sig. Une cuillerée à bouche toutes les
2 heures.

31. R. Acide benzoïque .... 0,80.
Poudre de gomme................ 5.
M. f. P. Diviser en 6 doses.
Sig. Toutes les 2 heures une poudre.

N. B. — Cette formule est à employer quand l'expectoration est difficile sans être pénible.

32. R. Décoction de polygala 20 sur.... 200.
   Esprit de corne de cerf succiné... 2.
   Sirop de polygala............... 20.
   D. Sig. Toutes les ¹/₂ heures une cuillerée bouche.

Pour les enfants :

33. R. Sirop de polygala............... 20.
   Oxymel scillitique............... 5.
   D. Sig. Toutes les deux heures une cuillerée à thé.

34. R. Poudre d'ipéca................. 5.
   Tartre stibié.................... 0,15.
   M. f. P. Diviser en 3 doses.
   Sig. Vomitif.

Bronchite chronique (Catarrhe chronique des poumons).

Prendre en considération *les causes étiologiques.* Séjour au bord de la mer, dans les salines, dans les montagnes, ipécacuanha et poudre de Dower, laudanum, morphine.
   Les gommes-résines prises à l'intérieur troublent les digestions.

35. R. Soufre doré d'antimoine......... 0,15.
   Extrait de jusquiame............. 0,15.
   Poudre de gomme................. 5.
   M. f. Poudre. Divisez en 6 doses.
   Sig. une poudre matin et soir.

N. B. — Des expectorants pour diminuer les efforts de la toux

36. R. Extrait de belladone............. 0,10.
   Soufre doré d'antimoine.......... 0,10.
   Poudre de gomme................. 5,00.
   M. f. Poudre. Diviser en 6 doses.
   Sig. 3 poudres par jour.

37. R. Infusion de racine de polygala
10 sur................................ 200.
Esprit ammoniacal anisé......... 5.
Sirop de capillaire................ 40.
Sig. Une cuillerée à bouche toutes les 2 ou
3 heures.
38. R. Infusion d'ipéca 0,80 sur........... 150.
Eau de laurier-cerise.............. 5.
Sirop de capillaire................ 20.
Sirop diacode..................... 20.

Inhalations avec essence de térébenthine rectifiée seule ou mélangée avec :

39. R. Alun.............................. 10.
Eau distillée...................... 250.

En aspirer environ 40 grammes deux fois par jour. On peut y joindre chaque fois quelques gouttes de teinture d'opium ou de solution d'opium.

Dans la bronchorrhée :

40. R. Baume de copahu................. 10.
Gomme arabique................. 10.
Eau de menthe................... 150.
Sirop de menthe................. 20.
Sig. Une cuillerée à bouche matin et soir.

Ensuite inhalation de tannin, d'alun, de térébenthine, de goudron. Quand les sécrétions sont très visqueuses :

41. R. Bicarbonate de soude........ 1,50 — 2.
Sucre blanc...................... 5.
M. f. P. Diviser en 6 doses.
Sig. Poudre 1 ou 2 paquets matin et soir.

Bains d'air comprimé. Eaux minérales : Selters, Bilin, Giesshübel, Salzbrunnen, Ems, etc. Cures de lait, cures de petit-lait, cure climatérique.

Toux convulsive (Coqueluche).

Changement d'air, sans que les promenades soient trop longues (une ou deux heures). Si cela ne se peut, garder rigoureusement la chambre dans une température constante.

Pour les petits enfants :

42. R. Poudre de racine de belladone.....   0,10.
    Sucre blanc.....................   5,00.
    M. f. P. Diviser en 12 doses.
    Sig. Une dose matin et soir.
43. R. Teinture de belladone............   5,00.
    Sig. 2 à 3 gouttes 4 ou 5 fois par jour.

N. B. — Pour les enfants plus âgés et les adultes :
Pour la belladone, on peut pousser les doses jusqu'à 9 milligrammes par dose, tant qu'il n'y a pas de dilatation de la pupille. On peut encore donner du bicarbonate de soude dissous dans un verre d'eau sucrée qu'on fait prendre par gorgée à chaque accès de toux. Pendant la convalescence, quinquina, ferrugineux, viande, œufs, vin.

Asthme.

44. R. Chlorhydrate de morphine.......   0,10.
    Sucre blanc.....................   5,00.
    M. f. P. Diviser en 6 — 4 — 3 doses.
    Sig. Prendre une dose pendant l'accès.
45. R. Eau de laurier-cerise............   10.
    4 à 5 gouttes tous les $1/4$ d'heure.

N. B. — Outre la morphine pendant les accès.

46. R. Extrait de jusquiame............   0,15.
    Poudre d'ipéca.................   0,15.
    Bisulfate de quinine............   0,80.
    Sucre blanc.....................   5.
    M. f. P. Diviser en 6 doses.
    Sig. Une poudre toutes les 2 ou 6 heures.

47. R. Sulfate de quinine 0,80 à......... 1,00.
Sucre blanc.....................,... 5.
M. f. P. Diviser en 8 doses.

Quand les accès se produisent régulièrement la nuit, prendre une de ces poudres avant de se coucher. Quand les accès sont mensuels (aux époques de la menstruation par exemple), pendant les trois jours qui précèdent, prendre une dose matin et soir.
Changement d'air, quelquefois les bains d'air comprimé trouvent leur indication.

Œdème pulmonaire.

Émétique, vider l'intestin avec des lavements vinaigrés, purgatifs drastiques, jalap avec ou sans calomel, infusions avec additions de salins.

48. R. Résine de jalap................... 2.
Poudre de jalap................ 10.
M. f. P. Diviser en 5 doses.
Sig. Une dose toutes les 2 heures jusqu'à effet.

En cas d'œdème pulmonaire consécutif à une affection cardiaque, si le pouls et la respiration sont réguliers, dérivatifs vers les reins.

49. R. Infusion de digitale 0.80 — 1,00. sur 200.
Solution d'acétate de potasse au $1/3$. 20.
Oxymel scillitique.............. 20.
D. Sig. Toutes les 2 heures une cuillerée à bouche.
50. R. Infusion d'ipécacuanha..... 0,80 — 1,00,
sur........................... 200.
Esprit de corne de cerf succiné... 2.
(ou espit ammoniacal anisé).
Sirop de polygala............... 20.
D. Sig. Toutes les $1/2$ heures une cuillerée à bouche.

N. B. — En cas d'expectoration pénible accompagnée de somnolence.

51. R. Infusion de fleurs d'arnica 10 sur 200.
       Esprit ammoniacal anisé......... 2.
       Sirop d'écorce d'orange.......... 20.
       D. Sig. Toutes les $\frac{1}{2}$ heures une cuillerée à
       bouche.
52. R. Camphre .... 0,40 — 0,80.
       Sucre blanc...................... 5,00.
       M. f. P. Diviser en 6 doses.
       D. Sig. Toutes les heures une dose.

Lorsque le pouls est petit et fréquent, la peau froide et couverte de sueur visqueuse et gluante : frictions aromatiques. A l'intérieur, camphre, musc.

53. R. Musc...................... 0,40.
       Sucre blanc................. 5,00.
       Diviser en 6 doses.
       Sig. Une poudre par heure.
54. R. Ether acétique................ 5.
       D. Sig. 8 gouttes toutes les $\frac{1}{2}$ heures.

Hémoptysie.

Applications glacées sur la poitrine, repos absolu, astringents, perchlorure de fer, alun, tannin, acétate de plomb, etc. Inhalations de perchlorure de fer à l'aide de l'appareil à pulvérisation. Injections sous-cutanées d'ergotine de Bonjean.

55. R. Alun (ou tannin)................ 2,00.
       Chlorhydrate de morphine........ 0,05.
       Sucre blanc.................... 5,00.
       M. f. P. Diviser en 6 doses.
       D. Sig. Une dose toutes les 2 ou 3 heures.

En cas d'hémoptysie peu abondante lorsque survient une toux violente.

56. R. Alun.............................. 2.
      (ou tannin 0,40 — 0,80).
      Feuilles de digitale.............. 0,20.
      Chlorhydrate de morphine........ 0,05.
      Sucre blanc...................... 5.
      M. f. P. Diviser en 6 doses.
      D. Sig. Un paquet toutes les 2 heures.

Lorsqu'en outre survient une grande fréquence du pouls ou menace de suffocation, dans les cas d'hémorrhagie abondante :

57. R. Perchlorure de fer liquide........ 10.
      D. S. Prendre 4 à 5 gouttes toutes les heures
          ou toutes les 2 heures dans un verre d'eau
          sucrée.
58. R. Perchlorure de fer liquide......... 2.
      Eau distillée.................... 200.
      Teinture d'opium................ 5 gouttes.
      Sirop diacode................... 50.
      D. Sig. Une cuillerée toutes les $1/_2$ heures.
59 R. Alun............................. 2.
      Amidon.......................... 2.
      Sucre blanc..................... 5·
      M. f. P. Diviser en 6 doses.
      S· Une poudre toutes les 2 heures.
60. R. Infusion de seigle ergoté 0.80 à 1,50,
          sur............................... 200.
      Sirop de framboises.............. 20.
      Sig. Toutes les $1/_2$ heures ou toutes les 2 heures
          une cuillerée à bouche.
61. R. Capsules d'essence de térébenthine
          n° 20 (chaque capsule contenant
          20 gouttes).
      D. Sig. Une capsule toutes les 3 heures.

N. B. — Quand l'hémoptysie dure longtemps et que la série des
astringents est restée sans effet.

62. R. Essence de térébenthine............ 5.
       Huile d'amandes douces........... 5.
       Mucilage de gomme............... 20.
       Sirop simple................... 20.
       M. et faites une émulsion avec :
       Eau distillée................... 200.

On obtient aussi très rapidement la contraction des petites artères avec une solution de sel de cuisine.

Emphysème pulmonaire.

Contre la dyspnée, lorsque les bronches sont obstruées par des mucosités, un émétique ; dans le cas de gonflement de la muqueuse (exacerbation du catarrhe), dérivatifs vers l'intestin, narcotiques.

Contre le catarrhe bronchique chronique des emphysémateux sujets à de fréquents accès d'asthme, voir plus haut le chapitre qui les concerne.

63. R. Extrait de semence de jusquiame.   0,20.
       Poudre de racine d'ipéca.........   0,10.
       Poudre de gomme............... 20,00.
       Sucre blanc.................... 20,00.
       M. f. P. Diviser en 6 doses.
       Sig. Une poudre le matin, à midi et le soir.
64. R. Extrait de belladone..............   0,10.
       Poudre d'ipéca.................   0,20.
       Sucre blanc....................   5,00.
       M. f. P. Diviser en 12 doses.
       Sig. 3 poudres par jour.
65. R. Eau de fontaine................ 200,00.
       Acétate de plomb...............   0,80.
       Teinture anodine ....   0,80.
       D. Sig. A prendre en 48 heures.
66. R. Sel ammoniac...................   4.
       Q. s. Poudre et suc de réglisse.
       P. f. 60 pilules.
       D. Sig. Deux pilules matin et soir.

67. R. Poudre de phellandrium......... 2.
    Extrait de douce-amère.......... 2.
    Extrait de saule................. 5,
    F. 60 pilules.
    D. Sig. Matin et soir 5 pilules.

Plus tard, dans le cours de l'emphysème (vésiculaire), lorsqu'il survient de l'hydropisie, recommander la digitale. En outre :

68. R. Vinaigre scillitique.............. 40.
    Saturez avec une quantité suffi-
      sante de carbonate de potasse
      pur.
    Eau distillée de persil............ 80.
    Sirop de menthe poivrée......... 20.
    M. S. Une cuillerée à bouche toutes les
      2 heures.
69. R. Décoction de racine d'ononidis
      spinosa........................ 20.
    Ou infusion d'uva ursi........... 8.
    Infusion de baies de genièvre 8 —12.
    sur........................... 200.
    Ajoutez : Solution d'acétate de potasse au $1/3$.
    Oxymel scillitique.............āā 20.
    D. Sig. Toutes les 2 heures une cuillerée à
      bouche.

Chez les sujets épuisés, employer dans le même but :

70. R. Sulfate de quinine............... 2.
    Extrait de gentiane............. 9,5.
    M. f. 30 pilules argentées.
    D. Sig. 1 à 2 pilules 2 — 4 fois par jour.
71. R. Fer réduit par l'hydrogène........ 2.
    Extrait de pissenlit............. 9,5.
    M. f. 20 pilules (enrobées).
    D. Sig. 2 à 3 pilules à déjeuner et à dîner.

Pneumonie.

Contre la pleurodynie, applications froides renouvelées toutes les 5 minutes. Ou bien saignées locales à l'aide de ventouses scarifiées ou sangsues. Diète rigoureuse, température ambiante à 13 — 14° Réaumur. — Contre la soif, boissons acidulées ou mucilagineuses. Dans le cas d'élévation de la température : appliquer des compresses froides sur la tête ou lotionner le corps entier à l'eau froide.

72. R. Décoction de crème de tartre 8 sur 400.
      Sirop de framboises............. 40.
      Sig. Pour boissons.

73. R. Tisane rafraîchissante.......... 400.
      (ou décoction de guimauve, ou
      décoction blanche de Sydenham).
      Sig. En boisson.

74. R. Infusion de feuilles de digitale
      0,80 sur....................... 180.
      Sirop de framboises............. 20.
      D. Sig. Toutes les deux heures une cuillerée à bouche.

75. R. Infusion de feuilles de digitale.
      Poudre de racine d'ipécacuanha.
      De chaque 0,80 à 1 gr. pour.... 200.
      Eau de laurier-cerise............. 5.
      Sirop de framboises............. 40.
      M. D. Sig. Toutes les heures une cuillerée à bouche.

N. B. — En cas de fréquence du pouls au-dessus de 100 pulsations à la minute, quand la température s'élève. — Dans le cas de pneumonie tuberculeuse :

76. R. Eau distillée.................. 200.
      Ammoniaque liquide....... de 5 à 10 gouttes.
      Sig. Une cuillerée à bouche toutes les heures.

77. **R.** Esprit ammoniacal anisé.........   5.
    Sig. Dans l'espace d'une demi-heure en pren-
      dre 5 gouttes dans de l'eau sucrée.

78. **R.** Esprit ammoniacal anisé........   2.
    Eau distillée (ou potion gommeuse). 150.
    Sirop d'écorces d'orange amère...   20.
    Sig. Une cuillerée à bouche toutes les 2 heures.

79. **R.** Infusion de fleurs d'arnica 10 sur 200.
    Esprit de corne de cerf succiné...   2.
    Sirop de polygala senega........   20.
    Sig. Toutes les $^1/_2$ heures une cuillerée à
      bouche.

N. B. — En cas d'expectoration sèche provenant du commencement de paralysie du système nerveux central. Ou :

80. **R.** Infusion de racine d'ipéca 1 à 2 sur 150.
    Esprit ammoniacal anisé.........   2.
    Sirop de polygala...............   20.
    Sig. Toutes les $^1/_2$ heures une cuillerée.

Dans les cas de congestion pulmonaire ou cérébrale, une saignée
de 200 à 300 gr., ou :

81. **R.** Eau laxative de Vienne........,. 100.
    Eau de laurier-cerise............   5.
    Sirop de framboises............   50.
    Sig. A prendre en 3 fois dans l'espace d'une
      heure.

En cas d'œdème : vomitif ; s'il survient du collapsus : camphre,
musc, éther, alcool, vin rouge, bordeaux, Ofner (une cuillerée à
soupe toutes les $^1/_2$ heures).

82. **R.** Infusion de feuilles de digitale
      0,40 à 0,80 sur................ 200.
    Faites dissoudre :
    Acétate de plomb.......... 0,40 — 0,80.
    Teinture d'opium........... 6 à 10 gouttes.
    M. D. Sig. Une cuillerée par heure.

Chez les vieillards, les alcooliques. Ou bien quand le pouls et la respiration sont irréguliers : sangsues, laxatifs.

Lorsqu'il y a abondance de sécrétions et impossibilité d'expectorer, frictions et lotions froides.

83. R. Eau distillée de mélisse........ 1 — 2.
     Esprit ammoniacal anisé........ 1 — 2.
     Teinture de lobelia............ 1 — 2.
     Sirop d'écorces d'orange amère...   50.
     Sig. Une cuillerée à café toutes les heures.

84. R. Eau de mélisse (de menthe ou de
     fenouil)......................   50.
     Esprit de nitre doux............   10 gouttes.
     Sirop d'écorces d'orange amère...   10.
     Sig. Tous les $^1/_4$ d'heure une cuillerée à café.

85. R. Bisulfate de quinine............   0,80.
     Sucre blanc...................   0,80.
     Pour un paquet. Faites 4 paquets semblables.
     Sig. Un paquet chaque heure.

86. R. Camphre ....   0,15.
     Acide benzoïque................   2.
     Oléosaccharure de fenouil.......   2.
     M. et diviser en 6 doses.
     Sig. Une dose toutes les 2 ou 3 heures.

87. R. Opium................... 0,20 à   0,40.
     Sucre blanc...................   5,00.
     M. f. P. Diviser en 12 doses.
     Sig. toutes les 2 ou 3 heures une dose.

N. B. — Dans les complications de delirium tremens :

88. R. Eau de laurier-cerise...........   10,00.
     Chlorhydrate de morphine......   0,10.
     Sig. 5 à 10 gouttes par heure.

89. R. Sulfate de quinine..............   0,80.
     Sucre blanc...................   5,00.
     M. f. P. Diviser en 6 doses.
     Sig. Une dose toutes les deux heures.

Chez les individus faibles et cachectiques, dans le cas de fièvre intense (pneumonie avec caractère intermittent).

90. **R.** Chlorhydrate de morphine...... 0,10.
Sulfate de quinine............... 0,80.
Sucre blanc.................... 5,00.
M. f. P. Diviser en 6 doses.
Sig. A prendre 3 doses dans la journée.

91. **R.** Sulfate de quinine.
Poudre de Dower............āā 0,50.
Poudre de gomme.............. 5,00.
M. f. P. Diviser en 6 doses.
Sig. Une dose toutes les 2 heures.

N. B. — Quand il y a diarrhée. Ou bien :

92. **R.** Poudre de salep............... 50.
Faites une décoction de......... 200.
Extrait d'opium................ 0,10.
Sirop diacode.................. 20,00.
Sig. Toutes les 2 heures une cuillerée à bouche.

Dans le cas de pneumonie croupale et température élevée.

93. **R.** Extrait de veratrum viride...... 0,80.
Mucilage de gomme arab. et sucre blanc quantité suffisante.
Pour faire 60 pastilles.
Sig. Une pastille toutes les heures jusqu'à ce que la température redevienne normale (37°,5 C.).

N. B. — Pour éviter que les vomissements ne se produisent trop tôt (d'habitude entre la 5me et la 7me pastille) faire prendre au malade après chaque dose une gorgée d'eau gazeuse, de lait d'amandes et quelques morceaux de glace.

Il faut que le malade soit un sujet très vigoureux, que son cœur soit normal, sans quoi il est préférable d'employer :

94. R. Infusion de feuilles de digitale
     0,80 sur...................., 200.
     Nitrate de soude................... 5.
     Sirop de frambroises............ 20.
     D. Sig. Toutes les 2 heures une cuillerée.

En même temps applications froides sur le côté malade.

Gangrène.

Inhalations térébenthinées. Nourriture substantielle. Vin. Quinquina, etc., etc.

95. R. Essence de térébenthine rectif,. 50.

Avec 10 à 20 gouttes faire 2 ou 3 fois par jour des inhalations à l'aide de l'appareil de Mudge.

Si les inhalations térébenthinées excitent la toux, les remplacer par :

96. R. Infusion de bourgeons de sapin
     20 sur...................... 200.
     Sig. Pour vaporisation.
97. R. Acide phénique................. 20.
     Alcool......................... 20.
     Glycérine...................... 20.
     Sig. Pour inhalations.

Si ces deux formules produisaient des maux de tête et du vertige :

98. R. Infusion d'espèces aromatiques
     20 sur...................... 200.
     Sig. Pour vaporisations.
99. R. Décoction d'écorce de quinquina
     20 sur...................... 200.
     Acide phosphorique liquide...... 2.
     Sirop d'écorces d'orange........ 20.
     Sig. Toutes les 2 heures une cuillerée.

100. R. Solution de chlorure de chaux. 200.

N. B. — Pour désinfecter les crachats gangréneux.

Phthisie et tuberculose pulmonaire.

Les enfants nés de parents phthisiques doivent, pendant dix mois au moins, être allaités par une nourrice saine et robuste. Plus tard, il faut les fortifier par l'emploi de lotions froides sur le corps, l'exercice et le séjour au grand air : ne pas trop les astreindre au travail intellectuel; et par suite, ne pas les laisser trop longtemps sur les bancs de l'école.

Chez les jeunes gens, on doit surveiller le plus léger catarrhe bronchique, leur défendre rigoureusement de boire quand ils sont échauffés, leur défendre les exercices violents tels que : équitation, danse, etc. Par contre, favoriser le développement et l'ampliation rhythmique du thorax; interdire sévèrement les sorties pendant les temps venteux ou humides, aussi doit-on recommander le séjour dans des climats chauds, comme moyen prophylactique.

Cure climatérique : en automne, hiver et une partie du printemps; ordonner : *a)* aux malades enclins aux hémoptysies et affectés de toux sèche : Venise, Nice, Menton, Hyères, Palerme; *b)* pour ceux par contre qui crachent beaucoup et sont enclins aux rhumatismes : Madère, Malte, le Caire, Alexandrie.

En été (lorsque les digestions sont bonnes) une cure de lait (2 à 4 verres et plus par jour). Le lait d'ânesse est plus facilement assimilable, le lait de brebis plus gras et par suite plus nourrissant.

Lorsque le lait n'est pas toléré, on peut lui substituer le petit-lait doux. Pour les cures de petit-lait, recommander Ischl, Roznau, Bistriz en Holstein, Kierling, Meran (en Autriche), Heiden, Gaiserz (Prusse).

On emploie la cure de raisin dans les cas d'érétisme chez les sujets qui ne toussent pas beaucoup et qui n'ont pas de disposition à la diarrhée : Baden près Vienne, Meran, Schweiz, Salzbronn, Rein, Dürekheim, Vevey.

Les eaux minérales chargées d'acide carbonique telles que Selters ou Giesshübler s'emploient seules ou mélangées avec du lait ou du petit-lait dans les catarrhes bronchiques; celle de Giesshübler ne s'adresse qu'aux malades qui crachent beaucoup. — Par contre celle de Fured dans les cas de toux sèche et dans les cas de catarrhe de l'estomac et des intestins.

Recommander aux personnes fortement anémiques et qui ont des dispositions à l'hémoptoé les eaux ferrugineuses acidulées de Salzbronnen, Reinerz, Gleichemberg (Klausnerquelle), Franzenberg (Salzquelle).

La médication de la phthisie pulmonaire et de la tuberculose est symptomatique.

101. R. Sulfate de fer cristallisé.. 1,00 — 2,00.
      Carbonate de potasse...... 1,50 — 1,80.
      Eau de menthe............... 200,00.
      Myrrhe...................... 5,00.
      Sucre blanc................. 20,00.
      D. Sig. Secouer le flacon et prendre une cuillerée 3 — 4 fois par jour.
102. R. Infusion de phellandrium 2 à 3 sur 200.
      Sirop simple.
      (ou eau de goudron)......... 20.
      Sig. Pour faire des inhalations 3 à 4 fois par jour.

Dans l'amaigrissement des phthisiques, huile de foie de morue.

103. R. Extrait de malate de fer........ 2.
      Poudre de trèfle d'eau......... 2.
      Extrait de pissenlit q. s.
      M. f. 60 pilules enrobées.
      Sig. 2 pilules matin et soir.

Quand il y a de la fièvre (pilules de Heim) :

104. R. Sulfate de quinine............. 1,50.
      Poudre de feuilles de digitale... 0,80.
      Poudre d'ipéca................. 0,40.
      Opium .... 0,40.
      Extrait de réglisse q. s.
      M. f. 30 pilules enrobées.
      Sig. 1 pilule 3 fois par jour.

Contre les sueurs profuses, faire avant de s'endormir des frictions avec des corps gras sur les parties du corps qui sécrètent le plus. En même temps faire boire une tasse d'infusion froide de sauge, lotions avec de l'eau vinaigrée (4 : 2) et :

105. R. Agaric blanc................ 0,80.
  Sucre blanc .... 5,00.
  Diviser en 6 doses.
  Sig. 2 doses avant le sommeil.

106. R. Extrait de chanvre indien...... 0,50.
  Sucre blanc................. 5,00.
  M. f. P. Diviser en 6 ou 12 doses.
  Sig. 2 ou 3 fois par jour une dose.

107. R. Lactucarium'............ 0,50 — 0,80.
  Sucre blanc................. 5,00.
  M. f. P. Diviser en 6 doses.
  Sig. Une dose 2 — 3 fois par jour.

108. R. Sulfate de quinine........ 0,50 — 0,80.
  Sucre blanc................. 5,00.
  M. f. P. Diviser en 6 doses.
  Sig. 1 dose 3 fois par jour.

Dans les accès de toux symptomatiques :

109. R. Sulfate de quinine........ 0,50 — 0,80.
  Chlorhydrate de morphine...... 0,05.
  Sucre blanc................. 5,00.
  M. f. P. Diviser en 6 doses.
  S. Une dose 3 fois par jour.

Pleurésie.

Au début appliquer des compresses froides ou chaudes sur le côté malade, suivant l'état et les habitudes du malade. — Sinapismes et frictions au niveau de la partie atteinte avec :

110. R. Huile de jusquiame............ 10.
  Chloroforme .... 10.
  Sig. Pour usage externe.

Puis couvrir la partie frictionnée avec une feuille de gutta-percha.

En cas d'exsudats :

111. R. Iode.......................... 0,40.
    Iodure de potassium............. 2,00.
    Onguent de digitale............. 10,00.
    M. f. Pommade.
    Sig. En friction avec gros comme une noi-
        sette.
112. R. Chlorhydrate de morphine...... 0,10.
    Bisulfate de quinine........... 0,80.
    Sucre blanc.................... 5,00.
    M. f. P. Diviser en 12 doses.
    Sig. Une poudre toutes les 3 — 4 heures.
113. R. Infusion de feuilles de digitale
        0,60 à 0,80 sur.............. 200.
    Solution d'acétate de potasse
        au $^1/_3$...................... 20.
    Oxymel scillitique............. 20.
    M. D. Sig. Toutes les heures une cuillerée.
114. R. Poudre d'ipéca.
        — de feuilles de digitale. ãã 0,80.
    Faites infuser dans de l'eau
        chaude pendant $^1/_4$ d'heure
        pour obtenir une collature de. 200,00.
    Solution d'acétate de potasse... 20,00.
    Oxymel scillitique............. 20,00.
    M. D. Sig. Toutes les 2 heures une cuillerée.

Quand l'exsudat tarde trop à se résorber, thoracentèse.

115. R. Infusion de baies de genièvre
        20 sur...................... 200.
    Solution d'acétate de potasse au $^1/_3$. 10.
    Rob de sureau................. 20.
    Sig. 2 cuillerées 3 fois par jour.

En outre pour les sujets vigoureux, une nourriture peu abondante
et peu de boissons (traitement par la diète) ; pour les sujets faibles

ou anémiques, au contraire, une nourriture fortifiante et facile à digérer, enfin quinine et les préparations ferrugineuses faibles.

116. R. Teinture de malate de fer...... 5.
         Teinture amère................ 5.
         Sirop d'écorces d'orange....... 50.
         Sig. 3 fois par jour une cuillerée à thé.
117. R. Saccharure de carbonate de fer. 0,80.
         Bisulfate de quinine........... 0,80.
         Bicarbonate de soude........... 5,00.
         Sucre blanc.................... 5,00.
         M. f. P. Diviser en 12 doses.
         Sig. 3 — 4 doses par jour.

Si les douleurs sont très violentes, injections sous-cutanées avec

118. R. Chlorhydrate de morphine....... 0,40.
         Eau distillée.................. 10,00.
         Sig. Injecter chaque fois 5 à 10 gouttes.
    Ou à l'intérieur :
119. R. Acétate de morphine........... 0,10.
         Eau de laurier-cerise.......... 10,00.
         Sig. 3 fois par jour 10 à 15 gouttes.

Coryza (Rhume de cerveau).

120. R. Alun........................... 2.
         Sucre blanc.................... 2.
         M. f. Poudre det. ad. scat.
         Sig. En priser 3 fois par jour.
121. R. Précipité blanc................ 1.
         Sucre blanc.................... 10.
         M. f. Poudre, en priser 3 fois par jour.
122. R. Chlorate de potasse........... 2.
         Sucre.......................... 20.
         M. f. Poudre porphyrisée.
         Sig. Une prise 2 fois par jour.

Avant de se servir de ce remède il est bon de renifler un peu d'eau fraîche ou tiède.

123. R. Chlorate de potasse............ 5.
Eau distillée.................... 400.
Sig. En injection nasale 2 — 3 fois par jour.

Péricardite aiguë.

Boissons rafraîchissantes. Pas de boissons gazeuses. En cas de constipations et de météorismes : eaux minérales de Pullna, Saitzchutz, Sedlitz, Friedritshall, Ofen, ou :

124. R. Crême de tartre (ou tartrate de
potasse, ou sel de seignette).
Oléosaccharure de citron......āā 20.
M. f. Poudre.
Sig. A prendre par cuillerées à café.

En cas de petits ou grands frissons se répétant souvent, même quand ils n'ont pas une marche caractéristique (ou quand les contractions cardiaques sont faibles) :

125. R. Sulfate de quinine. 0,40 — 0,80 — 1,20.
Sucre blanc.................... 5,00.
M. f. Poudre. Diviser en 6 doses.
Sig. Une dose toutes les 3 heures.
126. R. Eau distillée.................. 208,00.
Acide tartrique............ ... 0,00.
Sirop de groseilles............ 20,00.
Sig. Une cuillerée toutes les heures.
127. R. Acide phosphorique dilué...... 2,00.
Eau distillée........ .... 20,00.
Sirop de groseilles............ 20,00.
Sig. Une cuillerée toutes les heures.

En cas de fièvre violente et de fréquence considérable du pouls (mais seulement lorsque les contractions du cœur sont suffisamment vigoureuses) :

128. **R.** Poudre de digitale.............   0,20.
       Sulfate de quinine.............   0,40.
       Sucre blanc.......·............   5,00.
       M. f. Poudre. Diviser en 6 doses.
       Sig. 3 doses par jour.
129. **R.** Infusion de feuilles de digitale
         0,60 à 1,00 sur............... 200.
       Sirop de groseilles............ 20.
       Sig. Une cuillerée toutes les 2 heures.

Il est bon de ne se servir de la digitale que pendant quelques
jours consécutifs.

Contre les palpitations, appliquer des compresses froides à la
région précordiale :

130. **R.** Eau de laurier-cerise.......... 10.
       Teinture de digitale........... 2.
       Sig. 8 gouttes par jour.

Contre les douleurs de la région précordiale consécutives à une
péricardite : compresses froides à l'intérieur ou par la méthode sous-
cutanée ; quinine avec morphine (0,80 de quinine et 0,40 de morphine dans 8 grammes d'eau distillée) dont on injectera un nombre
de gouttes proportionné à l'état du sujet.

131. **R.** Acétate de morphine.......... 0,10.
       Eau distillée................... 10,00.
       Sig. Injecter 5 à 20 gouttes.
132. **R.** Cérat....................... 10.
       Laudanum................... 2.
       Sig. En friction sur la région précordiale
         avec gros comme un pois.
133. **R.** Cérat .... 10,00.
       Chlorhydrate de morphine ou
         vératrine.................... 0,30.
       Sig. En friction sur la région précordiale
         avec gros comme un pois ou une noisette.
134. **R.** Infusion de baies de genièvre
         20 sur...................... 200.

> Solution d'acétate de potasse
>   au $^1/_3$.
> Oxymel scillitique...........āā 20.
> M. D. Sig. Une cuillerée toutes les 2 heures.

Si les diurétiques ne donnent pas de résultat, employer les sudorifiques, limonade chaude, infusion de thé.

135. R. Esprit de Mindererus........... 10.
>   Sig. 4 à 8 gouttes dans une infusion chaude.

Dans la péricardite chronique, nourriture réconfortante, séjour à la campagne, cure de petit-lait ou de raisin; toniques : fer, quinine.

Lésion organique du cœur.

Exercice modéré, nourriture fortifiante (sans épices), légère et facile à digérer, pas de spiritueux. — Si cependant la nutrition devient languissante, nourrir le malade de viande fortifiante, un peu de vin, de la bière et des ferrugineux; repos de l'esprit, pas de bains (un bain tiède tout au plus pour la propreté), éviter surtout les efforts et les exercices corporels et intellectuels.

136. R. Infusion de digitale 0,50 à 0,80
>   sur.......................... 200.
>   Sirop de groseilles............. 20.
>   Sig. Toutes les 2 heures une cuillerée.
137. R. Eau de laurier-cerise.......... 10.
>   Teinture de digitale............ 10 à 20 gout.
>   Sig. 5 gouttes 2 à 4 fois par jour.

N. B. — Se servir de ces deux formules lorsque le rhythme du cœur est régulier, et que les impulsions du pouls sont vigoureuses.

En même temps, applications de compresses froides à la région précordiale.

138. R. Sulfate de quinine............. 0,50.
>   Sucre blanc..................... 5,00.
>   M. f. Diviser en 6 doses.
>   Toutes les 3 heures une dose.

N. B. — En cas de faiblesse du pouls ou de cyanose des téguments consécutifs à l'insuffisance des contractions du cœur :

139. R. Eau de laurier-cerise............ 10,00.
Chlorhydrate de morphine....... 0,10.
Sig. 5 gouttes 2 à 4 fois par jour.

En cas de dyspnée avec mouvement régulier du cœur, lorsque l'affaiblissement du cœur est considérable et qu'il survient un catarrhe abondant des bronches.

140. R. Sulfate de quinine............. 0,50.
Acide benzoïque................ 0,20.
Soufre doré d'antimoine........ 0,20.
Sucre blanc.................... 5,00.
M. f. Poudre. Diviser en 6 doses.
Sig. Une dose toutes les 2 heures.

141. R. Poudre d'ipéca................ 1.
Poudre de digitale............. 1.
F. une infusion de............. 200.
Solution d'acétate de potasse
au ¹/₃....................... 2..
Oxymel scillitique............, 20.
S. Deux cuillerées toutes les 2 heures.

142. R. Infusion de fleurs d'arnica 10 sur 200.
Sirop d'écorces d'orange........ 20.
Sig. Une cuillerée toutes les 2 heures.

Les deux sont applicables en cas d'œdème aigu du poumon.

143. R. Sulfate de quinine............. 0,50.
Chlorhydrate de morphine...... 0,05.
Sucre blanc.................... 5,00.
M. f. Poudre. Diviser en 6 doses.
Sig. Une dose matin et soir.

144. R. Nitrate d'argent cristallisé...... 0,50.
Dissoudre dans eau distillée q. s.
Extrait et poudre de réglisse q. s.
F. 60 pilules.

Sig. Matin et soir 1 à 5 pilules progressivement.

145. R. Liqueur arsenicale de Fowler.. 2 à 5 gout.
Eau distillée................... 5.
Donner 6 doses pareilles.
Sig. Une dose en une fois le matin et le soir.

146. R. Oxyde de zinc................ 0,80.
Sucre blanc................... 5,00.
Diviser en 6 doses.
Une dose matin et soir.

On emploie aussi ces 4 dernières formules dans les lésions organiques et la sténocardie.

147. R. Teinture de lobelia........... 10.
Sig. 10 à 15 gouttes toutes les heures.

148. R. Eau de laurier-cerise........... 10.
Teinture de digitale............ 5.
Teinture de lobelia............ 5.
Sig. 5 gouttes toutes les heures.

N. B. — Dans les affections organiques de l'asthme. — Outre
cela des manuluves chauds.

149. R. Eau de menthe................ 100.
Esprit de corne de cerf succiné
(ou esprit ammoniacal anisé).. 2.
Sig. Une cuillerée toutes les heures.

Dans le catarrhe chronique des bronches, pour arrèter les sécrétions profuses.

150. R. Baume du Pérou................ 2.
Sirop de mauve................ 80.
Sig. Par cuillerées à café.

Quand il y a peu d'expectoration et hydropisie : ipéca, polygala,
scille, acétate de potasse, rob de genièvre.

Sténocardie, angine de poitrine.

Le traitement se règle d'après l'étiologie. Si l'accès dure long-temps, révulsifs à la région précordiale, bains de mains et de pieds tièdes, lotions d'eau vinaigrée. Pendant l'accès faire prendre une dose d'opium pur ou mêlé d'un peu d'éther sulfurique ; on peut aussi obtenir du soulagement avec des inhalations de chloroforme. En cas d'imminence de syncope, employer des excitants.

Les personnes atteintes de sténocardie devront toujours porter sur elles une solution spiritueuse d'essence de moutarde pour en frictionner la région précordiale en cas d'acces. — Quinine, fer. — Carlsbad, Vichy, Marienbad, Hombourg, Kissingen.

151. R. Liqueur de Fowler............ 2.
      Eau de cannelle............... 15.
      Donner dans un flacon coloré.
      Sig. 2 à 5 gouttes 2 fois par jour.

Gingivite, inflammation des gencives.

152. R. Eau distillée................... 400.
      Mucilage de semences de coings. 50.
      Teinture anodine............. 2.
      Sig. Collutoire à employer tiède.
153. R. Chlorure de chaux.......... 1 — 2.
      Eau distillée.................. 400.
      Liqueur anodine .... 20 gouttes.
      Sig. Gargarisme.
154. R. Sirop de mûres (ou miel rosat). 40.
      Borate de soude............... 2.
      Sig. Collutoire.

Angine catarrhale.

155. R. Alun....................... 5.
      Eau distillée.................. 200.

        Teinture anodine................. 2.
        Miel rosat...................... 20.
        M. Sig. Gargarisme.
156. R. Extrait d'opium .... 1 à 2.
        Borate de soude................ 5.
        Dissolvez dans une infusion de feuilles de
            sauge 20 sur................ 200.
        Miel despumé.................. 40.
        Sig. Gargarisme.

Au besoin morceau de glace, hydrothérapie par la méthode de Priessnitz. Purgatifs.

Angine diphthéritique.

157, R. Eau distillée................. 5,00.
        Extrait de belladone........... 0,10.
        Sig. 3 fois par jour quelques gouttes dans de
            l'eau sucrée.
158. R. Chlorate de potasse........... 10.
        Eau distillée.................. 400.
        Teinture anodine.............. 2.
            (ou extrait d'opium 0,40).
        Sirop simple (ou miel rosat).... 20.
        Sig. Gargarisme.

On obtient d'excellents résultats en touchant les fausses membranes et les parties nécrosées avec un alcoolat aromatique, pur ou mélangé avec de l'eau, qu'on applique à l'aide d'une éponge serrée dans une pince et trempée dans le liquide; on peut employer l'acide phénique.

159. R. Eau de chaux................. 200.
        Sig. Gargarisme.

    Toucher avec :

160. R. Nitrate d'argent................ 2.
        Eau distillée................. 10.

Contre la fièvre : quinine, acides minéraux ; dans le collapsus, excitants.

Œsophagite, Pharyngite chronique.

161. R. Eau de fontaine............... 400.
     Sel ammoniac................. 5.
     Miel rosat.................... 50.
     Sig. Gargarisme.
162. R. Eau distillée................. 200,00.
     Pierre divine................. 0,50.
     Dissolvez et ajoutez :
     Laudanum de Sydenham....... 2,00.
     Sig. Gargarisme.
163. R. Sublimé corrosif... .... 0,02.
     Eau distillée................ 200,00.
     Teinture anodine .... 2,00.
     Mucilage de semences de coings. 50,00.
     Sig. Gargarisme.

Cautériser la muqueuse du pharynx avec le crayon de nitrate d'argent.
Inhalation de solutions d'alun ou de tannin.

164. R. Nitrate d'argent............... 0,10.
     Eau distillée................. 50,00.
     Sig. Pour usage externe.

Catarrhe stomacal aigu.

165. R. Bicarbonate de soude..... ..... 2.
     Eau de laurier-cerise.......... 2.
     Eau distillée................. 150.
     Sirop simple................. 20.
     Sig. Une cuillerée toutes les heures.
166. R. Eau de laurier-cerise.......... 5.
     Donner dans un flac n coloré.

Sig. 5 gouttes toutes les 3 heures (dans de l'eau ou avec de la glace).

Quand il y a vomissements, faire prendre des morceaux de glace, de la glace râpée, des glaces à la vanille, Soda, Giershübler, Selters.

167. R. Eau de laurier-cerise........... 5,00.
Chlorhydrate de morphine.. 0,05 à 0,10.
Donner dans un flacon coloré.
Sig. 5 gouttes toutes les 3 heures.

Dans les cas très douloureux accompagnés de vomissements, on soulage beaucoup les malades en faisant prendre ces gouttes avec de petits morceaux de glace. — Compresses froides sur le creux épigastrique.

168. R. Eau gazeuse q. s.
Sig. Rafraîchir dans de la glace et en prendre un verre toutes les heures ou toutes les 2 ou 3 heures.

Catarrhe stomacal chronique.

Le meilleur traitement consiste dans le régime diététique. Défendre les spiritueux, les aliments gras, épicés et difficiles à digérer. Doser les aliments (pour la qualité et la quantité) d'après l'état et l'idiosyncrasie du malade. — Les meilleurs médicaments sont les amers, infusion de quassia, calamus aromaticus, colombo, petite centaurée, trèfle d'eau, *diète lactée*, Carlsbad, Marienbad.

Lorsque la maladie est ancienne et plus douloureuse, on peut mployer la graine de moutarde comme léger irritant et pour exciter les contractions stomacales, faire des frictions sur le creux de l'estomac avec des huiles essentielles.

169. R. Bicarbonate de soude.......... 2.
Diviser en 6 doses.
Sig. 2—3 fois par jour une dose.

170. R. Bicarbonate de soude.......... 2,00.
Sucre blanc....................... 2,00.
Extrait de noix vomique........ 0,15.

M. f. P. Diviser en 6 doses.
Sig. 3 doses par jour.

En cas de formation excessive de mucosités dans l'estomac.

171. R. Sulfate de zinc.................. 0,10.
Sucre blanc.................... 5,00.
M. f. P. Diviser en 6 doses.
Sig. Matin et soir une dose.

172. R. Sulfate de zinc.............. 0,50.
Eau distillée................. 200,00.
Eau de laurier-cerise.......... 5,00.
Sirop d'écorce d'orange......... 10,00.
M. D. Sig. 2—3 fois par jour 1 ou deux
cuillerées.

173. R. Nitrate d'argent................ 0,60.
Extrait et poudre de réglisse q. s.
M. f. s. a. 60 pilules.
S. Matin et soir deux pilules.

En cas d'aigreurs, de renvois et de crampes d'estomac.

174. R. Iodure de potassium....... 0,20 à 0,40.
Eau distillée.................. 80,00.
Sig. A prendre dans les 24 heures.

175. R. Sous-nitrate de bismuth........ 0,50.
Poudre d'acore................. 5,00.
Sucre blanc................... 5,00.
M. f. P. Diviser en 6 doses.
Sig. Une dose matin et soir.

176. R. Bicarbonate de soude.......... 5,00.
Extrait de belladone........... 0,05.
Sucre blanc................... 5,00.
M. f. P. Diviser en 6 doses.
Sig. Matin et soir une dose.

177. R. Sous-nitrate de bismuth........ 0,50.
Extrait alcoolique de jusquiame. 0,05.

M. f. P. Diviser en 6 doses.
Sig. Une poudre matin et soir.

Dans les nausées sans vomissement.

178. R. Sous-nitrate de bismuth......... 0,30.
       Poudre d'ipéca............. 0,02 à 0,06.
       Carbonate de magnésie......... 0,30.
       Oléosaccharure d'anis........... 0,60.
       M. f. P.
       D. Sig. Donner une de ces poudres 4 fois par
          jour.

On se trouve souvent bien de prescrire de légers irritants cutanés : flanelle, emplâtre de poix de Bourgogne, emplâtre aromatique sur le creux épigastrique. Le sous-nitrate de bismuth, les eaux minérales acidulées, l'eau de chaux n'ont leur emploi que lorsque la digestion n'est pas trop languissante.

En cas de nausée, de vomissements :

179. R. Eau de laurier-cerise........... 5.
       Teinture de noix vomique...... 10 gouttes.
       D. Sig. 5 à 15 gouttes matin et soir.
180. R. Bicarbonate de soude.......... 5,00.
       Poudre de Dower............. 0,50.
       M. f. P. Diviser en 6 doses.
       Sig. Matin et soir une dose.
181. R. Extrait de noix vomique......... 0,10.
       Sucre blanc................... 5,00.
       M. f. P. Diviser en 6 doses.
       Sig. Une dose matin et soir.

Dans le cas de coliques, défendre les farineux.

182. R. Eau de laurier-cerise.......... 5.
       Teinture de belladone........... 10 gouttes.
       M. D. Sig. 5 gouttes 3 fois par jour.

Porter une ceinture autour du ventre. — Bains chauds. — Contre les douleurs de la cardialgie, le pyrosis.

183. R. Sous-nitrate de bismuth.. 0,50 — 0,80.
       Chlorhydrate de morphine...... 0,05.
       Bicarbonate de soude.......... 5,00.
       Sucre blanc................... 2,00.
       M. f. P. Diviser en 6 doses.
       Sig. Une dose matin et soir.

184. R. Sous-nitrate de bismuth....... 0,80.
       Extrait de belladone........... 0,05.
       Sucre blanc................... 5,00.
       M. f. P. Diviser en 6 doses.
       Sig. Matin et soir une dose.

En cas de perte d'appétit, par suite de l'atonie de la muqueuse stomacale.

185. R. Extrait de gentiane (ou extrait
       de cascarille, ou extrait de
       trèfle d'eau)................ 2 — 5.
       Eau distillée.................. 200.
       Sirop d'écorce d'orange........ 20.
       Sig. Une cuillerée à chaque repas.

N. B. — Ces formules peuvent être prescrites sous forme de pilules en indiquant poudre d'acore, q. s. pour faire 30 pilules dont on peut prendre 3 — 5 pilules par jour.

186. R. Teinture de quinine composée.. 20.
       Teinture d'écorce d'orange...... 40.
       M. Sig. A donner par cuillerées à café.

187. R. Sommités d'absynthe.......... 5.
       Écorces d'orange amère........ 2.
       Racines d'acore................ 2.
       Mêlez et f. s. a.

Faites infuser en vase clos pendant une demi-heure, filtrez et ajoutez :

       Sirop de chicorée composé...... 100.
       Sig. Donner par cuillerées à café.

En cas de flatulence de l'estomac et des intestins.

188. R. Eau de carvi.................... 200.
      Sig. Un verre à liqueur après les repas.
189. R. Baume de vie de Hoffmann
      (ou eau de Cologne, ou onguent
      carminatif) .... 20.
      Sig. En friction sur le creux de l'estomac.

Ulcère rond de l'estomac, Carcinome de l'estomac.

Eau de Carlsbad; nourriture légère et facile à digérer, pas de mets irritants ou flatulents; diète lactée. En cas de rétrécissement du pylore (carcinome), ne donner que des aliments liquides. Contre les douleurs de la cardialgie : a) lorsqu'on reconnaît qu'elles proviennent du contact des aliments avec la paroi stomacale : alimentation liquide, diète lactée; b) lorsqu'elles sont produites par une rétention de gaz dans l'estomac : carminatifs tels que pastilles de menthe poivrée, oléosaccharures d'anis, de carvi (à la dose de $1/2$ cuillerée à café ou la valeur d'une pointe de couteau); c) en cas de douleurs névralgiques : injections de morphine; d) en cas de continuité de douleurs (spontanées) : applications froides, saignées locales chez les individus encore vigoureux.

190. R. Extrait de belladone........... 0,10.
      Sous-nitrate de bismuth......... 0,50.
      Sucre blanc.................... 0,50.
      M. f. P. Diviser en 6 doses.
      D. Sig. Une dose matin et soir.

Quand les douleurs arrivent au paroxysme : 0,40 centigrammes de sous-nitrate de bismuth mêlés à 0,04 de morphine, une de ces poudres pendant une quinzaine de jours.
Ou bien :

191. R. Chlorhydrate de morphine...... 0,10.
      Extrait de belladone............ 0,10.
      Eau de laurier-cerise........... 10,00.
      Sig. A prendre chaque fois 5 gouttes.

En cas de diarrhée violente :

192. R. Tannin...................... 0,50.
Opium pulvérisé............... 0.15.
Sucre blanc................... 5,00.
M. f. P. Diviser en 6 doses.
Sig. Une dose toutes les 2 heures.

Contre l'hématémèse, pilules de glace, compresses glacées sur le creux de l'estomac, à l'intérieur :

193. R. Acétate de plomb.............. 0,20.
Chlorhydrate de morphine...... 0,10.
Sucre blanc................... 5,00.
M. f. P. Diviser en 10 doses.
Sig. Une dose toutes les 2 heures.

194. R. Tannin.................. 0,50 — 0,80.
Opium pulvérisé........... 0,10 — 0,15.
Sucre blanc................... 5,00.
M. f. P. Diviser en 6 doses.
Sig. 1 dose toutes les 2 heures.

S'il se produit une syncope à la suite d'hémorrhagie, ne pas employer le froid, mais des frictions sur le corps avec de l'éther (sulfurique ou acétique), de l'eau de Cologne.

Si l'hémorrhagie cesse, faire prendre quelques gouttes de teinture de Bestuscheff ou de perchlorure de fer dans de l'eau sucrée.

Contre les vomissements : *a*) pour les natures nerveuses : eau de laurier-cerise, opium, belladone, etc. ; *b*) en cas d'hypérémie de la muqueuse stomacale : fragments de glace, eau gazeuse, potion de Rivière.

Souvent on est obligé de nourrir le sujet par le rectum, employer alors les lavements, c'est ce qui est le plus commode. On prend alors 150 à 300 grammes de viande de bœuf et 50 grammes de pancréas (de porc ou de bœuf) qu'on hache et triture avec de l'eau tiède jusqu'à consistance liquide. — On en donne un lavement par jour.

Contre le pyrosis (aigreur d'estomac) :

195. R. Magnésie calcinée.............. 20.
Tenir dans un flacon bouché.

Sig. A prendre 2 — 3 fois par jour une cuillerée à café.

En cas de mauvaise digestion, d'inappétence, on ordonne des amers, mais à petite dose et très peu longtemps.

Employer en outre le sulfate de zinc, le nitrate d'argent, le sous-nitrate de bismuth.

Si, en plus, il se produit des complications de catarrhe de l'estomac (en cas de vomissements muqueux, etc.).

Lorsque survient une péritonite : diète absolue, fragments de glace, saignée locale, opium à l'intérieur et en lavement.

Catarrhe intestinal aigu : inflammation d'intestin.

Repos au lit, applications chaudes sur le bas-ventre, boissons mucilagineuses. — En cas de douleurs de la région épigastrique, applications froides. — Sont-elles très violentes? recourir aux injections sous-cutanées de morphine.

En cas de diarrhée :

196. R. Décoction de salep 0,80 sur..... 150,00.
Extrait d'opium................... 0,10.
Sirop diacode.................... 20,00.
Sig. Une cuillerée toutes les 2 heures.

197. R. Tannin....................... 0,50.
Opium pulvérisé............... 0,15.
Sucre blanc................... 5,00.
M. f. P. Diviser en 6 doses.
Sig. Une dose toutes les 2 heures.

198. R. Potion gommeuse............... 200,00.
Extrait d'opium................ 0,10.
Sig. Une cuillerée toutes les 2 heures.

Catarrhe intestinal chronique.

Prendre en considération les causes étiologiques. Régime diététique, cure d'eaux minérales à Carlsbad, Marienbad.

199. R. Magnésie calcinée.............. 0,20.
Sucre blanc.................... 0,20.

Poudre de rhubarbe............ 0,10.
Extrait de noix vomique........ 0,02.
M. f. P. Donner 12 doses égales.
Sig. 3 doses par jour.

200. R. Eau de laurier-cerise........... 10.
Teinture vineuse de rhubarbe de
Davelli..................... 5.
Sig. 3 fois par jour 15—20 gouttes.

En cas de diarrhée atonique :

201. R. Tannin....................... 0,80.
Chlorhydrate de morphine....... 0,10.
(ou opium pulvérisé 0,30).
Sucre blanc.................... 5,00.
M. f. P. Diviser en 6 ou 12 doses.
Sig. Une dose 3 fois par jour.

202. R. Sulfate de zinc............... 0,50.
Laudanum .... 0,10.
Sucre blanc................... 5,00.
M. f. P. Diviser en 12 doses.
Sig. Une dose 3 fois par jour.

Quand il y a en outre flatulence et météorisme.

203. R. Eau de mélisse (ou eau de
carvi)..................... 150.
Laudanum..................... 2.
Sirop simple.................. 20.
Sig. Une cuillerée toutes les 2 heures.

204. R. Eau de menthe poivrée......... 150.
Extrait de bois de campêche.... 5.
Laudanum de Sydenham........ 15 gouttes.
Sirop d'écorce d'orange......... 10.
Sig. Une cuillerée toutes les 2 heures.

Dans la diarrhée colliquative des phthisiques.

205. R. Extrait de colombo............ 2,00.
Poudre de Dower.............. 0,50.

> Oléosaccharure de macis........   2,00.
> M. f. P. Diviser en 5 doses.
> Sig. Une dose toutes les 2 heures.

206. R. Décoction de bois de campêche
> 20 sur..................... 200.
> Laudanum de Sydenham....... 20 gouttes.
> Sirop diacode.................. 20.
> Sig. Une cuillerée toutes les 3 heures.

En cas de constipation habituelle, lotions froides sur l'abdomen, ceinture de Priessnitze, exercice modéré, faire un usage modéré de fruits, de sirops de fruits, etc., cure de petit-lait et cure de raisin.

207. R. Extrait d'aloès.................   5.
> Extrait de pissenlit.............   5.
> M. f. 60 pilules enrobées de poudre de réglisse.
> Sig. 2 pilules matin et soir.

208. R. Extrait de rhubarbe composé..   5.
> Extrait d'aloès..................   2.
> Extrait de pissenlit q. s.
> M. f. 60 pilules enrobées.
> Sig. 3 pilules par jour.

209. R. Poudre de rhubarbe...........   5.
> Extrait de trèfle d'eau q. s.
> M. f. 60 pilules.
> Sig. 3—5 pilules par jour.

210. R. Sulfate de quinine............   1.
> Extrait d'aloès.................   2.
> Poudre de réglisse q. s.
> M. f. 60 pilules enrobées de poudre d'iris.
> Sig. Matin et soir 3 pilules.

211. R. Bicarbonate de soude.........   5.
> Poudre de rhubarbe............   5.
> Extrait de rhubarbe composé....   2.
> Extrait de pissenlit q. s.
> M. f. 60 pilules.
> Sig. Matin et soir 3 pilules.

212. R. Poudre de rhubarbe............ 0,50.
    Oléosaccharure de fenouil...... 5.
    M. f. P. Diviser en 6 doses.
    Sig. Matin et soir une dose.

213. R. Sulfate de soude.............. 20.
    Eau distillée.................. 400.
    Acide sulfurique dilué.......... 2.
    Sig. Toutes les 2 heures une cuillerée.

214. R. Hydromel des enfants.......... 50.
    Sig. Une cuillerée à café pour les enfants.
    Une cuillerée à bouche pour les adultes.

En cas de pléthore abdominale, *et de stase dans le système de la veine porte* (par exemple chez les hémorrhoïdaires). Il faut avant tout prescrire une cure d'eaux minérales.

215. R. Crême de tartre.............. 20.
    Magnésie calcinée............. 10.
    Fleur de soufre............... 10.
    Oléosaccharure de fenouil...... 10.
    M. f. Une poudre (Det. ad scat.).
    Sig. A prendre par cuillerée à café.

216. R. Décoction de pruneaux......... 200.
    ou décoction de tamarin...... 200.
    Arcana duplicata (ou sel de sei-
      gnette, ou crême de tartre.... 20.
    Sig. Pour une purgation.

217. R. Électuaire lénitif............... 50.
    Sig. A prendre en 1 fois.

Pour les dames on ajoute du sirop de groseilles, ou bien :

218. R. Eau laxative de Vienne........ 50.
    Sirop de groseilles............ 10.
    Eau de laurier-cerise.......... 5 gouttes.
    Sig. A prendre tiède.

Eaux minérales de Seidschütz, Sedlitz, Pullna, Ofen, Ivanda, Friedrichshall.

Dyssenterie.

Repos au lit, diète rigoureuse ; dans les cas spéciaux, quinine ; en cas de douleurs modérées, applications chaudes ; en cas de très fortes douleurs, 6 — 8 sangsues. — Contre le ténesme et les coliques, applications chaudes, opium dans un véhicule mucilagineux. Lavements laudanisés, d'amidon, de décoction de salep, tannin, acétate de plomb, perchlorure de fer. En cas d'hémorrhagie, applications froides, lavements froids avec addition de laudanum.

En cas de météorisme, alcool camphré intérieurement et extérieurement en lavement. On emploie des frictions générales avec une flanelle imbibée d'alcool camphré.

Dyssenterie chronique.

Régime approprié, ceinture de flanelle, boissons mucilagineuses, décoction blanche de Sydenham, pas de vin, opium, tannin ; chez les anémiques, perchlorure de fer. Dans les cas peu graves : décoction de racine de colombo, d'écorce de cascarille, de tormentille, de ratanhia et d'alun.

Pour les enfants :

219. R. Nitrate d'argent................ 0,10.
Eau distillée.................... 160,00.
Sig. Un lavement de 40 grammes, 2 fois par jour.

220. R. Nitrate d'argent.......... 0,15 — 0,80.
Eau distillée.................... 160,00.
Sig. Pour 4 lavements. — 2 lavements par jour.

Choléra asphytica, choléra sporadique.

221. R. Camphre .... 0,80.
Ether acétique.................. 8,00.
Teinture d'opium............... 30 gouttes.
Sig. 10 à 15 gouttes tous les $^1/_4$ ou toutes les $^1/_2$ heures.

222. R. Perchlorure de fer............... 2.
Eau distillée...................... 200.
Teinture d'opium .... 6 gouttes.
Sirop diacode..................... 20.
M. D. Sig. Une cuillerée toutes les heures.

Tænia (Ver solitaire).

223. R. Poudre de kamala................ 20.
Diviser en 3 doses.
Sig. Toutes les $1/2$ heures une dose (à jeun).
224. R. Racine de grenadier........ 40 — 80.
Faites macérer 24 heures dans
400 grammes d'eau distillée.
Faites bouillir jusqu'à réduction
de 200.
Passez et ajoutez :
Extrait éthéré de fougère mâle. 2.
Sig. Prendre en 3 fois à $1/2$ heure d'intervalle.

N. B. — La veille on fait prendre une purgation d'eau laxative
de Vienne (Voir plus haut).

225. R. Poudre de sommités de kousso. 20.
Faites une infusion avec eau
bouillante...................... 280.
Faites digérer $1/4$ d'heure.
Ajoutez : suc de citron.......... 2.
Sig. Agitez le mélange et prenez à jeun.
226. R. Eau de tilleul.................. 200.
Poudre de kousso .... 30.

N. B. — Laisser reposer 12 heures : le malade prend le dépôt
en 3 fois à $1/2$ heure d'intervalle. (Si des vomissements surviennent,
lui faire prendre des pastilles de menthe poivrée.)

227. R. Huile de ricin................. 50.
Sig. Une cuillerée toutes les $1/2$ heures.

Quand il n'y a pas eu d'évacuation 2 — 3 heures après l'absorption du tænifuge.

Pour les enfants :

228. R. Poudre de kamala............ 10.
Extrait éthéré de fougère mâle.. 5.
Diviser en 30 capsules en gélatine.
Sig. Tous les $1/4$ d'heure 4 capsules.

Ou bien :

229. R. Extrait éthéré de fougère mâle. 2.
Poudre de fougère mâle........ 2.
Conserve de roses q. s.
M. f. 10 pilules enrobées de poudre de cannelle.
S. Prendre les pilules dans l'espace d'une heure et demie.

Ou bien :

230. R. Extrait de sommités de kousso. 10.
Poudre de sommités de kousso q. s.
M. f. 60 pilules enrobées de lycopode.
Sig. Tous les $1/4$ d'heure 4 pilules.

Pour adulte :

231. R. Écorce fraîche de racine de grenadier...................... 50.
Faites macérer 24 heures dans 400 grammes d'eau.
Évaporez pour ramener à 200 grammes.
Sig. A prendre en 2 fois dans l'espace d'une heure.

Pour enfant :

232. R. Écorce de racine de grenadier... 50.
Faites macérer 24 heures dans 400 grammes d'eau.

Ajoutez ensuite :
Poudre de fougère mâle........ 20 gr.
Passez et ajoutez :
Sirop d'écorce d'orange......... 40.
Sig. Une grande cuillerée toutes les $^1/_2$ heures.

Hémorrhagie intestinale.

En cas d'hémorrhagie modérée, surveiller le régime (défendre les boissons excitantes, etc.), maintenir de légères évacuations.

En cas d'hémorrhagies assez abondantes, des bains de siège froids, des lavements froids.

En cas d'hémorrhagies considérables, des astringents. Employer en première ligne les formules suivantes :

233. R. Sulfate de fer crisiallisé........... 2.
    Extrait de réglisse q. s.
    M. f. 30 pilules enrobées.
    Sig. Toutes les 2 ou 3 heures ou 2 ou 3 fois
      par jour 1 — 2 pilules.

Si, en même temps, il y a constipation :

234. R. Sulfate de fer cristallisé........ 2.
    Poudre d'aloès socotrin........ 2.
    Extrait de réglisse q. s.
    M. f. 30 pilules.
    Sig. 2 pilules matin et soir.

Péritonite.

Antiphlogistiques, repos absolu, diète rigoureuse. Dans les cas bénins : fomentations froides, cataplasmes, huile de ricin, eau de laurier-cerise. En cas de vomissements, de la glace, eau gazeuse. Plus tard on peut permettre des aliments liquides en petite quantité mais souvent répétés.

235. R. Opium pulvérisé.................. 0,05.
    Sucre blanc.................. ..... 2,00.

M. f. P. Diviser en 10 doses.
Sig. Une dose toutes les 2 — 3 heures.

Ictère catarrhal, Jaunisse.

S'il y a fièvre, repos au lit, une diète sévère (des potages, un peu de légumes et de compote), potions acidulées. S'il n'y a pas de fièvre, viandes blanches, lait.

Contre les douleurs de l'hypocondre droit et du creux épigastrique, saignée locale, fomentations chaudes.

Contre les démangeaisons de la peau, lotions avec de l'eau froide, des solutions alcalines, de l'eau de Cologne, du vinaigre, bains chauds. Si ces moyens restent sans effet, on donne une préparation opiacée pour la nuit.

S'il y a constipation, prescrire des décoctions de fruits de tamarin, poudre de rhubarbe, sel amer, huile de ricin.

236. R. Crême de tartre................ 20.
Faites bouillir pendant $^1/_4$ d'heure
dans eau distillée 200 grammes
et ajoutez :
Sirop de groseilles.............. 20.
Sig. Toutes les 2 heures une cuillerée.

Si l'ictère dure longtemps, eaux minérales purgatives (en petite quantité) de Marienbad, Creuzbrunnen, Kissingen, Rackoczy par verres à bordeaux. Pour favoriser la sécrétion de la bile (en régularisant les mouvements péristaltiques) :

237. R. Extrait d'aloès................ 2.
Carbonate de soude sec......... 4.
Extrait de pissenlit q. s.
M. f. 60 pilules enrobées de lycopode.
Sig. 2 pilules matin et soir.
238. R. Extrait d'aloès................ 4.
Extrait de rhubarbe composé.... 2.
Extrait de pissenlit q. s.
P. f. 60 pilules enrobées de poudre de réglisse.
Sig. 3 pilules matin et soir.

Contre la diarrhée : poudre de Dower.

Contre la dyspepsie : acide tartrique ou citrique. S'il y a constipation opiniâtre : eau de Seltz, de Giesshübler, etc., mais à petites doses.

Cholélithiase.

Dans les accès de colique : fomentations chaudes sur l'estomac, bains chauds de 1 à 2 heures. Narcotiques à l'intérieur ou en lavements (s'il se produit des vomissements), et mieux : injections sous-cutanées de morphine.

Inhalation de chloroforme, en cas de congestion vers la tête ; chez les individus sanguins, saignée. En cas de grande sensibilité locale, compresses froides, les sangsues soulagent rarement. Dans la syncope, vin, éther, esprit ammoniacal anisé, etc. Après l'accès, de légers laxatifs.

Pour favoriser la dissolution des concrétions biliaires :

239. R. Ether sulfurique................ 5.
     Essence de térébenthine......... 3.
     Diviser en capsules de gélatine préparées fraîchement contenant chacune cinq gouttes.
     Sig. Poudre 5 capsules par jour.

On recommande, après, les cures de Carlsbad, Vichy, etc.

Cirrhose du foie.

Prescrire les eaux de Carlsbad, Schlossbronns, d'abord à la dose d'une demi-bouteille, puis au bout de 8 jours à la dose d'une bouteille par jour. Pour favoriser les évacuations :

240. R. Poudre de rhubarbe............. 2,00.
     Extrait d'aloès................. 2,00.
     Extrait de coloquinte........... 0,30.
     Extrait de rhubarbe q. s.
     Pour faire 60 pilules enrobées de poudre de réglisse.
     Sig. 2 pilules 2 fois par jour.

241. R. Décoction de tamarin 20 sur.... 200.
Citrate de magnésie............ 20.
Sirop de manne................ 20.
Sig. Une cuillerée toutes les 2 heures.

Outre cela un bain tiède tous les jours.

Maladie de Brigth (aiguë).

Même traitement pour chacune des formes, sans se préoccuper des accidents urémiques qui peuvent se produire quelquefois; bains d'étuve de 30° à 40° jusqu'à une demi-heure de durée, et envelopper le malade d'une pièce de gutta-percha, puis d'une couverture de laine fortement serrée à l'aide d'une pièce d'étoffe. Dès qu'il est enveloppé, le malade doit prendre 1 à 2 tasses d'infusion de tilleul et rester deux ou trois heures couché dans cet état. Dans les premiers temps, ce procédé doit être employé tous les jours. Plus tard on l'emploie à intervalles plus éloignés jusqu'à ce que l'albumine ait disparu des urines.

Dans les cas aigus, on peut donner en outre au malade :

242. R. Sulfate de quinine............. 0,80.
Acide sulfurique dilué.......... 10 gouttes.
Eau distillée .... 150,00.
Sirop d'écorces d'orange........ 20,00.
Sig. Toutes les 2 heures une cuillerée.

Dans les cas chroniques, quand il n'y a plus de fièvre et que les urines contiennent peu de sang, on peut employer les diurétiques.

243. R. Infusion de baies de genièvre..... 20 — 200.
Solution d'acétate de potasse $^1/_3$. 20.
Rob de genièvre................ 20.
Sig. Toutes les 2 heures une cuillerée.
Ou :

244. R. Décoction de racine d'ononidis
20 sur..................... 200.
Solution d'acétate de potasse... 20.
Oxymel scillitique............ 20.
Sig. Une cuillerée toutes les 2 heures.

Maladie de Brigth (chronique).

Eviter les changements de climat, éviter les logements humides, les excitants. — En cas de fièvre, mettre le malade à une diète rigoureuse, sans cela nourriture riche en albumine. Avant tout, il faut combattre l'épuisement croissant du malade par les fortifiants.

245. R. Sulfate de fer................. 5.
        Bicarbonate de soude........... 5.
        Extrait de pissenlit q. s.
        P. f. 60 pilules.
        Sig. 3 pilules matin et soir.

246. R. Écorce de quinquina concassé.... 20.

Faites une décoction d'une heure pour obtenir :

        Collature...................... 200.
        Sirop d'écorces d'orange......... 20.
        Sig. Une cuillerée toutes les 2 heures.

Quand il survient de la constipation :

247. R. Sulfate de quinine............. 1 — 2.
        Extrait d'aloès................ 2.
        Poudre et extrait de réglisse q. s.
        P. f. 60 pilules enrobées de poudre d'iris.
        Sig. Une pilule matin et soir.

248. R. Protochlorure de fer............ 0,80.
        Poudre de trèfle d'eau.......... 2,00.
        Extrait de pissenlit q. s.
        Pour f. 40 pilules.
        Sig. 2 ou 3 fois par jour de 3 à 5 pilules.

Si les fortifiants, les réconfortants ne suffisent pas à faire disparaître l'albuminurie, employez :

249. R. Tannin...................... 5.
        Extrait d'aloès................ 2.

Poudre et extrait de réglisse q. s.
P. f. 40 pilules.
Sig. 2 à 4 pilules 2 fois par jour.

Dans l'urémie :

250. R. Acide benzoïque................   0,50.
     Sucre blanc......................   5,00.
     Diviser en 6 doses.
     S. Une dose toutes les 2 heures.

251. R. Acide benzoïque................   2.
     Sucre blanc......................   5.
     Diviser en 6 doses.
     S. Une dose toutes les 4 heures.

252. R. Iodure de potassium...........   5.
     Eau distillée.................... 200.
     Sig. 3 cuillerées par jour.

En cas de vomissements :

253. R. Eau de laurier-cerise..........   10.
     Sig. Toutes les $\frac{1}{2}$ heures 5 gouttes sur un
          morceau de glace (en outre pilules de
          glace).

En outre, contre les accès éclamptiques qui peuvent survenir dans le cours de la maladie, glace sur la tête, lavements excitants, inhalations de chloroforme. Dans l'intervalle des purgatifs :

254. R. Crême de tartre................   8.
     Faites une infusion de.......... 400.
     Sirop de framboises.............   20.
     Sig. Une cuillerée toutes les 2 heures.

255. R. Poudre de racine de jalap.....   6-10.
     Diviser en 6 doses.
     Sig. Une dose toutes les 2 ou 3 heures.

Dans la période de coma, lotions froides et :

256. R. Infusion de mélisse 5 sur....... 200.

Après refroidissement ajoutez :
Esprit de corne de cerf succiné.   2.
Sirop d'écorces d'orange........   20.
Sig. Une cuillerée à café toutes les heures.

Méningite.

Emploi du froid localement sous forme de compresses glacées, vessie de glace, lotions froides; chez les sujets vigoureux 6-8 sangsues derrière les oreilles. Toutes les 2 heures, une cuillerée à bouche d'eau laxative de Vienne, ou en tout cas :

257. R. Calomel.................   05,0 — 0,80.
     Poudre de racine de jalap........   2,00.
     Sucre blanc... ....   5,00.
     M. f. P. Diviser en 6 doses.
     Sig. Une dose toutes les 2 heures.
258. R. Iodure de potassium..........   1-2.
     Eau distillée..................   150.
     Sirop de framboises............   20.
     Sig. Toutes les 2 heures une cuillerée.

Si la dépression fait des progrès :

259. R. Camphre..................   0,50.
     Emulsion commune...........   30,00.
     Sig. La moitié en lavement.
260. R. Chlorhydrate de morphine......   0,05.
     Sucre blanc...................   5,00.
     Diviser en 6 doses.
     Sig. Toutes les 3 heures une poudre.

N. B. — En cas de céphalalgie violente, dont ni les émissions sanguines ni les applications froides ne peuvent triompher, continuer cette médication jusqu'à rémission de ces symptômes.

Hémorrhagie cérébrale. Apoplexie.

Compresses froides. Lavements irritants d'eau vinaigrée. Quand le malade peut avaler :

261. R. Feuilles de séné............... 20.
     Faites infuser dans eau bouillante
         pendant $1/4$ d'heure pour une
         infusion de 200 et ajoutez :
     Sulfate de soude............... 20.
     Sirop de framboises............ 20.
     Sig. Toutes les 2 heures une cuillerée.
262. R. Eau laxative de Vienne........ 100.
     Sirop de framboises............ 20.
     Sig. A prendre en 3 fois.

S'il y a de la fièvre :

263. R. Sulfate de quinine............ 0,50.
     Poudre de feuilles de digitale... 0,20.
     Sucre blanc.
     M. f. P. Diviser en 6 doses.
     Sig. Une dose toutes les 3 — 4 heures.

Hydrocéphalie.

Le traitement de l'hydrocéphalie aiguë est le même que celui de la méningite. Dans l'hydrocéphalie chronique des enfants :

264. R. Iodure de potassium............ 2 — 4 gr.
     Pour faire 30 pilules.
     Sig. 3 pilules matin et soir.
265. R. Carbonate de fer............... 0,50.
     Sucre blanc.................... 5,00.
     M. f. P. Diviser en 12 doses.
     Sig. Une poudre matin et soir.

Plus tard :

266. R. Huile de foie de morue............ 100.
Sig. Matin et soir une cuillerée à café.

Myélite.

Compresses froides, laxatifs, électricité dans les cas chroniques. Dans certains cas spéciaux, quinine, fer. Chez les syphilitiques, pour les exostoses : iodure de potassium. Dans l'intoxication par le plomb : strychnine, camphre.

Tabès dorsalis.

Lotions froides, cure méthodique et modérée d'eau froide, régime diététique, surveiller les garde-robes, électricité et noix vomique. Contre les névralgies, injections sous-cutanées de niorphine.

267. R. Nitrate d'argent.................... 0,50.
Dissolvez dans un peu d'eau distillée.
Extrait et poudre de réglisse q. s.
Pour faire 50 pilules.
Sig. Matin et soir une pilule.
268. R. Sulfate de quinine................. 0,50.
Camphre......................... 0,50.
Sucre blanc...................... 2,00.
M. f. P. Diviser en 6 doses.
Sig. Une dose 3 fois par jour.
269. R. Camphre......................... 2,00.
Extrait de gentiane q. s.
P. f. 20 pilules enrobées de poudre de cannelle.
Sig. 2 pilules 3 fois par jour.

PARALYSIES. — Pour réveiller l'excitabilité des nerfs, on prescrit des lotions froides d'eau, aiguisée de vinaigre, de vin, d'alcool, des bains et l'électricité.

Névralgie du trijumeau, Tic douloureux.

Si le mal provient d'un refroidissement, ordonner des vésicatoires volants, bains de sudations, des injections sous-cutanées de morphine; dans les cas spéciaux :

270. R. Sulfate de quinine.
        Sucre blanc................... ãã 2,00.
        Diviser en 6 doses.
        Sig. 1 à 2 doses avant chaque accès.
271. R. Liqueur de Fowler............... 2.
        Eau distillée.................... 2.
        Sig. 2 à 6 gouttes 2 à 3 fois par jour.
272. R. Extrait de jusquiame.......... 0,01.
        Oxyde de zinc................. 0,08.
        Extrait de valériane............ 0,08.
        Faites une pilule enrobée.
        Donner 20 pilules semblables.

Commencer par 1 à 2 pilules et jusqu'à 10 à 20 pilules le matin ou dans le courant de l'après-midi.

Donner l'iodure de potassium à l'intérieur dans le cas de syphilis ou de périostite.

273. R. Asa fœtida.................... 5.
        Extrait de rhubarbe........... 2.
        Extrait de pissenlit q. s.
        P. f. 60 pilules argentées.
        Sig. 2 pilules matin et soir.

N. B. — Même thérapeutique dans la névralgie cervico-occipitale.

Hémicrânie, Migraine, Céphalalgie nerveuse.

Éviter toute excitation des sens. Pour les anémiques, préparations ferrugineuses, Franzenbad, Pyrmont. Aux pléthoriques, prescrire une nourriture peu substantielle, des laxatifs, bains de Marienbad, Carlsbad, etc.

274. R. Opodeldoch...................... 50.
       Sig. Pour frictionner les endroits douloureux.
275. R. Sulfate de quinine.............. 0,30.
       Acide sulfurique dilué......... 2 gouttes.
       Eau distillée................... 60.
       Sig. A prendre dans l'espace d'une heure.

N. B. — En prendre seulement avant l'accès, ou au commencement des douleurs, c'est surtout la quinine qu'il faut donner entre
les accès. Le professeur de Bamberger donne aussi dans beaucoup
de cas le bromure de potassium à hautes doses.

276. R. Extrait de pulsatille............ 0,10.
       Sucre blanc..................... 5,00.
       Diviser en 10 doses.
       Sig. Une dose par jour.

Chez les femmes hystériques :

277. R. Huile de pétrole.
       Goudron.....................äā   10 gr.
       Sig. En olfactions.
278. R. Poudre de guarana............ 2.
       Sucre blanc.................... 5.
       Diviser en 5 doses.
       Sig. Avant les accès (ou matin et soir),
           2 doses.

On peut aussi, au lieu des formules ci dessus, prescrire une infusion de graines de café vert concassées (à prendre par cuillerée
le matin et dans la journée, et aussi pendant les accès).

279. R. Liqueur de Fowler............... 2.
       Eau distillée................... 2.
       Sig. A prendre par gouttes.

A prendre surtout après les repas dans les cas opiniâtres.

280. R. Sulfate de quinine.............. 0,50.
       Théine........................ 0,50.
       Sucre blanc.... .... 5,00.

M. f. P. A diviser en 6 doses.

Sig. Avant l'accès, en prendre 2 doses toutes les heures, après l'accès, n'en prendre qu'une dose par jour.

281. R. Sulfate de quinine............. 0,50.
Citrate de caféine............... 0,50.
Sucre blanc.................... 5,00.
M. f. Diviser en 6 doses.
Sig. 4 doses tous les jours.

Quand il y a en même temps constipation :

282. R. Sulfate de quinine............. 12.
Extrait d'aloès................ 5.
Poudre et extrait de réglisse q. suf.
Faites 60 pilules enrobées de poudre de réglisse.
Sig. 2 pilules matin et soir.

Névralgie intercostale.

Courant d'induction. Injections sous-cutanées de morphine.

283. R. Chloroforme................... 2.
Huile d'olives................. 10.
Sig. P. frictions.

284. R. Vératrine .... 0,10.
Chlorhydrate de morphine...... 0,10.
Cold-cream.................... 5,00.
Mêler exactement. Pour pommade.
Sig. En onctions avec gros comme un pois.

285. R. Aconitine................... 0,10.
Cold-cream.................... 5,00.
Mêler exactement. Comme plus haut.

286. R. Atropine................... 0,10.
Esprit-de-vin................ 500 gouttes.
Sig. Injecter 5 gouttes.

287. **R.** Extrait d'opium................. 2.
        Axonge......................... 5.
        Sig. En frictions avec gros comme un pois.
288. **R.** Ether sulfurique.
        (ou chloroforme 20).

En imbiber un peu de coton, le placer sur l'endroit douloureux et le recouvrir d'une feuille mince de gutta-percha.

289. **R.** Vératrine..................... 0,10.
        Cérat........................ 5,00.
        Sig. Appliquer sur la peau privée d'épiderme.

N. B. — Même thérapeutique dans la névralgie lombo-abdominale.

Mastodynie.

290. **R.** Extrait de ciguë.............. 0,15.
        Extrait de pavots.............. 0,15.
        Extrait de stramoine......... 0,01 à 0,05.
        M. f. Pilule. Donner 20 pilules semblables.
        Sig. 2 pilules par jour.
291. **R.** Emplâtre de savon.
        Extrait de belladone āā. P. égales.
        M. f. Un emplâtre.
        Sig. Pour appliquer sur la poitrine.

Singultus (Hoquet).

Faire prendre des fragments de glace, eau froide, lavements avec asa fœtida. Injections sous-cutanées de morphine et d'atropine. — Sinapisme au creux de l'estomac, huiles essentielles. — Antispasmodiques.

292. **R.** Sulfate de quinine...... .... 1,00.
        Extrait de belladone........... 0,10.
        Sucre blanc................... 5,00.
        M. f. P. Divisez en 6 doses.
        Sig. Une dose 3 fois par jour.

293. R. Eau de laurier-cerise............ 5,00.
        Chlorhydrate de morphine...... 0,05.
        Sucre blanc.................... 5,00.
        Sig. 5 gouttes toutes les 3 heures.
294. R. Sous-nitrate de bismuth........ 0,80.
        Sucre blanc.................... 5,00.
        M. f. P. Diviser en 6 doses.
        Sig. Une dose 3 fois par jour.

Sciatique, Ischias, Malum cotunni.

Dans les cas récents émissions sanguines locales, froid; plus tard, vésicatoires volants sur les points douloureux.

295. R. Chlorhydrate de morphine. 0,40 — 0,50.
        Eau distillée.................. 10,00.
        Sig. Pour injections sous-cutanées.
296. R. Essence de térébenthine....... 5.
        Miel despumé.................. 50.
        Sig. Matin et soir une cuillerée à café.
297. R. Térébenthine.................. 5.
        Carbonate de magnésie q. s.
        M. f. 60 pilules.
        Sig. Matin et soir 5 pilules.
298. R. Baume opodeldoch............ 40.
        Laudanum de Sydenham........ 2.
        Sig. En frictions matin et soir.
299. R. Emplâtre d'euphorbe q. s.

Étendre sur du sparadrap et appliquer à l'endroit douloureux.

300. R. Vératrine.................... 0,10.
        Axonge....................... 50,00.
        M. f. Pommade.
        Sig. En friction sur le côté malade.
301. R. Liniment volatil camphré....... 50,00.
        Essence de cajeput............ 2 gouttes.

Essence de menthe............... 2 gouttes.
Teinture d'opium.................. 5,00.
Sig. Pour frictions.

Bains chauds ou akrathothermes, Vilbad-Gastein, Teplitz, etc. — Dans les cas spéciaux, quinine, arsenic.

Cautérisation ignée sur le trajet du nerf (sur la peau) après chloroformisation, cautérisation des hélix. Courant continu.

Chorée, Danse de Saint-Guy.

Hydrothérapie. — On lotionne d'abord les extrémités pendant $1/2$ minute, on essuie, puis on lotionne le dos et ainsi de suite. Enfin, on place le patient dans un lit très chaud.

(On commence par employer de l'eau dégourdie, puis de plus en plus froide jusqu'à glace.)

302. **R.** Sulfate de cuivre......... 0,10-0,15.
  Poudre de chénopodium ambro-
    soïdes...................... 5.
  Sucre blanc.................... 5.
  M. f. P. Diviser en 6 doses.
  Sig. 3 doses par jour.

N. B. — Pendant huit jours seulement.

303. R. Bromure de potassium........ 5-10.
  Eau distillée.................. 150.
  S. A prendre dans l'espace de 24 heures.
304. R. Bromure de potassium........ 5.
  Poudre et extrait de réglisse q. s.
  Pour faire 20 pilules de 0,20 enrobées de
    poudre d'iris.
  Sig. 2 fois par jour 5 pilules.
305. R. Hydrate de chloral............ 10.
  Eau distillée.................. 150.
  Sirop d'écorces d'orange........ 30.
  Sig. A donner toutes les heures une cuillerée
    à café jusqu'à ce que le calme se produise.

N. B. — Chez les adultes on peut en donner la moitié en une fois et presque toujours, 3 ou 6 heures après, l'autre moitié.

306. R. Oxyde de zinc............   0,20-0,40.
       Sucre blanc....................   5,00.
       M. f. P. Diviser en 6 doses.
       Sig. Le matin, à midi et le soir administrer
          une dose.
307. R. Liqueur arsenicale de Fowler...   10.
       Sig. 3 à 5 gouttes 3 fois par jour.
308. R. Saccharure de carbonate de fer..   0,50.
       Extrait de trèfle d'eau..........   0,50.
       Oléosaccharure d'orange........   5,00.
       M. f. P. Diviser en 6 doses.
       Sig. Matin et soir une dose.
309. R. Extrait de noix vomique.......   0,05.
       Saccharure de carbonate de fer..   0,50.
       Sucre blanc....................   5,00.
       M. f. P. Diviser en 6 doses.
       Sig. Une dose matin et soir.

Dans le cas de chorée grave : bromure de potassium associé à la quinine. — Ou bien la quinine seule à haute dose. S'il y a insomnie :

310. R. Opium pulvérisé...........   0,10-0,15.
       Sucre blanc....................   0,80.
       M. f. P. Donner 2 doses semblables.

N. B. — Si après la première dose le calme ne s'établit pas, on donne la seconde.

Quand l'opium ne réussit pas, on essaie le musc ; si les deux médicaments restent sans effet, on donne alors le tartre stibié jusqu'à vomissement (jusqu'à 0,30).

Contre les douleurs de la colonne vertébrale, douches, compresses et lotions froides, repos absolu, injections sous-cutanées de morphine.

Épilepsie (Haut mal).

Bromure de potassium à hautes doses. Pilules ou solutions ferrugineuses. Hydrothérapie.

311. R. Tartre stibié...................... 0,08.
Eau distillée...................... 150,00.
Teinture anodine................. 10 gouttes.
Sig. A prendre dans les 24 heures.

312. R. Atropine...................... 0,08.
Esprit-de-vin...................... 500 gouttes.
Sig. Matin et soir 5 gouttes sur du sucre ou
dans de l'eau (pour les enfants 2 gouttes).

Si les accès se répètent, augmenter la dose, il faut suspendre
l'atropine quand la pupille se dilate et qu'elle devient immobile.

Changement de climat, traitement hydriatique méthodique,
cure de raisin et cure de lait. — S'en rapporter à la durée de la
maladie et à l'individualité morbide pour prescrire le carbonate de
fer et le nitrate d'argent.

313. R. Oxyde de zinc............. 0,40-0,80.
Sucre blanc...................... 5,00.
M. f. P. Diviser en 6 doses.
Sig. Matin et soir une dose.

On augmente tous les 8 jours la dose de $1/2$ à 1 gramme jusqu'à
ce qu'on arrive à la dose journalière de 6 grammes.

314. R. Bromure de potassium......... 4 — 8.
Eau distillée...................... 200.
Sig. A administrer en 2 jours.

Dans l'épilepsie par intoxication saturnine, on donne l'opium à
haute dose ; dans l'épilepsie d'origine syphilitique, l'iodure de potassium ou bien l'on fait faire 20 ou 30 frictions d'onguent mercuriel.

Lorsque la marche de la maladie présente des indications particulières : quinine, *hydrate de chloral* (comme dans la chorée), purgatifs.

Hystérie.

Chez les anémiques :

315. R. Sulfate de fer................. 5.
     Bicarbonate de soude........... 5.
     Extrait de pissenlit q. s.
     Pour faire 60 pilules.
     Sig. 2 pilules matin et soir.
316. R. Saccharure de carbonate de fer.. 0,50.
     Sucre blanc..................... 5,00.
     M. f. P. Diviser en 6 doses.
     Sig. Une dose matin et soir.

N. B. — Outre l'une ou l'autre de ces prescriptions, on peut donner chaque jour de 2 à 4 grammes de bromure de potassium.
Pour les attaques :

317. R. Eau de laurier-cerise........... 5.
     Teinture d'acétate de fer........ 12.
     Teinture de castoréum......... 10 gouttes.
     Sig. 5 gouttes matin et soir.
318. R. Teinture de quinoïdine......... 5.
     Teinture de castoréum......... 12.
     Sig. 5 gouttes matin et soir.

Contre les vomissements.

319. R. Eau de laurier-cerise........... 5.
     Teinture de noix vomique...... 10 gouttes.
     Sig. 5 gouttes matin et soir.
320. R. Eau de laurier-cerise........... 5.
     Teinture de belladone.......... 10 gouttes.
     Teinture de castoréum......... 12.
     Sig. 5 gouttes 4 fois par jour.
321. R. Castoréum de Sibérie........... 0,10.
     Sucre blanc..................... 5,00.
     P. Diviser en 5 doses.
     Sig. Une dose matin et soir.

322. R. Sous-nitrate de bismuth......... 0,50.
   Chlorhydrate de morphine..... 0,05.
   Sucre blanc..................... 5,00.
   M. f. P. Diviser en 6 doses.
   Sig. 1 dose 3 fois par jour.

323. R. Créosote....................... 1 goutte.
   Eau distillée.................. 150.
   Sirop de capillaire............. 20.
   Sig. Toutes les heures une cuillerée.

N. B. — Contre les vomissements violents. — Boule hystérique.

324. R. Infusion de racine de valériane
    10 sur..................... 200.
   Sirop de camomille............ 20.
   Sig. Selon avis.

325. R. Fleurs d'oranger.
   Sommités de mélisse.
   Chénopodium ambrosoïdes....āā 20.
   M. f. s. a. Pour tisane.

326. R. Asa fœtida..................... 5.
   Extrait de valériane........... 1-2.
   Extrait de pissenlit, q. s.
   M. f. 60 pilules argentées.
   Sig. 2 pilules par jour.

327. R. Asa fœtida..................... 2.
   Faites 15 pilules argentées.
   Sig. 2 pilules par jour.

328. R. Eau de carvi................... 10.
   (ou eau antihystérique de
   Prague 10).
   Teinture de castoréum......... 1.
   Sig. 5 gouttes 3 fois par jour.

329. R. Onguent carminatif........... 50.
   Sig. Pour frictions.

Dans la tympanite hystérique, frictions avec le baume de vie de

Hoffmann, l'esprit aromatique. — Ce qui vaut encore mieux, lotions froides, douches sur le dos.

Contre les douleurs des cuisses, friction (le soir) avec de l'eau vinaigrée (1 cuillerée de vinaigre pour $1/2$ litre d'eau).

Délirium tremens. Folie alcoolique.

330. R. Opium pulvérisé................   0,20.
     Sucre blanc....................   5,00.
     Diviser en 6 doses.
     Sig. Une dose toutes les heures jusqu'à pro-
         duction du sommeil.

Injections sous-cutanées de morphine, ou :

331. R. Hydrate de chloral............,   2.
     Eau distillée........,........., 100.
     Mucilage de gomme............ 100.
     Sirop de framboises...........   20.
     Sig. Une cuillerée toutes les heures jusqu'à
         ce que le calme s'ensuive.

Quand il y a complication de catarrhe stomacal.

332. R. Infusion de quassia, 5 sur...... 120.
     Matin et soir 2 cuillerées.

Érésipèle.

333. R. Chloroforme...................   40
     Gutta-percha q. s.
     Sig. Pour usage externe.
334. R. Huile d'olives................   40
     Sig. Pour enduire les parties atteintes.

En cas de fortes douleurs et de haute température, compresses froides.

Dans l'érésipèle phlegmoneux : compresses glacées. En cas de fièvre modérée, ne faire prendre que des boissons acidulées. Dans l'érésipèle ambulant (de même que dans l'érésipèle intermittent), donner 8 à 15 centigrammes de quinine plusieurs fois par jour.

335. R. Onguent mercuriel............ 80
        Sig. Pommade.

En frictions, lorsqu'il y a un épaississement consécutif de la peau. On peut aussi faire des badigeonnages de teinture d'iode. Quand la peau reste œdémateuse :

336. R. Esprit camphré................ 50
        Sig. En imbiber de l'ouate et la placer sur
           les endroits œdématiés.

En cas de complication de gangrène, de collapsus :

337. R. Éther sulfurique............... 5,00
        Camphre 0,50
        Sig. 10 à 20 gouttes tous les $1/_4$ d'heures ou
           toutes les demi-heures.

Rhumatisme articulaire.

En cas de forte douleur dans les articulations, faire des applications de compresses glacées, des injections de morphine. En cas d'insomnie :

338. R. Hydrate de chloral............. 5
        Eau distillée................... 20
        Sirop d'écorces d'oranges...... 20
        M. f. s. a.
        Sig. Prendre chaque fois la moitié.

En cas de douleurs violentes et de grande élévation de température :

339. R. Salicylate de soude............ 5
        Eau distillée.................. 150
        Sirop d'écorces d'oranges...... 20
        Sig. A prendre en 2 fois à une demi-heure
           d'intervalle.

Quand les douleurs et la fièvre diminuent, on ne fait prendre cette dose que d'un jour à l'autre.

Si les douleurs restent stationnaires, on recommande de badigeonner les articulations avec :

340. R. Essence de moutarde........... 10 gouttes.
Essence de térébenthine........... 20
Alcoolé de savon................... 20
Sig. Badigeonner 2 ou 3 fois par jour.

N. B. — Appliquer des compresses froides ou. envelopper les extrémités dans de la ouate. Frictions au chloroforme.

341. R. Colchicine...................... 0,10
Esprit-de-vin rectifié............ 5,00
Eau distillée..................... 10,00
Sig. Donner, dans la journée, 5 gouttes et augmenter jusqu'à 15 ou 20 gouttes.

Si le malade est pris d'une forte diarrhée, suspendre. La colchicine provoque quelquefois le délire, on donne alors :

342. R. Liqueur des Hollandais.
Huile de jusquiame......... ãã 2,00
Glycérine 40,00
Sig. Frictionner avec 20 on 30 gouttes.

En appliquer aux endroits douloureux, puis recouvrir d'une feuille de gutta-percha ou de taffetas gommé.

343. R. Ammoniaque liquide............. 5 gouttes.
Sucre blanc..................... 20
Eau distillée................... 200
Sig. Une cuillerée toutes les heures.

Si le pouls dépasse 100 pulsations et si la température s'élève :

344. R. Infusion de feuilles de digitale
0,80 sur..................... 150
Sirop simple.................. 20
S. Toutes les heures une cuillerée.

N. B. — Donner aussi de la quinine à la dose de 0,35 2 ou 3 fois par jour.

345. R. Infusion de feuilles de digitale
1,50 sur...................... 150
Acétate de potasse............ 5
Oxymel scillitique............ 10
Sig. Une cuillerée toutes les heures.

Quand il y a diarrhée,

346. R. Potion gommeuse............ 200,00
Extrait d'opium................ 0,20
Sig. Toutes les 2 heures une cuillerée.

Dans le rhumatisme articulaire chronique :

347. R. Teinture d'iode................ 5
Eau distillée.................. 5
Teinture anodine.............. 5
Sig. Badigeonner tous les jours.

Continuer jusqu'à ce que l'épiderme s'écaille. En même temps, faire prendre à l'intérieur de l'iodure de potassium et chaque semaine un bain.

Dans le rhumatisme cérébral :

Placer un vésicatoire à la nuque.

Saignée locale (ou 4 sangsues derrière les oreilles). Si la douleur prend un caractère spécial, quinine. Si l'anémie est la cause du mal : fer avec addition de quinine, et enfin morphine à l'intérieur ou par la méthode sous-cutanée.

Typhus abdominal.

Boissons rafraîchissantes, boissons acidulées, dans la première semaine la diète, plus tard, nourriture fortifiante, mais sous forme liquide (potages fortifiants). — Compresses froides sur la tête, lotionner le corps à l'eau froide ou additionnée de vinaigre.

Bains froids (en se guidant d'après la température), puis envelopper le malade dans un drap de lit sec, vomitif, etc.

Quand la température s'élève, 4 fois par jour : 35 à 70 centi-grammes de sulfate de quinine.

Si la limonade et le suc de citron ne peuvent être supportés par le malade à cause du dévoiement :

348. R. Gomme arabique............... 10
Eau distillée.................... 400
Sirop simple.................... 40
Sig. Pour boisson.

349. R. Poudre de Dower.............. 0,60
Sucre blanc..................... 5,00
M. f. P. Diviser en 6 doses.
Sig. Une dose 3 fois par jour.

Lorsqu'il y a dépression du cœur et qu'il se présente des symptômes d'hypostase, on emploie les moyens excitants : arnica, camphre, vin. — Quand on ne peut faire prendre les médicaments par la bouche, ordonner des lavements de :

350. R. Sommités de rhue.............. 10
Faites une infusion avec :
Eau bouillante.................. 280
Sig. Pour un lavement.

351. R. Infusion de fleurs d'arnica
20 sur...................... 150
Sirop d'écorces d'oranges...... 20
Sig. Toutes les 2 heures une cuillerée.

352. R. Eau de mélisse............... 100
Esprit ammoniacal anisé....... 2
Teinture anodine.............. 2
Sirop d'écorces d'oranges...... 5
Sig. Toutes les heures une cuillerée à café.

353. R. Liqueur de corne de cerf succinée 10 gouttes.
Sirop simple.................. 5
Mucilage de gomme........... 100
Eau distillée.................. 100
Sig. Toutes les heures une cuillerée à bouche.

354. R. Sulfate de quinine.............. 0,80
    Acide sulfurique dilué.......... 10 gouttes.
    Eau distillée.................... 150,00
    Esprit ammoniacal anisé........ 2,00
    Sig. Toutes les 2 heures une cuillerée à
    bouche.

En cas de forte diarrhée :

355. R. Potion gommeuse............... 200,00
    Extrait d'opium............ 0,10 — 0,20
    Sig. Toutes les 2 heures une cuillerée à
    bouche.

Ou :

356. R. Décoction de salep 0,80 sur.. . 150,00
    Extrait d'opium................ 0,10
    Sirop diacode.................... 20,00
    Sig. Toutes les 2 heures une cuillerée à
    bouche.

Dans la diarrhée des enfants, décoction de riz grillé ou d'orge
grillée, bouillie d'avoine, décoction de corne de cerf râpée.
En cas de bronchite pour favoriser l'expectoration :

357. R. Polygala sénéga............... 10
    F. une infusion avec eau bouil-
    lante q. s. pendant $1/_4$ d'heure
    pour une collature de........ 200

Ajoutez :

    Mucilage de gomme............. 10
    Sig. Toutes les heures une cuillerée à bouche.

En cas d'hémorrhagie intestinale : compresses d'eau glacée,
vessie de glace sur le bas-ventre, en outre :

358. R. Perchlorure de fer liquide........ 2
    Eau de mélisse................. 150
    Sirop d'écorces d'oranges....... 2
    Sig. Toutes les 2 heures une cuillerée.

359. R. Perchlorure de fer liquide......   2
      Eau distillée..................... 50
      Sig. Toutes les 2 heures 5 gouttes dans une
        cuillerée d'eau sucrée.
360. R. Acétate de plomb cristallisé. 0,10 — 0,20
      Opium pulvérisé........... 0,10 — 0,20
      M. f. P. Diviser en 6 doses.
      Sig. Une dose toutes les 3 heures.
361. R. Alun pulvérisé................. 2,60
      Opium pulvérisé.............. 0,15
      Sucre blanc.................... 5,00
      M. f. P. Diviser en 6 doses.
      Sig. Toutes les 3 heures un de ces paquets.
362. R. Tannin....................... 0,50
      Opium pulvérisé............... 0,15
      Oléosaccharure de macis....... 5,00
      M. f. P. Diviser en 6 doses.
      Sig. Une dose toutes les 3 heures.

Quand il n'y a pas de sang dans les garde-robes :

363. R. Sulfate de quinine............. 0,50
      Poudre de Dower............. 0,80
      Sucre blanc................... 5,00
      M. f. P. Diviser en 6 doses.
      S. Une dose toutes les 2 heures.
364. R. Sulfate de quinine............. 0,50
      Tannin....................... 0,50
      Opium 0,10
      Oléosaccharure de macis....... 5,00
      M. f. P. Diviser en 6 doses.
      Une dose toutes les 3 heures.

Pour prévenir les accidents du décubitus, employer un matelas de
crin, veiller à une propreté extrême et au renouvellement du linge.
— En cas d'eschares ou de sugillations : lavage avec de l'eau de
Goulard, avec de l'eau vinaigrée ou alcoolisée (4 cuillerées à soupe
d'eau-de-vie de Cognac pour 1 bouteille d'eau) ou de teinture d'ar-

nica diluée ; lorsque l'eschare est très étendue, se servir d'eau-de-vie camphrée. En cas d'eschare ou d'excoriation, employez également l'emplâtre de la mère ou l'emplâtre de savon, testa ovi (membrane interne de l'œuf). — En cas d'eschare gangréneuse, compresses froides ou mouillées avec :

365. R. Chlorure de chaux............. 5
     Eau de fontaine.................. 400
     Sig. Pour compresses.
366. R. Mucilage de gomme........... 100
     Eau de fontaine.................. 100
     Camphre 2
     Sig. Pour usage externe (sur de la charpie).

Chlorose. Anémie. Hydrœmie.

Prescrire une nourriture réglée, substantielle et fortifiante, air sain, air pur (des montagnes). Amers associés aux ferrugineux, Franzensbad, Pyrawarth, Füred, Karlsbrunnen, Aachen, Spa, Pyrmont, Schwalbach.

367. R. Pepsine....................... 2
     Sucre blanc.................... 2
     Diviser en 6 doses.
     Sig. Une dose $1/2$ heure avant chaque repas.
368. R. Acide chlorhydrique........... 10
     Eau distillée................... 300
     Sig. Une ou deux cuillerées selon indication.
369. R. Sulfate de fer.................. 5
     Bicarbonate de soude........... 5
     Extrait de pissenlit q. s.
     P. faire 60 pilules.
     Sig. 3 pilules matin et soir.
370. R. Sulfate de fer................. 0,20
     Sucre blanc.................... 5,00
     M. f. P. Diviser en 6 doses.
     Sig. Matin et soir une de ces poudres.

371. R. Limaille de fer................ 0,20
    Poudre de calamus aromaticus.. 0,80
    Oléosaccharure d'orange....... 5,00
    M. f. P. Diviser en 6 doses.
    Sig. Une dose matin et soir.

372. R. Oxyde de fer dialysé........... 5
    Eau de menthe................. 50
    Eau distillée................... 150
    Sirop de cannelle.............. 20
    Sig. Toutes les 3 heures une cuillerée.

373. R. Oxyde de fer dialysé........... 5
    Poudre de rhubarbe............ 5
    Extrait de pissenlit q. s.
    Pour faire 60 pilules enrobées de poudre
        d'iris.
    Sig. 2 pilules 3 fois par jour.

374. R. Saccharure de carbonate de fer. 1
    Sucre blanc.................... 5
    Diviser en 6 doses.
    Sig. Une dose matin et soir.

375. R. Sous-chlorure de fer ammo-
        niacal..................... 5
    Poudre de trèfle d'eau.......... 2
    Extrait de millefeuille q. s.
    P. f. 60 pilules.
    Sig. 2 pilules matin et soir.

376. R. Lactate de fer 0,50 à........... 1 gr.
    Oléosaccharure de cannelle..... 2
    Sucre blanc.................... 2
    M. Diviser en 6 doses.
    Sig. Une dose 2 — 3 fois par jour.

377. R. Tartrate ferrico potassique..... 10
    Dissolvez dans :
    Vin de Malaga................. 80
    Filtrez et sig. Par cuillerée à café.

378. R. Extrait de malate de fer........ 5
     Æthiops martial...............,. 5
     M. f. 60 pilules.
     Sig. Une pilule le matin et le soir.

Scorbut.

Écarter les influences nuisibles extérieures, nourriture abondante et appropriée, prescrire les amers, les acides, du vin, lait pur, séjour à la campagne (selon les cas spéciaux), repos au lit, compresses ou cataplasmes avec du vinaigre ou de la levûre de bière (de même ablutions générales). Contre le ramollissement des gencives, employer comme collutoire de l'eau de sauge.

379. R. Écorce de quinquina concassé... 20
     Faites une décoction d'une heure
        dans :
     Eau distillée.. 200
Ajoutez :
     Élixir de Haller...............,..... 2
     Sirop d'écorces d'oranges...... 20
     Sig. Toutes les heures une cuillerée.

380. R. Levûre de bière................ 50
     Eau distillée...................... 200
     Oxymel scillitique............. 20
     Sig. Toutes les heures une cuillerée.

381. R. Raifort râpé................... 20
     Faites une infusion de......... 200
     Teinture de cantharides......... 10 gouttes.
     Oxymel scillitique............. 20
     Sig. Toutes les 2 heures une cuillerée.

382. R. Eau hémostatique de Spinelli... 50
     Poudre d'alun................. 20

383. R. Décoction d'écorce de chêne (ou
        de cachou) 20 sur............. 300
Ajoutez :
     Alun ou tannin.............. 5 – 10
     Sig. Collutoire.

384. R. Esprit de cochléaria.
Eau distillée.
Teinture de ratanhia.
Sig. Collutoire (pour frictionner les gencives).

385. R. Décoction de malt et de bour-
geons de sapin 20 sur....... 200
Levûre de bière................. 20
Sirop d'écorces d'oranges....... 20
M. D. Sig. Toutes les 2 heures une cuillerée
à bouche.

Dans le morbus maculatus de Werlhofe, lotions avec de l'eau
vinaigrée, compresses froides à la région précordiale, digitale,
limonade.

Scarlatine.

Bains froids (en se guidant d'après la température), ablutions
froides. — Envelopper 2 ou 4 fois par jour le malade dans un drap
mouillé, quinine à haute dose.

En cas de manifestations diphthéritiques, sur les amygdales et le
pharynx, faire fondre des morceaux de glace. Gargarismes au chlorate de potasse.

386. R. Permanganate de potasse....... 0,20
Eau distillée.................. 400,00
Sig. Gargarisme.

Fièvre intermittente.

Vin rouge, viande rôtie, consommés, limaille de fer, lactate de
fer (notamment dans la cachexie).
En cas d'hydropisie, « la scille. »

387. R. Sulfate de quinine 0,80 à........ 1,50
Sig. A prendre à doses fractionnées entre les
accès.

388. R. Teinture de chinoïdine......... 0,50
Élixir de Haller................ 5,00
Eau de menthe................. 100,00
Sig. Toutes les 2 ou 3 heures une cuillerée à thé.

389. R. Tannate de cinchonine 2
　　 Sucre blanc..................... 3
　　 M. f. P. Diviser en 3 doses.
390. R. Écorce de quinquina rouge..... 40

Faites bouillir pendant une heure dans du vin rouge pour obtenir :

　　 Une colature de.............. 200
　　 Teinture de gingembre......... 2
　　 Sirop de cannelle.............. 4
　　 Sig. Prendre une cuillerée toutes les heures
　　　　 dans l'intervalle des accès.
391. R. Liqueur de Fowler............. 5
　　 Teinture d'opium............... 2
　　 Sig. 8 à 12 gouttes, 4 fois par jour pendant
　　　　 l'apyrémie.
392. R. Écorce de quinquina royal...... 10

Faites bouillir pendant une demi-heure pour obtenir

　　 Une colature de.............. 120
　　 Liqueur de Fowler............ 1,50
　　 Sirop de cannelle............. 20,00
　　 Sig. 3 fois par jour une cuillerée à bouche.

Syphilis.

Pendant la dernière année scolaire, le professeur von Bamberger a expérimenté une nouvelle préparation mercurielle, qu'il emploie partie en injection hypodermique, partie à l'intérieur. En voici la formule : Perchlorure de mercure 1 gramme, chlorure de sodium pur 6 grammes, eau distillée 100 grammes. Faites la solution, broyez dans un mortier de porcelaine et filtrez.

Les essais de cette médication n'étant pas terminés, nous ne pouvons encore rien en conclure.

FORMULES

DE M. LE PROFESSEUR ADALBERT DUCHEK (HOFRATH)

Coryza.

Éviter les changements de température trop fréquents, vêtements chauds, il est inutile de garder la chambre ou le lit, ce n'est qu'en cas de fièvre qu'il faut conseiller le lit. Quelques doses de digitale soulagent quelquefois, les diaphorétiques et les laxatifs réussissent moins.

En cas de grande sécheresse et d'obstruction des narines, faire respirer de la vapeur tiède, renifler du lait tiède, de la glycérine, une décoction de mauve, ou introduire dans la narine du beurre de cacao ou tout autre corps gras. Il faut éviter autant que possible de se moucher fortement ou fréquemment. Il est bon quelquefois de boucher les narines malades avec de petites éponges ou de petits bourrelets de toile imbibés de glycérine ou d'un corps gras. On obtient aussi un soulagement en respirant des vapeurs ammoniacales (sel anglais). Dans les cas douloureux, on emploie des frictions narcotiques, et, dans le cas d'excoriation des narines et des lèvres, on les enduit de pommade adoucissante ou de glycérine ; en cas de sécrétion excessive, on fait pratiquer des injections de solution astringente à base d'alun, de sel de plomb ou de zinc ; ou d'un mélange d'alun, de sucre et de gomme. S il se forme des fausses membranes, on devra les cautériser.

393. R. Sulfate de zinc.. 0,50
Eau distillée.................. 100,00
Sig. Injecter 2 fois par jour et à employer dans les 24 heures.

394. R. Nitrate d'argent................ 0,40
Eau distillée.................. 40,00
D. Dans un flacon jaune.
Sig. Caustique.

395. R. Chlorhydrate de morphine...... 0,15
Eau distillée................... 50,00
Sig. Pour injections.

En cas de coryza chronique, on emploie, suivant les causes, soit un traitement antisyphilitique, soit un traitement fortifiant. Dans le premier cas, on emploiera le traitement antisyphilitique (formule des professeurs Sigmund et Zeissl). Dans le second cas : les préparations ferrugineuses et le quinquina, des lotions et des bains froids; une nourriture animale fortifiante, l'air de la campagne. Ces divers moyens réussissent non seulement dans le catarrhe simple des individus débilités, affaiblis et scrofuleux, mais encore dans les formes graves de cette maladie, dans les affections morveuses du nez, dans les catarrhes syphilitiques du nez, lorsque l'emploi du mercure et de l'iode n'est pas de mise.

396. R. Sublimé corrosif............... 0,80
Eau distillée.................... 80,00
Sig. Pour lavage externe, en injection.

On en injectera une ou deux fois par jour dans chaque narine 1/2 — 2 cuillerées à café diluées dans un verre d'eau tiède.

397. R. Calomel..,................... . 1,50
Précipité rouge................. 0,80
Sucre en poudre............... 20,00
D. Ad scutulam.
Sig. Priser 6 à 8 fois par jour.

En cas d'odeur fétide des sécrétions :

398. R. Iode métallique................. 0,15
Iodure de potassium....... 0,30 — 0,60
Eau distillée.................... 200,00
D. Sig. A injecter dans les narines.

399. R. Chlorate de potasse............ 10
Eau distillée.................... 60
D. Sig. Injection pour le nez.

400. R. Sous-nitrate de bismuth........ 4,00
     Poudre de bois de réglisse....... 8,00
     Iodure de soufre................ 0,40
     D. Ad scutulam.
     Sig. Pour priser.

Épistaxis. Hémorrhagie nasale.

Dans les hémorrhagies légères, surtout traumatiques, il suffit que le malade se tienne debout, ou, s'il est trop faible, qu'il reste couché sur le côté et non sur le dos, qu'il évite de se moucher, d'éternuer, de rire et de tousser. L'air de l'appartement devra être frais, les couvertures du lit légères, les mets et les boissons froids. Si tous ces moyens ne suffisent pas, il faut employer simultanément les moyens locaux et internes. En premier lieu on recommande les réfrigérants, puis les divers styptiques. L'emploi des poudres à priser est moins indiqué.

La réfrigération se produit le mieux par l'aspiration d'eau froide et l'application de compresses glacées sur le front et sur le nez. On pourra faire quelquefois ces applications avec succès sur le scrotum et, chez les femmes, sur les seins. Les aspersions sur le visage avec de l'eau froide, les bains de mains froids, les lavements froids réussissent quelquefois. Enfin on peut employer les astringents, de l'eau vinaigrée, de l'alun, l'acide tannique, l'acide gallique ; en cas d'hémorrhagie considérable, le perchlorure de fer. Outre cela, on recommandera des injections d'acétate de plomb, de sulfate de zinc, de décoction de cascarille, de colombo, de ratanhia, d'écorce de chêne, de la teinture de benjoin composée et enfin le pinghwar-bar jambi.

L'emploi des médicaments internes est bien plus incertain ; ceux qui s'emploient le plus sont les acides végétaux et minéraux ; selon les circonstances, la digitale, l'acétate de plomb associé à l'opium, l'essence de térébenthine, l'ergot de seigle (70 centigr. toutes les heures) ou l'ergotine. L'acide gallique rend aussi des services.

Après la cessation de l'hémorrhagie, on fera bien d'instituer le traitement de l'anémie qui en est quelquefois la conséquence ou la diathèse. Si l'hémorrhagie se produit à la suite du typhus, du scorbut ou d'affection du même genre, on emploiera les acides minéraux, les préparations de quinquina, les divers toniques et une nourriture fortifiante si possible. Si l'hémorrhagie provient seulement d'une trop grande délicatesse de la muqueuse nasale, on fortifiera le malade à l'aide de lotions froides ou par les diverses applications locales du froid.

Toux convulsive. Coqueluche.

Coucher la tête haute. Éviter tout exercice, tout échauffement ou tout changement de température ; si la saison et la situation le permettent, on recommandera le changement d'air.

401. R. Extrait de belladone........... 0,05
     Sucre en poudre...... 5,00
     Diviser en 6 doses.
     Sig. Deux doses par jour.
402. R. Chlorhydrate de morphine...... 0,05
     Sucre en poudre............... 5,00
     M. Diviser en 6 doses.
     Sig. Deux doses par jour.

Influenza. Grippe.

On ne peut modérer que quelques-uns des symptômes les plus pénibles au moyen de narcotiques, tels que la violence de la toux, les douleurs et l'insomnie. — La maladie elle-même sera traitée comme une affection aiguë.

Croup.

Compresses froides, pilules de glace, compresses glacées. —Vomitif lorsque les fausses membranes produisent de la dyspnée. — Trachéotomie.

En cas de forte dyspnée :

403. R. Infusion de racine d'ipéca 1 sur. 200
     D. Sig. Par cuillerée à bouche jusqu'à effet.
404. R. Salicylate de soude............ 5
     Eau distillée.................. 200
     Sirop de framboises........... 20
     Sig. Une cuillerée à bouche toutes les heures.

405. R. Sulfate de quinine............. 0,80.
   Sucre en poudre.............. 5,00.
   Diviser en 5 doses.
   Sig. Selon avis.
406. R. Acide salicylique............ ... 5.
   Eau distillée................... 200.
   Sirop de framboises........... 20.
   Sig. Toutes les 2 heures une cuillerée à
   bouche.

Bronchite aiguë.

Température régulière. Décoction de guimauve. En cas de forte accumulation de sécrétions dans les bronches : ipécacuanha.

407. R. Chlorhydrate de morphine...... 0,40.
   Sucre en poudre.............. 5,00.
   Diviser en 6 doses.
   Sig. 3 doses par jour.
408. R. Infusion de racine d'ipéca
   0,70 à 1 gramme sur......... 200.
   Sig. Une cuillerée toutes les heures.

Bronchite chronique.

Évitez les refroidissements, inhalations de vapeur d'eau pure ou mélangée d'essence de térébenthine à l'aide d'un appareil à inhalation. Saturer l'air de vapeurs térébenthinées. Quand il y a de la fièvre : quinine et eau gazeuse. Compresses froides pour atténuer les oppressions. A l'intérieur, des narcotiques comme dans le catarrhe aigu. Prendre en considération les causes de la maladie : maladie du cœur, affection du bas-ventre, arthritisme, etc. Séjour au bord de la mer et surtout dans les salines, l'air salé des bords de la mer est très favorable. L'air vif des montagnes n'est pas supporté par tous les malades.

Pour faciliter l'expectoration :

409. R. Extrait d'opium......... .... 0,10.
   Eau distillée................... 150,00.
   Sig. Une cuillerée toutes les heures.

410. R. Chlorhydrate de morphine...... 0,05.
Eau distillée................... 150,00.
Sig. Une cuillerée toutes les heures.

411. R. Infusion de racine d'ipéca.. 0,80 — 1,00.
sur .... 200,00.
D. Sig. Une cuillerée toutes les heures.

412. R. Infusion de racine d'ipéca 2,00 sur 200.
Esprit de nitre doux............ 4,00.
D. Sig. Toutes les ¹/₂ heures une cuillerée
jusqu'à vomissement.

Hémoptysie.

Repos absolu. Pilules de glace. Compresses froides sur la poitrine. On atténuera la violence de la toux par des narcotiques. Astringents : solution de perchlorure de fer, solution d'alun, de tannin, acétate de plomb, digitale, ergotine, essence de térébenthine. On arrêtera souvent l'hémorrhagie en faisant prendre au malade une solution concentrée de sel de cuisine.

413. R. Julep gommeux............... 80,00.
Extrait d'opium................ 0,10.
D. Sig. Une cuillerée à café toutes les heures

414. R. Alun...................... 6,00.
F. Poudre à diviser en 6 doses.
Sig. Une dose toutes les heures.

415. R. Solution de perchlorure de fer. 1 — 2.
Eau distillée................... 150.
Sig. Toutes les ¹/₂ ou toutes les heures une
cuillerée.

Quand il y a suractivité du cœur et fièvre :

416. R. Infusion de feuilles de digitale
1 gramme sur............... 200.
D. Sig. Une cuillerée toutes les heures.

417. R. Élixir de Haller............... 15 gouttes.
  Sirop de framboises............. 40.
  D. Sig. Une cuillerée dans un verre d'eau
  comme boisson.

Emphysème pulmonaire.

Même traitement que pour le catarrhe chronique des bronches.

Pleurésie.

Diète rigoureuse; aussi longtemps qu'il y aura de la fièvre, compresses froides, pas de sinapismes ni de vésicatoires. A l'intérieur des opiacés. Pour obtenir la disparition de l'exsudat, plusieurs moyens ont été mis en avant qui ont bien réussi dans certains cas, mais dans la plupart ils sont restés sans résultat.

On doit avoir soin d'entretenir et de favoriser les excrétions et les sécrétions normales. Pour combattre les troubles de la digestion et de la nutrition, on prescrira une nourriture appropriée, les amers, le bicarbonate de soude, les eaux de Bilin, Giesshübler. En cas de fièvre on emploiera la quinine, la digitale. Quand l'exsudat persiste (et devient chronique), les diurétiques légers rendent souvent de bons services. S'il survient de la dyspnée avec menace d'asphyxie : *paracenthèse avec l'appareil de Skoda ou de Dieulafoye*. Si l'exsudat, devenu purulent (Empyen), se fraye un passage à l'extérieur : repos absolu, nettoyage assidu de la plaie, avoir soin de faciliter l'écoulement du liquide purulent, nourriture réconfortante, vin, préparation de quinquina ou préparations ferrugineuses.

Pour hâter la résorption :

418. R. Infusion de feuilles de digitale 0,80 sur................. 200.
  Acétate de potasse............. 15.
  Sig. Une cuillerée toutes les heures.
419. R. Infusion de baies de genièvre 10 sur..................... 200.
  Acétate de potasse............. 15.
  Sig. Une cuillerée toutes les heures.

420. R. Décoction de racine d'ononidis
     15 sur...................... 200.
     Acétate de potasse............ 15.
     Sig. Une cuillerée toutes les heures.

N. B. — Eaux de Giesshübler, Preblauc, Selters, Bilin.

Pneumonie.

Le traitement ne peut être que symptomatique.

Régler la température de la chambre sur les sensations du malade ; cependant si la température du corps est très élevée, il est bon d'abaisser la température ambiante. Boissons fraîches, acidulées ou sucrées au goût du malade. Les sinapismes et les vésicatoires n'amènent aucun soulagement. On prescrira la quinine, l'acide salicylique ou le salicylate de soude aussi longtemps que la fièvre subsistera. En cas de points de côté, de maux de tête, de délire, des compresses froides sur la poitrine et sur la tête. On calmera la violence de la toux avec les opiacés. Si le catarrhe bronchique amenait une accumulation de liquide dans les bronches, on facilitera l'expectoration avec de l'ipéca. Si plus tard il se produisait un catarrhe des bronches et qu'on ait à craindre la suffocation en cas d'œdème des poumons, on prescrirait l'ipéca associé à l'éther, la liqueur de corne de cerf succinée à haute dose, jusqu'à effet vomitif. Vin, potages au vin, éther et camphre, ces derniers en injections. En cas de ballonnement du ventre produit par des gaz et des fèces, lavements et laxatifs.

421. R. Sulfate de quinine.............. 1.
     Sig. A administrer le soir.

422. R. Acide salicylique............... 6.
     M. f. Poudre à diviser en 6 doses.
     S. Une dose toutes les 3 heures ; après chaque dose faire prendre une assez grande quantité d'eau.

423. R. Salicylate de soude............ 6.
     Eau distillée.................... 200.
     Sirop de framboises............ 15.
     D. Sig. Une cuillerée toutes les heures.

424. R. Infusion de feuilles de digitale
1 sur...................... 200.
Sig. Une cuillerée toutes les heures.

Tuberculose pulmonaire.

Soigner l'alimentation, on peut autoriser la bière ou le vin, lorsqu'ils n'augmentent pas la toux.

425. R. Sulfate de quinine........   0,40 — 0,80.
Sucre blanc....................,   2,00.
En 6 doses.
Sig. Une dose toutes les 2 heures.
426. R. Sulfate de quinine.......   0,40 — 0,80.
Acide sulfurique dilué..........   3 gouttes.
Eau distillée............ 100,00 — 140,00.
Sirop d'oranges............ ...   20,00.
Sig. Une cuillerée toutes les heures.

Cure de lait, de petit-lait. On peut ordonner l'huile de foie de morue. Contre la toux, narcotiques à petite dose (en cas de complication avec crachement de sang, voir page 83).

Péricardite.

Nous ne possédons pas de moyens, nous ne connaissons pas de procédé capable d'enrayer la marche de la péricardite, ni d'abréger le cours ou de changer le caractère de la maladie ou d'en retarder l'issue défavorable. L'intervention se borne uniquement au traitement symptomatique. Si la fièvre est vive, mais sans dépression et sans collapsus, la digitale est indiquée. Outre cela, on peut avoir recours aux salins, aux acides minéraux ou végétaux. — En cas de dyspnée, opiacés (sels de morphine), inhalations de chloroforme ; contre les palpitations de cœur, digitale à haute dose (10 centigr. par dose), lobelia inflata, applications de vessies de glace sur la région du cœur. On calmera les douleurs avec les opiacées et l'application du froid. En cas d'insomnie, on emploiera la morphine. Si la constipation persistependant plusieurs jours, on emploiera des avements ou les laxatifs.

S'il se produit du collapsus, si la peau devient froide, si le pouls est serré et si le malade s'affaiblit, on l'entourera de linges chauds, de cruchons d'eau chaude, on lui donnera des bouillons fortifiants, des œufs, du vin, de la bière; on proscrira strictement en pareil cas l'emploi de la digitale et des médicaments évacuants en général. Au besoin les opiacés seuls seront permis. Si la résorption de l'exsudat se fait longtemps attendre ou bien encore s'il y a œdème de la peau, on pourra essayer chez les sujets vigoureux l'emploi des diurétiques énergiques: baies de genièvre, scille, etc., les eaux de Giesshübler, Selters. Et, en outre, employer les opiacés pour combattre la dyspnée, l'insomnie et la toux. Pendant la convalescence, séjour à la campagne, ferrugineux, préparations ferrugineuses acidulées, quinine à petites doses, abstention de tout exercice intellectuel ou physique.

Lésions chroniques des valvules et des orifices.

Dans la première période de la maladie, on recommandera des exercices corporels modérés, de choisir des occupations dans lesquelles on pourra éviter les efforts musculaires énergiques et prolongés, surtout pour les extrémités supérieures. Les changements de nourriture sont nuisibles; bains tièdes ou frais, vêtements légers, le plus de repos corporel et intellectuel possible.

La nourriture du malade devra en général être fortifiante et se composer particulièrement de viandes. On défendra les mets indigestes et lourds, les épices fortes, le thé, le café, les alccools qui pris en grande quantité peuvent accélérer la circulation du sang. En cas de surcroît d'action du cœur, on donnera la digitale tantôt à haute dose en une fois, tantôt à faibles doses répétées. Dans le cas d'extrême surcroît d'action du cœur, les inhalations de chloroforme sont recommandables même chez les malades affaiblis. Il n'est pas rare qu'on se trouve bien de l'application de compresses froides sur la région du cœur. Enfin viennent, mais avec moins d'énergie, les autres narcotiques tels que l'acide cyanhydrique et ses préparations, l'opium et peut-être la conicine, la nicotine, etc., etc

En cas de grande faiblesse, on pourra essayer l'alcool, l'éther, le camphre, le musc, etc., etc.

Les manifestations du côté des organes respiratoires et digestifs, du côté du foie, du cerveau, nécessitent un traitement spécial (Voir plus haut).

Les altérations précoces du sang (anémie, scorbut) nécessitent l'emploi prudent des préparations de fer, de quinine, d'acides végétaux.

En cas d'hypérémie des reins et d'albuminurie, on emploiera la digitale ; contre l'hydropisie, on prescrira au début le repos, les acides végétaux, la digitale, les expectorants, le fer ; si l'hydropisie persiste, les diurétiques, la digitale, la scille, etc., mais ils resteront souvent sans résultat quand il y aura retard ou diminution de la menstruation. Quelques malades seront soulagés par l'emploi seul de légers laxatifs.

Pour les anémiques :

427. R. Sulfate de fer .... 0,60.
Sucre de lait.................... 3,00.
Donnez dans du papier imperméable.
Sig. 3 doses par jour.

428. R. Eau de laurier-cerise....... .... 10,00.
Chlorhydrate de morphine.. 0,05 — 0,10.
Sig. 10 gouttes 3 fois par jour.

429. R. Infusion de feuilles de digitale
de 0,80 à 1,00 sur............ 100.
Sig. Une cuillerée toutes les 2 heures.

430. R. Teinture de veratrum viride.... 5 à 10 gout.
Eau distillée.................. 150.
Sirop de framboises............ 15.
D. Sig. Une cuillerée toutes les heures.

Les accès d'angine de poitrine et d'asthme seront heureusement modifiés par les injections de morphine. Cependant on n'oubliera pas de veiller à la régularité des selles.

Thromboses de veines et phlébites.

Repos, en cas de douleurs et de rougeur de la peau, compresses froides, narcotiques à l'intérieur et à l'extérieur. En cas de fièvre pendant la première période de la maladie : de la digitale. — Si la thrombose se termine par oblitération et si l'œdème persiste, on appliquera un bandage compressif. On traitera l'œdème inflammatoire et surtout toute inflammation des gros troncs veineux, par des compresses froides, des frictions d'onguent mercuriel et plus tard de pommade iodurée. En cas d'apparition de pyoémie, on se servira particulièrement de préparations de quinquina et d'acides végétaux. En cas de collapsus imminent, éther, vin, camphre, etc., etc.

Hémorrhoïdes.

La thérapeutique devrait avant tout s'adresser à la maladie, cause occasionnelle (affections du cœur, des poumons, du foie, de rétention stercorale). Dans les cas légers, des exercices corporels modérés suffisent, ainsi que la sobriété dans le choix et la préparation des aliments, on évitera les mets irritants, épicés, les boissons trop alcalines, le café fort et le thé, on veillera à la régularité des selles. Il suffit souvent de faire boire aux malades le matin à jeun 1 — 2 verres d'eau; les lavements froids réussissent très bien, surtout quand il y a accumulation dans la partie inférieure des gros intestins.

Dans les cas opiniâtres, il faut employer régulièrement les jus d'herbes, le petit-lait, la crème de tartre, le carbonate et le phosphate de soude, les eaux purgatives salines, la rhubarbe, de légères infusions de séné. La constipation accidentelle sera combattue à l'aide de quelques doses d'huile de ricin. Dans les cas de constipation habituelle, cure de raisin, de petit-lait, Marienbad, Kissingen. Pour les personnes affaiblies, on prescrira le fer à petites doses, le quinquina, l'eau minérale de Franzenbad. — En cas de bourrelet hémorrhoïdal, Duchek recommande les bains de siège froids, les lotions et les lavements froids, les pommades à bases de tannin et de sel de plomb, les pommades opiacées, belladonées ou cicutées, et de provoquer la prompte évacuation de l'intestin avec une ou deux doses d'huile de ricin.

En cas d'hémorrhagie abondante, les astringents en pommade ou en lavement, surtout 1 — 2 gr. de tannin dans 50 gr. d'eau, le nitrate d'argent en crayons ou en solutions, l'alun, le perchlorure de fer à l'intérieur et à l'extérieur, le sulfate de cuivre. — Contre le catarrhe intestinal et ses conséquences : lavements froids, injections de solution de tannin, d'eau blanche, suppositoires au tannin, au sulfate de zinc, compresses de glycérine sur l'anus, etc.

Angine tonsillaire. Amygdalite.

En cas de disposition, au moindre accès, repos au lit et application de compresses froides sur le cou, pilules de glace, purgatifs légers. Dans les cas peu graves, collutoires mucilagineux d'eau de guimauve ou de mauve, défendre les mets irritants et la fumée de tabac. La forme chronique sera traitée par les gargarismes astringents avec alun, chlorate de potasse, tannin, sulfate de zinc. Si ces moyens ne suffisent pas, extirpation partielle de la glande indurée et augmentée de volume.

La forme phlegmoneuse nécessite l'application du froid, les pilules de glace, les gargarismes mucilagineux ; s'il se produit un abcès, on l'ouvrira.

431. R. Décoction de guimauve........ 400.
    S. A garder dans la bouche sans gargariser.

La disposition aux inflammations des amygdales nécessite la prise en considération d'une affection constitutionnelle. A l'intérieur, huile de foie de morue, fer, iodure de potassium, etc., etc.

Catarrhe gastro-duodénal.

Diète rigoureuse, défendre les aliments de digestion difficile, en cas de constipation, des lavements. A l'intérieur :

432. R. Bicarbonate de soude........... 10.
    Magnésie calcinée............... 40.
    D. Ad scutulam.
    S. A prendre par pointée à couteau.

En cas de vomissements opiniâtres, eau gazeuse, pilules de glace, potion de Rivière.

433. R. Eau de laurier-cerise .... 10.
    Teinture de noix vomique...... 15 gouttes.
    S. Toutes les 3 heures 10 gouttes.

En cas d'anorexie :

434. R. Sulfate de zinc................. 0,10.
    Eau distillée........ .... 150,00.
    Sirop d'écorces d'oranges....... 10,00.
    D. Sig. A prendre en 3 fois dans la journée.

Catarrhe intestinal.

Ce qui réussit le mieux, c'est la suppression de toute espèce d'aliments, il faut complètement supprimer les aliments solides et ne donner les aliments liquides que tièdes et en petite quantité à la fois.

435. **R.** Opium...................... 0,07 — 0,20.
      Sucre en poudre................ 2,00.
      Diviser en 6 doses.
      Sig. Une dose toutes les 4 heures.
436. **R.** Alun...................... 1,00.
      Extrait d'opium................ 0,10.
      Sucre en poudre.............. 2,00.
      M. f. Poudre à diviser en 6 doses.
      Sig. Une dose après chaque garde-robe.

De même :

437. **R.** Poudre de Dower.............. 1.
      Sucre en poudre............... 2.
      M. f. Poudre à diviser en 6 doses.
      Sig. Une dose après chaque évacuation.
438. **R.** Tannin...................... 1,00.
      Extrait d'opium.............. 0,10.
      Sucre en poudre................ 2,00.
      M. f. Poudre à diviser en 6 doses.
      Une dose après chaque garde-robe.
439. **R.** Décoction de salep............ 400.
      Sig. Pour boisson.

Typhus.

Repos absolu, diète rigoureuse, il n'y a pas de spécifiques. Combattre les symptômes les plus graves. Compresses froides sur la tête, en cas de grande élévation de la température et de délire, lotions froides plusieurs fois par jour sur tout le corps. (On peut faire ces lotions avec de l'eau vinaigrée.) On les emploiera aussi dans les états soporeux. Les irritants énergiques tels que les sinapismes et surtout les vésicatoires seront proscrits, car ils amènent souvent des accidents gangréneux. Contre la soif, on donnera de l'eau froide, des boissons acidulées; contre la diarrhée, décoction de salep. Pour éviter les eschares, lavages à l'eau. Le plus de soins de propreté possible, renouveler souvent le linge.

Pour les manifestations fébriles :

440. R. Sulfate de quinine..... .... 1.
    Sucre en poudre.............:..... 5.
    M. f. Poudre à diviser en 5 doses.
    Sig. Une dose toutes les 2 heures.

441. R. Salicylate de soude............,.... 5.
    Eau distillée...,.............. .... 200.
    Sirop de framboises............. 20.
    Sig. Une cuillerée toutes les 2 heures.

En cas de diarrhée profuse, on donne du tannin.

442. R. Opium ....,................... 0,10.
    Tannin....................... 0,50.
    Sucre en poudre (ou gomme en
        poudre)...................... 2,00.
    Diviser en 6 doses.
    Sig. Une dose toutes les $1/2$ heures.

Si le météorisme est considérable, compresses froides. En cas d'hémorrhagie intestinale, compresses froides sur le ventre, lavements froids avec alun, tannin, perchlorure de fer. Outre cela, à l'intérieur, des opiacés ou mieux :

443. R. Eau de laurier-cerise............ 10,00.
    Chlorhydrate de morphine...... 0,10.
    D. Sig. 10 gouttes toutes les 3 heures.

L'apparition du collapsus sera traitée comme dans la pneumonie.

444. R. Alun......................... ....   2,00.
     Opium pulvérisé...............   0,10.
     Sucre en poudre.......... ....   5,00.
     Div. en 10 doses.
     Sig. Une dose toutes les 2 heures.

Tænia.

445. R. Écorce de racine de grenadier...   70 — 100.
     Eau distillée................... 400.
     Faites macérer 12 heures.
     Faites ensuite bouillir jusqu'à
       réduction de................... 200 gr.
     Sig. A prendre en 3 fois dans l'espace de
       2 heures.

On donnera après chaque prise une tasse d'infusion de mélisse.
Ce médicament sera administré le matin à jeun, alors qu'on aura
fait prendre au malade la veille au soir de l'eau laxative de Vienne
ou de l'huile de ricin. Pour empêcher les vomissements pendant
l'administration de la décoction de grenadier, on donnera des pilules de glace et des tranches de citron. On fera prendre ensuite
quelques cuillerées d'huile de ricin.

Ascarides lombricoïdes.

Dans bien des cas, il suffira d'administrer un purgatif salin ou
tout autre agent : calomel, rhubarbe. Le semen-contra et la santonine rendent superflus l'emploi de tout autre vermifuge.

446. R. Santonine.....................   0,15 — 0,40.
     Sucre de lait................   0,80.
     M. f. Poudre. Donner 4 doses semblables.
     Sig. Une dose toutes les 2 heures.

Péritonite.

Repos absolu, diète rigoureuse, en cas de fortes douleurs, compresses froides. S'il n'y a pas de garde-robe, on ordonnera un lavement d'eau tiède avec un peu d'huile. Si l'on n'obtient pas de résultat, on renouvellera deux heures après le lavement. S'il n'y a pas de vomissements, on essayera le calomel; pour diminuer les mouvements péristaltiques et calmer les souffrances, on prescrira, surtout dans la péritonite généralisée, l'opium ou la morphine; si les vomissements empêchent l'administration des opiacés, on pratiquera une injection de morphine. En cas de péritonite chronique, on facilitera la résorption des exsudats par l'application de la chaleur humide, les frictions à la pommade iodurée. En cas de faiblesse on emploiera les réconfortants. Quand on aura découvert les causes de la maladie, on cherchera à les écarter.

447. R. Eau de laurier-cerise.......... 8,00.
      Chlorhydrate de morphine...... 0,08.
      Sig. 10 gouttes plusieurs fois par jour.
448. R. Émulsion d'amandes........... 200,00.
      Chlorhydrate de morphine...... 0,'8.
      Eau de laurier-cerise........... 4,00.
      Sig. Une cuillerée toutes les heures.
449. R. Infusion de nicotiane 4 sur..... 400.
      Sig. Lavement.

Si les exsudats persistent après la disparition du processus inflammatoire :

450. R. Iode métallique.............. 0,15 — 0,30.
      Iodure de potassium.......... 2 — 4.
      Glycérine pure............... 20 — 40.
      Sig. Pour badigeonner matin et soir.

Cholélithiase. Coliques hépatiques.

On n'emploiera l'eau de Carlsbad que pour hâter les selles; ce qui est préférable, c'est d'exciter les mouvements péristaltiques à l'aide de légers laxatifs. Il est nuisible de forcer ce mouvement. En cas de douleurs, des opiacés, des injections sous-cutanées de morphine, des compresses chaudes ou froides. En cas de vomissements, potion de Rivière, soda, pilules de glace.

Hypérémie du cerveau et de ses enveloppes.

En cas de congestion du cerveau, compresses froides, laxatifs quand l'intestin sera distendu par les gaz. Défendre les efforts intellectuels ; quand il y a insomnie, l'usage de la bière est indiqué. On évitera autant que possible l'emploi des narcotiques. Si la température des extrémités venait à s'abaisser, on les réchaufferait, beaucoup d'exercice.

L'hypérémie chronique habituelle du cerveau exige souvent l'emploi des narcotiques. Les douches et les cures d'eau froides sont indiquées. Beaucoup d'exercice, un régime sévère, veiller à ce que le patient ait des distractions modérées, bromure de potassium à haute dose.

451. R. Bromure de potassium......... 2.
 Sig. Pour une dose à administrer le soir.
452. R. Eau laxative de Vienne........ 100.
 D. Sig. 2 cuillerées toutes les heures.

Anémie du cerveau et de ses enveloppes.

Repos sous tous les rapports, position horizontale, placer le malade dans une chambre obscure, prendre surtout en considération la cause occasionnelle.

Irritants de la peau, l'opium agit souvent favorablement. Le vin, le camphre, le musc sont nuisibles, à moins que l'anémie ne se produise subitement. En cas d'évanouissement, gouttes d'Hoffmann, eau de Cologne.

453. R. Goudron....................... 10.
 Huile de pétrol................... 10.
 Sig. Pour olfaction.

Atrophie du cerveau.

La médication se basera surtout sur la maladie cause occasionnelle, prendre en considération avant tout la souffrance. Défendre l'activité intellectuelle, nourrir le malade, vin amers.

454. R. Sulfate de quinine............ 0,20—0,40.
     Acide sulfurique dilué........ 3 gouttes.
     Eau distillée.................. 100—120.
     Sirop d'oranges.............. 20.
     Sig. Une cuillerée toutes les heures.

Commotion cérébrale.

Repos, peu de nourriture, pas d'alcool; en cas de suractivité du cœur, digitale, compresses froides, purgation de feuilles de séné, jalap, eau laxative de Vienne, sel amer, sel de Glauber. Sinapismes aux pieds et aux mollets (surtout en cas d'abolition des facultés intellectuelles), lavements irritants. Dans l'état soporifique lorsque le pouls est petit, le visage pâle, faire respirer des irritants (ammoniaque), tenir la tête élevée, ablutions froides.

Apoplexie, hémorrhagie cérébrale.

En cas de turgescence, de rougeurs forcées de la face, de pulsations des carotides, de battements violents du cœur et du pouls, de température élevée, digitale, froid sur la tête et la région du cœur. Si l'estomac est plein de nourriture, un émétique. Si l'intestin est distendu par les fèces avec les gaz, un lavement. Il faut défendre les bains de pieds chauds. Les bains chauds ne peuvent être employés que quand la paralysie persiste et qu'il ne s'est pas produit de nouvelle hémorrhagie. On peut employer de temps à autre les frictions et l'électricité, seulement après un laps de temps de 3 à 4 semaines ; il en est de même pour l'iodure de potassium à l'intérieur.

Encéphalite.

S'il y a nécrose des os du rocher, on donnera issue au pus, on évitera les impressions de chaud ou de froid à tout ce qui peut faciliter l'hypérémie du cerveau. Si le processus ne siège que dans le conduit auditif externe, on ordonnera des injections de lait tiède, de décoction de guimauve, de mauve, dans les inflammations chroniques, de teinture d'opium, dé solution d'alun ou de tannin, de sucre de Saturne. A l'intérieur (pour les enfants), café de glands, espèces amères, huile de foie de morue, mais jamais de vapeur chaude et de vésicatoires, de légers laxatifs en cas de gonflement du ventre, défendre les efforts intellectuels ou corporels.

Méningo-encéphalite.

Dans la méningo-encéphalite de cause inconnue, glace, plus tard opium, pas de sinapisme et surtout pas d'émission sanguine.

Contre la méningite chronique, toute médication reste sans résultat.

Myélite.

Le plus de repos possible, éviter tout irritant de la circulation, décubitus approprié, frictions à l'eau froide vinaigrée, frictions spiritueuses et aromatiques, surtout quand il y a douleurs dans la colonne vertébrale, on peut appliquer des vessies de glace. (Voyez Parésie et Paralysie.)

Mania potatorum, délire alcoolique.

La première indication est de supprimer le délire en administrant de l'opium (ou de la morphine), le tartre stibié est contre-indiqué. Compresses froides sur la tête, pas de vésicatoires, pas de sinapismes. L'emploi du chloroforme ou de l'éther comme anesthésiques peut quelquefois amener l'asphyxie.

455. R. Opium .... 0,50.
       Sucre en poudre... .... 5,00.
       En 6 doses.
       D. Sig. Une dose toutes les heures.

Si, après 2 ou 3 doses, le sommeil ne se produit pas, on fait prendre une dose toutes les $1/2$ heures ; dès que le sommeil se produit, on s'arrête. (Il faut continuer cette médication pendant un certain temps.)

Tabes dorsalis.

Au commencement de la maladie :

456. R. Bromure de potassium.......... 4.
　　　Eau distillée.,................. 200.
　　　D. Sig. Une cuillerée toutes les heures.
457. R. Nitrate d'argent cristallisé...... 0,10.
　　　Extrait de Taraxacum q. s. pour
　　　　faire 60 pilules de 0,25.
　　　Enrobez de poudre de cannelle.
　　　D. Sig. Commencer par une pilule et augmen-
　　　　ter d'une pilule tous les quelques jours.

Il faut surtout veiller à ce que le malade ait une bonne nourriture et à ménager son activité musculaire et nerveuse; les excès
alcooliques et vénériens seront prohibés. Contre les violentes douleurs et les crampes, les narcotiques; contre les pollutions, le
camphre, ablutions froides, pas de douches. Mehadia, Gastein,
Franzenbad, Pyrmont.

Épilepsie.

Éviter les changements brusques de température, les excitations
génésiques, les grands efforts intellectuels et corporels. En cas de
congestion encéphalique, compresses froides, les douches sont nuisibles. Il faut soigner les anomalies de la menstruation.

458. R. Bromure de potassium.......... 5.
　　　Eau distillée................... 200.
　　　D. Sig. A administrer dans les 24 heures.

Dans l'éclampsie des enfants pendant la période convulsive, injections de morphine, inhalation de chloroforme, lavement d'hydrate
de chloral. Pendant la période de coma (soporosum), compresses
froides, ablutions froides, lavements salés et vinaigrés ou d'eau
laxative de Vienne.

Angine de poitrine.

Imposer au malade l'immobilité, avoir soin de maintenir chez lui la température normale, l'évacuation régulière de la vessie et de l'intestin. Narcotiques, quinine. Dans d'autres cas, digitale et même du fer ; Carlsbad, Marienbad, Kissingen.

Quand il y a en même temps parésie intestinale :

459. R. Extrait d'aloès...................... 3.
Extrait de rhubarbe............... 3.
Poudre de rhubarbe............... 3.
Mêlez et faites 20 pilules. Enrobez de poudre de réglisse.
D. Sig. Prendre une pilule tous les soirs.

Parésie et paralysie.

Prendre en considération les causes occasionnelles (syphilis) et toutes les manifestations qui peuvent se produire pendant le cours de la maladie ; traitement par l'électricité et le bromure de potassium (3 gr.) additionné d'iodure de potassium (1 gr.).

Chorée, danse de Saint-Guy.

Aspersions froides, on placera les personnes faibles dans un bain chaud, et on ne leur fera l'aspersion froide que sur la tête, bromure de potassium (4 à 6 grammes par jour), hydrate de chloral, injection de morphine, électricité (courant continu). Dans la choréa magna, quinine à haute dose jusqu'à 3 gr. et au delà chaque fois (aussi l'atropine) :

460. R. Sulfate d'atropine............... 0,10.
Eau distillée..................... 10,00.
D. Sig. 5 gouttes par jour.

On peut augmenter lentement cette dose tant qu'il ne se produit pas de dilatation de la pupille.

461. R. Sulfate de quinine................, 2—4.
Acide sulfurique dilué.......... 2.
Eau distillée.................... 200.
D. Sig. En 1 ou 2 fois le matin.

Tétanos et trismus.

Graduer la température au goût du malade, le plus grand repos, boissons rafraîchissantes, pas de bains, pas de lavements. Dans le tétanos traumatique, enlever les corps étrangers, opiacés à haute dose (la morphine plutôt que l'opium), chloral hydraté, injections de morphine. Traitement chirurgical, amputation (le doigt ou l'orteil), résection du nerf.

Crampes des cordonniers (Crampes professionnelles).

Repos corporel rigoureux, compresses froides le long des muscles atteints, à l'intérieur des opiacés au besoin. Dans la forme rhumatismale, le froid ne donne pas de résultats. Opiacés.

Rhumatisme articulaire.

Dans le rhumatisme chronique, quand il n'y a pas de fièvre, des bains de vapeur ; dans le cas aigu, des compresses froides ou chaudes (suivant les cas) sur les articulations atteintes. En cas de fièvre et d'augmentation de l'activité du cœur, on appliquera des compresses froides sur la région précordiale. En cas de paroxysme intense, de la quinine. En cas de complication avec péricardite ou pleurésie, applications du froid pour calmer les douleurs. On pourra appliquer des sangsues sur l'articulation atteinte de gonflement considérable et d'hypérémie. Pour calmer la douleur, les narcotiques, les injections hypodermiques de morphine, surtout le soir, donnent de bons résultats. Des bains de vapeur tièdes ou chauds à l'issue de la maladie quand elle devient chronique et qu'il n'y a pas de fièvre.

Contre la fièvre, digitale, quinine, acide salicylique, salicylate de soude à haute dose.

462. **R.** Salicylate de soude................. 6.
Eau distillée...................... 200.
D. Sig. A prendre dans les 24 heures.

S'il persiste un gonflement douloureux des articulations, on donnera des bains chauds, des frictions locales, avec :

463. **R.** Onguent gris.................... 15,00.
Extrait d'opium.............. . 0,60.
M. Exact.
D. Sig. En friction 3 fois par jour.

Arthrite, goutte.

Sobriété, éviter les mets fortement épicés, les aliments gras, de l'eau pure pour boisson ; on autorisera au plus de petites quantités de café ou de thé, un peu de vin ou de bière. Défendre les efforts intellectuels, les lits trop moelleux et le sommeil trop prolongé. Avoir soin de faciliter l'activité cutanée et musculaire.

Diurétiques légers, de préférence les salins, phosphate de soude, phosphate d'ammoniaque, les alcalins végétaux tels que acétate, citrate, tartrate de soude ou de potasse ; la rhubarbe, le séné, la mauve, l'aloès comme laxatifs. Dans les fortes douleurs, opium, morphine (à l'intérieur ou par voie sous-cutanée), jusquiame, frictions de chloroforme, cataplasmes, narcotiques. On peut essayer la colchicine :

464. **R.** Colchicine...................... 0,10.
Esprit-de-vin rectifié.......... 5,00.
Eau distillée............. ...... 5,00.
D. Sig. A prendre à jeun 20 gouttes.

S'il se produit de la diarrhée, on suspendra pendant quelques jours. On traitera les complications, selon les indications spéciales en ayant surtout égard à l'état général.

Thermes : Treutschin, Baden près Vienne, Ofen, Szliacs, Pystian, Viesbaden, Ems, Hambourg, Vichy.

Diabète mellitus, diabète sucré.

La nourriture doit se composer exclusivement de viande, pain de son ; légumes contenant le moins de sucre et d'amidon (pas d'asperges), cerises, groseilles, noix, amandes ; thé ou café sans sucre, acides minéraux. S'il se produit des troubles digestifs, on les traitera par les moyens généraux. La morphine a été reconnue efficace dans les observations faites pendant longtemps à la clinique de Duchek, le sucre disparaît des urines, la quantité d'urine diminue et le malade reprend de l'embonpoint, mais, dès qu'on cesse l'emploi de la morphine, le sucre reparaît dans l'urine. On combattra la constipation avec l'eau laxative de Vienne.

Mal de Bright.

Bonne nourriture, viande, lait, œufs ; en cas de complications, on restreindra le régime. Dans les accès chroniques avec faiblesse, on emploiera les réconfortants pour activer les digestions ; défendre les efforts intellectuels et corporels ; diurétiques, drastiques, quand on verra l'hydropisie augmenter :

465. R. Alun............................ 2,00.
Sucre en poudre............... 2,00.
Extrait d'opium................. 0,10.
M. f. Poudre à diviser en 6 doses.
D. Sig. 3 doses par jour.

466. R. Tannin pur............... .... 0,40.
Sucre blanc.................... 2,00.
En 6 doses.
Sig. 1 dose toutes les 2 heures.

Dans le mal de Bright aigu, on défendra les astringents et on donnera :

467. R. Looch huileux.................. 200.
D. Sig. Une cuillerée toutes les heures.

Ou :

468. R. Looch huileux.................. 200,00.
Hydrochlorate de morphine..... 0,20.
D. Sig. Une cuillerée toutes les 2 heures.

Dans la forme amyloïde du mal de Bright, on essaiera :

469. R. Iodure de potassium............   1.
Eau distillée..................... 200.
D. Sig. A donner en 2 fois dans les 24 heures.

Chlorose.

Pendant le développement de la maladie tout exercice musculaire est nuisible ; pendant la décroissance, par contre, un exercice modéré est indiqué. Au commencement, on ne donnera pas de fer, le traitement sera symptomatique. En cas de palpitations, repos, digitale, boissons acides. En cas de cardialgie, narcotiques, au besoin préparations de zinc. Si la maladie prend une certaine gravité, préparations amères, et à la fin préparations ferrugineuses :

470. R. Saccharure de carbonate de fer.   0,60.
Sucre blanc.....................   3,00.
M. f. P. A diviser en 6 doses.
D. Sig. 3 poudres par jour.

471. R. Sulfate de fer...................   1.
Eau distillée....................   10.
Sig. 10 — 20 gouttes toutes les 3 heures.

472. R. Pyrophosphate de fer et de soude.   5.
Une pincée à couteau dans de l'eau gazeuse.

473. R. Sulfate de fer..................   0,60.
Sucre de lait...................   3,00.
M. f. P. A diviser en 6 doses.
D. Sig. 3 poudres par jour.

Fièvre intermittente.

474. R. Sulfate de quinine..............   1.
Donnez 3 doses pareilles.
Sig. A employer selon avis.

N. B. — Si l'heure de l'accès est inconnue, on donnera 1 gramme après la cessation de l'accès. Si l'heure de l'accès est connue, on donnera un gramme de quinine 8 à 10 heures avant l'accès. Pendant l'accès, pour calmer la soif, on donnera comme boisson de l'acide phosphorique (1 : 100) avec du sirop de framboise.

S'il survient de l'hydropisie après la fièvre intermittente, on administrera du fer et en dernier lieu de la quinine.

Rougeole.

Le traitement sera symptomatique, avoir soin de maintenir une température régulière, régime, défendre tout ce qui peut provoquer l'excitation de la peau et du cœur. En cas de toux pénible, médicaments huileux ou mucilagineux, au besoin des opiacés (mais à très petites doses chez les enfants).

Le malade doit garder le lit jusqu'à ce que la toux ait disparu.

Pour les enfants :

475. R. Hydromel des enfants.......... 40.
      Sig. Par cuillerée à café 3 — 4 fois par jour.

Scarlatine.

Repos, température uniforme, boissons acidulées. En cas d'élévation de température et de phénomènes cérébraux, ablutions froides, compresses froides sur la tête. Quand la fièvre est tombée, on donne un peu plus de chaleur et on veille aux refroidissements. Enduire le malade d'axonge ou de glycérine pour adoucir l'irritation de la peau et faciliter la desquamation. Contre la fièvre, de la quinine. S'il se produit de la diphthérie de la gorge, cautérisation au crayon de nitrate d'argent.

On recommande aussi :

476. R. Eau de chaux................... 500.
      D. Sig. Pour rince-bouche.

L'apparition de l'hydropisie nécessite des dérivatifs vers la peau et le canal intestinal ; crème de tartre, tartrate de potasse, acétate de potasse, administrer les bains chauds avec précaution.

Variole.

On surveillera surtout la fièvre et les troubles du système nerveux. En cas de céphalalgie, de délire, de convulsion, compresses froides sur la tête, ablution de tout le corps avec de l'eau fraîche. Aux endroits où l'éruption incommodera le malade (yeux, etc.), employer pour l'usage externe :

477. R. Sublimé corrosif.............. 0,04.
Eau distillée................. 80,00.
Sig. Pour instiller 2 fois par jour.

478. R. Sublimé corrosif......... 0,20 — 0,40 — 0,60.
Eau distillée................. 80,00.
Sig. Pour badigeonner le bord des paupières.

Dans la variole confluente, lorsque les pustules ont envahi tout le corps et particulièrement la figure :

479. R. Sublimé corrosif............... 1 — 2.
Eau distillée................. 400.
Sig. Pour compresses.

Par ce moyen, on peut atténuer la suppuration des pustules et prévenir la défiguration produite par les cicatrices. On ouvrira les abcès le plus tôt possible.

N'employer l'emplâtre de Vigo que dans les cas sans gravité ; dans les cas graves il irrite trop la peau. Quand on craint la pyémie, on donne de la quinine avec des acides.

Érysipèle.

Le traitement interne est symptomatique, médicaments rafraîchissants, acides en cas de retard dans les garde-robes : laxatifs légers ; aux malades affaiblis, on donnera un peu de vin, de bière, d'alcool. S'il est besoin, un peu de fer, de quinine. Lorsque la fièvre est vive, quinine et digitale à haute dose. Traitement local : tenir le membre élevé, appliquer des compresses froides, frictions d'huile, saupoudrer avec de l'amidon ou de la fleur de riz, et mieux encore badigeonner avec le collodion.

Scorbut.

Éviter les influences extérieures nuisibles, air frais, proscrire toute fatigue, lotions vinaigrées ou alcooliques, nourriture réconfortante, légumes frais, fruits, oranges, citrons, pommes, cerises aigres, viande grillée, lait, bière. Soutenir l'appétit avec les amers, cochlearia, cresson, choucroute, quinine.

Contre les hémorrhagies des gencives, gargariser souvent avec de l'eau fraîche ou des astringents légers (mélange d'eau et de vinaigre), alun, alcoolat de cochlearia, etc. Contre les suggillations, lotions ou compresses vinaigrées.

Coliques de plomb.

Dans les cas d'intoxication aiguë, il faut immédiatement vider l'estomac, le mieux est d'employer l'eau chaude comme vomitif. Pour la médication consécutive, on se guidera d'après les indications particulières.

Dans les cas d'intoxication chronique, contre les douleurs et même contre la constipation, des opiacés.

480. R. Opium pulvérisé............... 0,20 — 0,40.
Sucre pulvérisé.................. 5,00.
Mêlez et f. Poudre à diviser en 6 doses.
D. Sig. Une dose toutes les $^1/_2$ heures.

Mais ce qui réussit le mieux :

481. R. Chlorhydrate de morphine.... 0,50.
Eau distillée.................... 10,00.
D. Sig. Pour injection hypodermique.

Si la douleur disparaît, si la somnolence se produit, on arrêtera cette médication. Il est bon d'ordonner des bains chauds et même les bains sulfureux qui neutralisent les substances étrangères de l'organisme. L'iode ne rend aucun service, le mercure est nuisible.

II

CLINIQUE CHIRURGICALE

FORMULES

DE M. LE PROFESSEUR THÉODORE BILLROTH

Plaies par corps tranchants.

A. Les hémorrhagies du rectum, du vagin, des fosses nasales devront être arrêtées par le tamponnement. — On prend une compresse carrée de grandeur appropriée dont on place le milieu dans le vagin, et puis on remplit la cavité ainsi formée avec des bourdonnets de charpie. On laisse le tampon en place un jour ou plus longtemps après l'arrêt de l'hémorrhagie.

Les hémorrhagies profuses des fosses nasales seront tamponnées à l'aide de la sonde de Belloc. Injections glacées dans les cavités saignantes.

B. On appliquera sur les surfaces saignantes des vessies de glace, des morceaux de glace, du vinaigre, une solution d'alun ; on n'emploie ce dernier moyen que pour les hémorrhagies capillaires. Fer rouge (qui doit être chauffé à blanc), galvano-cautère, thermo-cautère de Paquelin (d'un emploi commode).

482. R. Alun .... 5.
    Eau distillée.................... 50.
    Sig. Imbiber de la charpie qu'on placera sur
      la plaie.
483. R. Perchlorure de fer liquide ..... 10.
    Sig. Usage externe.

Un gâteau de charpie trempé dans ce médicament sera appliqué sur la surface saignante pendant 2 à 5 minutes (avant cela, il faut avoir soin de bien étancher le sang). On renouvellera 2 à 3 fois cette application surtout dans le cas d'hémorrhagie artérielle assez abondante.

Ce procédé est à présent fort rarement employé, car on voit quelquefois qu'il est suivi immédiatement d'embolie mortelle.

On peut au besoin l'employer après que l'on a pratiqué l'abrasion d'abcès scrofuleux et d'infiltrations de la peau.

484. R. Essence de térébenthine......... 10.
    (Eau de Binelli)............... 40.
    Sig. Pour pansements.

Des gâteaux de charpie imbibés du médicament sont introduits dans la plaie. L'application est suivie d'une forte réaction inflammatoire ; c'est pourquoi on n'emploie l'eau de Binelli que dans certains cas pressants et spécialement lorsqu'on ne peut trouver l'artère qui donne du sang.

C. Les hémorrhagies capillaires et surtout celles provenant de plaies profondes et des cavités médullaires ont été arrêtées facilement dans ces derniers temps à la clinique du professeur Billroth par l'application du « penghawaar jamby » (duvet hémostatique provenant d'un arbre qui croît à Java) ; on l'emploie sec. Il agit comme coagulant en absorbant les alcalins et le sérum du sang. On arrête aussi les hémorrhagies en réunissant les bords de la plaie à l'aide de points de suture et des bandelettes de sparadrap. Il est bon de les recouvrir d'une couche de collodion, en ayant soin toutefois de ne pas en mettre sur la plaie. Sur la plaie ainsi réunie on place un morceau de toile trempée dans de l'huile, ou mieux d'un morceau de protective-silk, le tout est recouvert de bandes phéniquées. Repos le plus absolu possible. On peut employer le même procédé pour les plaies qui n'ont pas été réunies.

Les plaies de mauvaise nature doivent d'abord être désinfectées à l'aide de divers antiseptiques dont le préférable est l'acide phénique (Voyez pansement de Lister).

485. R. Glycérine.
    Eau.......................âa 50.
    Sig. Pour usage externe.

486. R. Huile d'amandes douces........ 50.
    Sig. Usage externe.

Pour les plaies de mauvaise nature :

487. R. Chlorure de chaux...............   5.
　　　　 Eau distillée.................... 400.
　　　　 Sig. Pour pansement.
488. R. Eau blanche.................... 400.
　　　　 Sig. Pour pansement.
489. R. Eau de chlore.
　　　　 Eau distillée.................. ãã P. É.
　　　　 Sig. En faire des applications 2 à 3 fois par
　　　　　　 jour.

On emploie ce dernier moyen jusqu'à ce que la plaie soit couverte de bourgeons vigoureux.

490. R. Hypermanganate de potasse.... 40 — 80.
　　　　 Eau distillée.................... 400.
　　　　 Sig. Pour l'usage externe.

L'acétate d'alumine est un désinfectant puissant pour toutes les
plaies de mauvais aspect. On l'emploie avec avantage dans les
plaies contuses ou les plaies par arrachement des muqueuses, dans
la gangrène, dans les ouvertures des articulations. De même lorsqu'après une intervention chirurgicale sur des muqueuses ou des
os, la plaie prend un mauvais aspect.

Ce moyen offre en outre l'avantage de produire des eschares
peu profondes, peu douloureuses, enfin qui s'arrêtent aux tissus vi-
vants.

Pour le pansement, on trempe dans le liquide les tampons de
charpie, la ouate ou les bandes, on peut aussi injecter le liquide
dans les plaies sanieuses.

On prescrit l'acétate d'alumine en solution forte et en solution
faible.

491. R. Alun........................... 20.
　　　　 Acétate de plomb.............. 40.
　　　　 Eau distillée................... 400.
　　　　 Sig. Solution forte.

492. R. Alun....................... 20.
    Acétate de plomb.............. 40.
    Eau distillée................. 800.
    Solution faible.

Quand les granulations sont molles, on applique de temps en temps des compresses imbibées d'une infusion chaude de camomille, ou bien :

493. R. Nitrate d'argent cristallisé..... 0,15 — 0,50.
    Eau distillée.................. 50,00.
    Sig. Solution pour pansement.

Pour les plaies peu étendues, on fait le pansement avec la pommade :

494. R. Onguent basilicum.............. 50.
    Sig. Une couche mince sur de la charpie ou
        de la toile.
495. R. Nitrate d'argent................ 0,05.
    Cérat......................... 50,00.
    Baume du Pérou............... 5,00.
    Sig. Pour étendre sur de la toile ou de la
        charpie.

Quand la cicatrisation est avancée :

496. R. Oxyde de zinc.................. 5.
    Onguent rosat................. 50.
    Sig. Comme plus haut.

Pansement de Lister.

A la clinique du professeur Billroth, on ne se sert actuellement que du pansement antiseptique de Lister avec quelques modifications, pour tous les cas de plaies par corps tranchants récentes et de plaies chirurgicales.

But : Son but est d'obtenir la réunion par première intention, soit complète ou partielle, ou néanmoins d'éviter les accidents septiques au moyen de la désinfection de la plaie elle-même et de tous les objets en contact avec la plaie.

1° Les *instruments*, chaque fois qu'ils doivent servir, sont trempés dans une solution d'acide phénique à 5 p. 100 ; 2° les éponges sont placées à demeure dans une solution d'acide phénique à 5 p. 100 ; on a soin de les nettoyer préalablement d'après les moyens usuels. Pendant l'opération, on lavera les éponges souillées de sang dans de l'eau ordinaire, puis on les imbibera de solution phéniquée à 3 p. 100.

3° *Précautions à prendre avant l'opération*. Laver la partie où doit se pratiquer l'opération avec de l'eau de savon et une brosse si c'est nécessaire, puis les laver ensuite avec une éponge imbibée de solution phéniquée à 5 p. 100. Cette même solution sert à l'opérateur pour se laver les mains ; 4° *Vaporisation*. Dès le début de l'opération et jusqu'à ce que le pansement soit terminé on dirige sur le centre de l'opération un jet de solution phéniquée à 1 p. 100 en vapeur à l'aide d'un appareil spécial (vaporisateur à main) ; ceci a pour but de détruire et de désinfecter mécaniquement les particules infectieuses qui voltigent dans l'air.

5° *Ligatures et sutures*. On n'emploie pour les ligatures dans la profondeur des plaies que des fils de catgut de différentes épaisseurs (ce sont des cordes à boyaux préparées dans de l'huile phéniquée). Ils seront en peu de temps complètement résorbés et ne produisent pas d'irritation mécanique. On peut aussi avec cela employer de forts fils de chanvre ou de soie qu'on trempera préalablement dans une solution phéniquée à 5 p. 100. Pour les points de suture on se servira de fils de soie traités de la même manière. 6° *Drainage*. L'opération terminée, chaque plaie sera réunie à l'aide de points de suture, autant que faire se pourra, puis, pour que l'écoulement des liquides produits par la plaie puisse se faire, on placera dans la plaie un tube à drainage (tubes en caoutchouc rouge de différents calibres) qui sera fixé extérieurement avec des érignes de sûreté afin qu'ils ne puissent se glisser dans la plaie ; 7° *Pansement*. On placera directement sur la plaie un morceau de *silk protectiv* (taffetas vert) large de 2 à 3 centimètres et un peu plus long que la plaie ; on le remplace plus tard, surtout quand la plaie suppure, par une feuille de gutta-percha. On le recouvre de la première pièce du pansement se composant de 8 morceaux de calicot ordinaire superposés, larges de 3 à 4 travers de doigt et 1 fois $^1/_2$ ou 2 fois plus longs que la plaie. Ces morceaux de calicot sont trempés dans la solution phéniquée à 5 p. 100 et bien exprimés. Par-dessus, on place la deuxième pièce du pansement qui est la même que la première, seulement 3 ou 4 fois plus grande; cette dernière est recouverte par un morceau de papier vernissé, sur lequel on place une certaine quantité de charpie de jute (verbandjute) qui, ainsi que la bande qui servira à produire une compression exacte, sera trempée dans la solution phéniquée à 3 p. 100.

Traitement postérieur. — On devra replacer exactement le pansement de la même manière chaque fois qu'on le changera ; il faut surtout, tant que la plaie est ouverte, ne pas négliger de faire usage du pulvérisateur.

On sortira chaque fois les tubes à drainage et on les remettra en place après les avoir lavés avec la solution phéniquée à 1 p. 100. Plus tard on pourra les raccourcir, puis en dernier lieu les laisser complètement de côté. Le pansement sera renouvelé dans les premiers temps toutes les 12 ou 24 heures, plus tard on pourra le laisser de 2 à 3 jours et plus sans y toucher.

Si une plaie récente se trouvait être souillée de quelque manière que ce soit, il faudrait la nettoyer avec la solution phéniquée à 5 p. 100. S'il se produit des suppurations fétides, il faut cautériser les foyers purulents avec une solution de chlorure de zinc à 5 p. 100 et continuer pour le reste le même traitement.

Si, dans le bandage phéniqué, la suppuration devenait plus fétide, il faudrait asperger la plaie avec la solution phéniquée à 1 p. 100. Il faut cependant faire en sorte d'éviter l'intoxication par l'acide phénique dont les premiers symptômes sont que l'urine devient fortement colorée et même complètement noire.

497. R. Acide phénique................ 10.
Eau distillée..................... 1000.
Sig. Solution phéniquée au 1/100.

498. R. Acide phénique................ 30.
Eau distillée.................... 1000.
Sig. Solution phéniquée au 3/100.

499. R. Acide phénique................ 50.
Eau distillée.................... 1000.
Sig. Solution phéniquée au 5/100.

500. R. Chlorure de zinc.............. 5.
Eau distillée................... 100.
Sig. Caustique.

501. R. Huile d'olives..................... 200.
Acide phénique................... 40.
Sig. Huile phéniquée pour catgut.

Contusion sans plaies des parties molles.

502. R. Eau de Goulard.................. 400.
Sig. Pour pansement.
503. R. Eau blanche................... 400.
Sig. Pour usage externe.
504. R. Teinture d'arnica............... 50.
Sig. En mettre un peu dans de l'eau pour
compresses.

L'essentiel en cas de contusion est d'ordonner le repos et la compression surtout avec des bandes mouillées, si c'est possible et par-dessus des vessies de glace, des compresses froides. Si au bout de 15 jours la résorption n'est pas commencée, on badigeonnera la partie contuse avec :

505. R. Teinture d'iode................. 20.
Eau distillée.................... 20.

et on pratiquera de nouveau la compression.

En cas de forte suppuration et si l'on craint la stagnation du pus, vider le foyer à l'aide d'une grande ou de plusieurs petites incisions.

Plaies contuses.

Même traitement que pour les plaies par instruments tranchants, on tâche autant que possible d'obtenir une plaie régulière qu'on traitera par la méthode de Lister, même si l'on n'espère pas obtenir la réunion par première intention.

Pour les cas spéciaux, employer :

1° Bains froids continus à 10°, 15°, 30°, au gré du malade (éviter les courants d'air) ;

2° Compresses froides (toutes les 5 minutes), par-dessus vessies de glace ;

3° On enveloppe le membre blessé d'une épaisse couche de toile ou on l'entoure complètement de glace ;

4° Irrigation continue ;

5° Enfin on emploie l'immersion pendant 8 à 15 jours. Repos absolu ;

placer le membre sur un plan plus élevé. En cas de forte suppuration, faire des contre-ouvertures et y passer des tubes à drainage. On met sur la plaie de la charpie sèche ou trempée dans une des solutions indiquées plus haut ou dans une des suivantes :

506. R. Alun...................... 20.
Acétate de plomb.............. 40.
Eau distillée................... 400.
Sig. Pour usage externe.

507. R. Acide phénique................ 5.
Alcool rectifié.................. 5.
Eau de fontaine............... 200.
Sig. Usage externe.

508. R. Chlorure de chaux............ 10.
Eau distillée................... 400.
Sig. Pour pansement.

509. R. Acide phénique................ 5.
Eau distillée................... 80.
Sig. Selon avis.

510. R. Acide phénique................ 40.
Huile d'olives.................. 400.
Sig. Selon avis.

511. R. Acide pyroligneux.............. 150.
Eau distillée................... 150.
Sig. Solution pour pansements.

512. R. Chlorate de potasse............ 5.
Eau distillée................... 400.
Sig. Pour usage externe.

Quand la plaie se cicatrise, se servir d'eau blanche. Si le malade a une fièvre violente, lui faire prendre des boissons acidulées et gazeuses, des limonades, etc., de l'eau panée (infusion de croûte de pain grillée avec du jus de citron et du sucre), puis dans l'après-midi jusqu'à ce que les symptômes fébriles aient disparu :

513. R. Acide phosphorique............. 4.
Sirop de framboises............ 40.

qu'on ajoute à la boisson au goût du malade.

514. R. Sulfate de quinine............   2.
Bicarbonate de soude..........   6.
M. A diviser en 6 doses.
Sig. Une dose toutes les 3 heures.
515. R. Chlorhydrate de morphine......   0,10.
Bicarbonate de soude...........   5,00.
Diviser en 6 doses.
Sig. Une dose le soir.
516. R. Opium en poudre..............   0,50.
Bicarbonate de soude...........   5,00.
M. et diviser en 6 doses.
Sig. Une dose le soir.

Retard dans la formation du cal dans les fractures, pseudarthroses.

Se guider sur l'état général du malade, faire prendre une nourriture fortifiante, des préparations calciques ou ferrugineuses.

Contenir les parties fracturées à l'aide de billes d'ivoire, et frotter l'un contre l'autre les bouts fracturés.

517. R. Eau de chaux.................   400.
Sig. Par cuillerée à bouche.
518. R. Extrait de viande de Liebig.....   50.
Sig. Une cuillerée à café dans le potage.
519. R. Teinture amère................   20.
Teinture de malate de fer.......   20.
Sig. A prendre par gouttes selon avis.
520. R. Teinture d'iode...............   20.
Sig. Pour badigeonner.

Lésions dans les articulations.

Dans les cas de gonflement et de douleurs, sangsues; compression modérée à l'aide de bandes mouillées, vessies de glace.

Il est préférable d'employer, de même que pour les entorses, les

appareils plâtrés et silicatés plutôt que les différents antiphlogistiques; il faut les laisser en place de 2 à 4 semaines.

En cas d'ouverture des articulations, repos, laxatifs. En cas d'ouverture de l'articulation du genou ou du coude, étendre le malade
sur le lit à éclisses de Billroth et maintenir avec un appareil
plâtré.

Sur la plaie : un morceau de silk protectiv et de la ouate phéniquée. Laisser l'appareil plâtré de 4 à 6 semaines.

521. R. Sulfate de magnésie............ 20.
       Acide sulfurique dilué.......... 4.
       Eau distillée................... 150.
       Sig. A prendre en 3 fois.
522. R. Solution concentrée de silicate
       de potasse.................... 400.
       Sig. Pour appareil silicaté.

Dans les cas de gonflement considérable avec épanchement dans
l'articulation, avec rougeur et chaleur, il faut donner une position
favorable au membre et on appliquera l'appareil plâtré muni d'une
fenêtre, on placera sur la plaie de légères vessies de glace. Dans
quelques cas, on badigeonnera avec de la teinture d'iode pure.

Brûlures.

On perce avec précaution les petites ampoules avec une aiguille.
Immersion (pour les brûlures des extrémités). Comme pansement,
des compresses froides, compresses d'huile de lin ou d'huile d'o-
lives.

523. R. Huile d'olives.
       Eau de chaux...............âa   P. É.
       Sig. Pour usage externe.
524. R. Nitrate d'argent............... 0,80.
       Eau distillée.................. 40,00.

On badigeonnera la partie brûlée et on y placera des compresses
humectées avec la solution mentionnée plus haut. En cas de
formation de croûtes on pourra les faire tomber à l'aide de cataplasmes.

Quant aux brûlures étendues, bourgeonnantes, compression à l'aide de bandelettes de sparadrap.

S'il y a de grandes surfaces atteintes, on devra soutenir l'état général avec du vin, des boissons chaudes, etc.

525. R. Teinture de cannelle............ 20.
    Sig. A donner par cuillerée à café.
526. R. Esprit éthéré de Hoffmann...... 20.
    Sig. A donner par gouttes.
527. R. Liqueur ammoniacale anisée.... 5.
    S. 5 à 10 gouttes dans une cuillerée de vin.
528. R. Liqueur ammoniacale anisée.... 1.
    Eau distillée.................... 3.
    Sig. Comme plus haut.
529. R. Musc........................... 0,50.
    Sucre blanc..................... 5,00.
    Diviser en 3 doses.
    Sig. A donner dans les 24 heures.

Eczema solare.

530. R. Coldcream.................... Q. S.
    Sig. En onction sur la partie malade.
531. R. Glycérine.................... 50.
    Sig. Pour badigeonner.

Quand la partie brûlée est fort douloureuse, y appliquer des compresses froides.

Insolation.

Ablution froide, vessies de glace sur la tête, purgatif, sangsues (pas de saignées), sinapismes sur la nuque. A l'intérieur, du sulfate de soude ou :

532. R. Huile de croton tiglium........ 6 gouttes.
    Extrait de poudre de réglisse. āā Q. S.
    P. f. 12 pilules.
    Sig. Selon avis.

Froidure.

En cas d'engourdissement, faire passer doucement le malade dans une température pl is chaude.

Frictions, lavements d'eau froide, faire respirer de l'ammoniaque. Plus tard, on transporte le malade dans une pièce plus chaude et on lui fait prendre des boissons tièdes. S'il survient des douleurs pendant la réaction, on applique des compresses froides, et enfin on administre les excitants comme dans les brûlures.

Engelures.

533. R. Collodion...................... 40.
     Iode métallique................ 1.
     Sig. Badigeonner une fois par jour.

534 R. Précipité blanc................ 4.
     Onguent rosat................ 40.
     Sig. Selon avis.

On en étend de l'épaisseur d'une lame de couteau sur de la toile et on en recouvre les engelures.

535. R. Suc frais de citron............. 5.
     Sig. Pour enduire les engelures.

536. R. Eau de cannelle................ 50.
     Eau distillée.................... 150.
     Sig. Pour compresses.

537. R. Nitrate d'argent................ 0,80.
     Eau distillée.................... 40,00.
     Sig. Comme le précédent.

538. R. Teinture de cantharides........ 10.
     Sig. Pour usage externe.

539. R. Acide chlorhydrique............ 50-100.
     Sig. Pour un bain de pied (de 10 minutes de
          durée).

540. **R.** Infusion de semences de mou-
      tarde............................ Q. S.
      Sig. Pour laver.

541. **R.** Oxyde de zinc.................. 2.
      Oxymel rosat................... 20.
      Sig. Pommade.

542. **R.** Nitrate d'argent................ 0,20.
      Oxymel rosat.................. 10,00.
      Sig. Pommade.

Furoncle.

Quinquina et préparations ferrugineuses, acides minéraux, bains chauds, nourriture réconfortante, un peu de vin.

Anthrax.

Lorsque l'anthrax sera arrivé à maturité, on fera de *grandes* incisions en croix et on placera dans ces incisions de la charpie imbibée d'eau chlorée et on la changera toutes les 2 ou 3 heures. Par-dessus seront placées des compresses chaudes. On enlève les parties sphacélées. A l'intérieur, quinquina, vin généreux.

Onyxis malin.

Saupoudrer une fois par jour avec de la poudre de nitrate de plomb (la valeur d'une pointe de couteau).

Inflammation phlegmoneuse.

543. **R.** Onguent mercuriel............. 40.
      Sig. Étendre sur de la toile.

On étend cette préparation au début sur toute la partie enflammée, par-dessus des compresses d'eau chaude ou bien des vessies de glace. Compression (mais avec précaution) à l'aide de bandelettes de sparadrap. Si la résolution ne se produit pas, cataplasme et enfin donner issue au pus.

Inflammation aiguë des gaines tendineuses et des bourses séreuses. Lymphangite.

Le membre doit être placé dans un appareil à éclisse, par-dessus on place des vessies de glace et, suivant les indications : onguent mercuriel, emplâtres vésicants, ou badigeonnage de teinture d'iode.

Compression modérée avec des compresses humides. En cas de collections purulentes, donner issue au pus.

Ostéite et périostite.

Dans le commencement : badigeonnage à la teinture d'iode jusqu'à effet vésicant ; après la dessiccation, nouveau badigeonnage. S'il se forme du pus, lui donner issue. En cas de douleur, de fièvre et de production abondante de pus : vessies de glace, appareil plâtré muni d'une fenêtre. Si c'est nécessaire, quinine à l'i ricur.

Panaris.

Cataplasme, de fréquents bains de mains dans la journée : il faut avoir soin d'enlever promptement la peau avec les ciseaux pour donner une issue facile au pus. Dans le même but, on peut aussi pratiquer de profondes incisions. Plus tard enlever les tendons nécrosés et les débris de phalanges. Lorsque la plaie bourgeonne bien, compression légère à l'aide de bandelettes de sparadrap.

Hydarthrose aiguë.

Repos absolu, teinture d'iode ou vésicatoires, compression à l'aide de bandes mouillées, appareil de Volkmann.

Artrite purulente.

Donner à l'articulation une bonne position, immobilisation. Appareil plâtré, et par-dessus vessies de glace. Avant de poser l'appareil, il est bon de faire faire des frictions d'onguent mercuriel ou de teinture d'iode. A l'intérieur, boissons acidulées, et. contre les douleurs, morphine.

Lorsqu'il y a grande abondance de pus, beaucoup de gonflement et de douleurs, faire de profondes incisions générales ; si l'état général du malade le permet, résection de l'articulation ; à l'intérieur, quinine, vin rouge et avoir soin d'ordonner une nourriture réconfortante pour soutenir les forces du malade.

Rhumatisme articulaire aigu.

Badigeonnage à la teinture d'iode, enveloppement dans de l'étoupe ou de la ouate, immobilité absolue ; à l'intérieur, des diurétiques et des diaphorétiques. En cas d'affection cardiaque, digitale en infusion ou en teinture.

544. R. Acétate de potasse............... 5.
Nitrate de potasse............... 5.
Eau distillée.................... 200.
Sirop de framboises............. 20.
Sig. Matin et soir une cuillerée.

Décubitus gangreneux.

Aussitôt qu'il apparaît de l'érythème, il faut le frictionner avec du suc frais de citron. On badigeonne les excoriations avec une solution de nitrate d'argent. Ou bien, on y fait appliquer de l'emplâtre de céruse étendu sur de la peau très souple. On peut aussi employer l'emplâtre de savon. On recouvrira les parties sphacélées de compresses trempées dans de l'eau chlorée ou de tous autres désinfectants cités plus haut. On peut employer de la sorte l'eau créosotée, le vin camphré, l'alcoolé de térébenthine, le charbon de tilleul. Coussin à air ou à eau. Pour les escharres légères, coussinets en ouate.

545. R. Emplâtre de savon............. 50.
Sig. Pour étendre sur de la toile ou de la peau très souple.
546. R. Goudron de hêtre............. 100.
Sulfate de chaux............... 100.
Sig. Pour être renouvelé plusieurs fois par jour.

547. R. Hypermanganate de potasse... 0,40 — 0,80.
     Eau distillée.................. 400,00.
     Sig. Solution pour pansement.
548. R. Acide phénique.............. 10.
     Huile d'olives................. 400.
     Sig. Pour imbiber la charpie.

N. B. — N'appliquer qu'avec précaution, de crainte d'intoxication ; à l'intérieur, réconfortants, vin, boissons acidulées, quinine, musc, camphre.

549. R. Rhum vieux.................. 100.
     Sig. Par cuillerées à café.
550. R. Camphre.................... 0,20.
     Gomme pulvérisée............. 0,80.
     Donner 3 doses semblables.
     Sig. Une dose tous les jours.
551. R. Acide citrique............. 5.
     Eau distillée................. 400.
     Sucre blanc................... 50.
     Sig. Pour boisson.

Stomatite mercurielle gangreneuse.

552. R. Chlorate de potasse........ 4.
     Eau distillée................. 400.
     Sig. Collutoire (à employer glacé).
553. R. Eau oxymuriatique.......... 40.
     Eau distillée................. 400.
     Sig. Pour la bouche.

Pourriture d'hôpital.

Isolement rigoureux du malade ; à l'intérieur, réconfortants et excitants ; pour pansements, se servir des solutions suivantes : solution d'acétate d'alumine (Voir la formule plus haut), alcool camphré, alcoolat de térébenthine, badigeonnage à la teinture d'iode pure.

Si ces moyens ne réussissent pas, on raclera toute la surface de tissus malades avec une cuiller coupante sur ses bords, puis on cautérisera avec l'acide nitrique jusqu'à ce qu'on soit arrivé aux tissus sains.

554. R. Acide nitrique fumant.......... 40.
Sig. Pour cautériser.

Érysipèle.

Badigeonner avec de l'huile, par-dessus des couches de ouate (ouvrir les abcès). A ceux qui ne sont pas autrement malades, un émétique. En cas de grand épuisement des forces : quinine, ou bien :

555. R. Camphre pulvérisé............. 0,20.
Sucre en poudre................ 4,09.
Diviser en 6 doses.
Sig. Une dose toutes les 4 heures.

Lymphangite. Thrombose. Phlébite.

Repos absolu, frictionner toute l'extrémité avec de l'onguent mercuriel, puis envelopper de ouate ; si on craint la suppuration, cataplasmes. En cas d'embarras gastrique, un émétique.

Fièvre thraumatique, septicémie, pyohémie.

Boissons rafraîchissantes, diète absolue ; pour faciliter la transpiration, des bains chauds d'une heure, puis envelopper le malade dans des couvertures de laine.

556. R. Sulfate de quinine.............. 2.
Bicarbonate de soude.......... 6.
Diviser en 6 doses.
Sig. 3 doses par jour.
557. R. Chlorhydrate de morphine...... 0,10.
Bicarbonate de soude.......... 5,00.
Diviser en 6 doses.
Sig. Une dose le soir.

Tétanos traumatique.

558. R. Chloral hydraté................. 5.
Eau distillée.................... 100.
Sirop d'écorces d'oranges....... 20.
Sig. Une cuillerée tous les $1/4$ d'heure.

Donner ce médicament assez longtemps et assez souvent, de façon à ce que le malade sommeille constamment, ou :

559. R. Opium pulvérisé............... 0,50.
Sucre blanc..................... 5,00.
Diviser en 6 doses.
Sig. Une dose toutes les 2 ou 3 heures.

560. R. Chloroforme.................... 100.
Éther sulfurique............... 50.
Alcool absolu.................. 50.
Dét. sub sigillo.
Sig. Pour être employé par le médecin.

Bains chauds avec potasse caustique (20 — 80 grammes pour un bain).

Delirium tremens.

561. R. Chloral hydraté................. 2 — 4.
Eau distillée................... 100.
Sirop d'écorces d'oranges....... 20.
Sig. A donner dans l'espace de 12 — 24 heures.

562. R. Opium pulvérisé............... 0.40 — 0,80
Sucre blanc..................... 4.
Diviser en 6 doses.
Sig. Une dose toutes les 2 heures.

Pour les gens âgés :

563. R. Arrak........................... 50.
Sucre blanc..................... 50.
Jaune d'œuf..................... n° 2.
Eau distillée................... 150.
Sig. A donner par cuillerées à café.

Plaies empoisonnées.

Compresses froides, compresses d'eau blanche, succion de plaie ; à l'intérieur, quinine, un émétique. En cas d'empoisonnement par piqûres anatomiques, on laisse saigner la plaie, on la nettoie et on la cautérise à l'acide nitrique. S'il se forme du pus sous la croûte, il faut la détacher et renouveler la cautérisation.

Diathèse scrofuleuse.

Viande, œufs, lait, bains fréquents de sel ou d'infusion de feuilles de noyer et alternant avec des bains de malt. Air pur. Préparations mercurielles à faible dose comme laxatifs. Chez les enfants scrofuleux qui ont de l'embonpoint, café de glands ; aux enfants maigres, teinture amère, huile de foie de morue.

564. R. Calomel.......................... 0,10.
      Sucre blanc...................... 5,00.
      M. f. P. Diviser en 6 doses.
565. R. Infusion de feuilles de noyer
      20 sur...................... 300.
      Sirop de framboises............ 20.
      Sig. A donner dans la journée.

Teinture de malate de fer, sirop d'iodure de fer, surtout aux enfants gros et boursouflés, qui ont des arthrites fongueuses. Préparations ferrugineuses faciles à digérer, préparations aromatiques, bains iodés ou salés (400 gr. à 1,000 gr. de sel par bain).

Rehme, Kreuznach, Coblenz, Tötz, Hall, Ischl, Rheinfelden, Helgoland, Ostende, Scheveningen, Cuxhaven.

Ozène.

566. R. Créosote...................... 2.
      Glycérolé d'amidon............. 40.
      Sig. En onctions à l'endroit indiqué tous les jours.

567. R. Précipité rouge................. 0,05.
Cérat.......................... 50,00.
Sig. Pour enduire la charpie.

Rachitisme.

Pour les malades nouvellement atteints de rachitisme, ordonner une bonne nourriture, surtout du lait, un air pur et un logement sec. Plus tard, appareils à eclisses; si les os (partie inférieure de la jambe) sont atteints d'ostéo-sclérose, il faut faire l'infraction avec ou sans ostéotomie sous-cutanée. L'appareil plâtré restera 4 à 6 semaines. En cas de rachitisme encore récent :

568. R. Sucre de lait.................... 10.
Lactate de chaux............... 10.
Phosphate de chaux............ 10.
Lactate de fer.................. 5.
Sig. Matin et soir une pincée à couteau.

Arthrite.

Compresses froides d'eau blanche, sangsues, badigeonnage avec une solution faible de nitrate d'argent, ou onction avec un corps gras, hydrothérapie avec le drap mouillé. On recommande, en outre, aux malades : Karlzbad, Kissingen, Hombourg, Vichy et les stations thermales : Tœplitz, Gastein, Wiesbaden. Contre les douleurs :

569. R. Huile d'olives.................. 40.
Chloroforme.................... 40.
Sig. En frictions 3 fois par jour.

Inflammation chronique des parties molles.

Le repos et la compression (à l'aide de linges humides) sont les meilleurs moyens à employer, appareil plâtré, enveloppement hydrothérapique avec le drap mouillé, toutes les 2, 3 heures, pommades et compresses résolutives, celles qu'on emploie le plus sont l'emplâtre et la pommade mercuriels et la teinture d'iode, la pommade stibiée, l'huile de croton (frictions pendant 6-8 jours). Emplâtre d'euphorbe, un grand vésicatoire volant ou tous les jours un petit, et mieux un emplâtre de cantharides (on en place sur la peau un morceau grand comme une pièce de 10 centimes et on le laisse 24 heures, puis la cloche qui se produit est percée et on fait un pansement sur une feuille d'ouate qu'on laisse en place jusqu'à ce qu'elle tombe d'elle-même). A la fin, on emploie l'emplâtre vésicatoire perpétuel qu'on laisse en place plusieurs jours ou plusieurs semaines sans discontinuer. Tous ces moyens ne sont cependant à employer qu'en cas d'inflammations sous-cutanées et légèrement aiguës; ils sont inutiles dans les cas de forme torpide chronique.

Gratter avec la cuiller à bords coupants et ensuite cautériser avec la potasse caustique ou le perchlorure de fer.

En cas d'affection des articulations chez les enfants irritables, on emploie les dérivatifs, la solution de nitrate d'argent et les vésicatoires.

Ulcères.

Lorsqu'il y a éréthisme, emplâtre à base de plomb, eau blanche.

570. R. Cire blanche...................... 20.
 Huile d'olives.................... 60.
 M. f. s. a. Cérat.
 Sig. Selon avis.

571. R. Oxyde de zinc.................... 4.
 Axonge.......................... 40.
 M. et f. Pommade.

572. R. Alun............................ 20.
 Acétate de plomb.............. 40.
 Eau distillée.................... 200.

S'il reste toutefois des bourgeons flasques, douloureux, on cautérise avec le nitrate d'argent. Compression avec le sparadrap, cataplasmes, bains continus.

En cas d'ulcères fongueux ou calleux, de lupus ulcéré : gratter avec la cuiller, puis cautériser avec la potasse caustique. La croûte noire qui se produit, après la cautérisation, n'est recouverte par aucun pansement jusqu'à ce qu'elle tombe d'elle-même par l'effet de la suppuration.

On emploie souvent, pour détruire les bords calleux et exciter la suppuration, la cautérisation au fer rouge ou la compression avec les bandelettes de sparadrap.

On emploie aussi l'emplâtre de cantharides ou la pommade stibiée (Voyez plus haut).

Après la cicatrisation, il faut recouvir la partie malade avec de la ouate et la recouvrir (surtout quand ils sont aux jambes) d'un appareil amidonné.

Les ulcères phagédéniques seront cautérisés avec de la potasse caustique, ou :

573. R. Chlorure de zinc................ 20.
       Farine de froment.............. 20.
       Eau distillée................... Q. S.
       Pour faire une pâte molle.
       Sig. Pâte caustique.

Il faut porter le caustique jusqu'à ce qu'on arrive aux parties saines.

574. R. Précipité rouge................. 10 gr.
       Det ad scutulam.
       Sig. Pour saupoudrer.

Lupus exfoliant

Cautérisation à la teinture d'iode pure.
575. R. Iodure de potassium........... 5,00.
       Iode pur....................... 0,10.
       Glycérine...................... 50,00.
       Sig. Pour badigeonner la partie atteinte de
       lupus. A l'intérieur huile de foie de morue.

Ostéite chronique.

Teinture d'iode, pommade à l'iodure de potassium, pommade avec une solution de nitrate d'argent, enveloppement hydrothérapique et appareil produisant une légère compression.

Tumeur blanche.

Si elle devient aiguë :

576. R. Nitrate d'argent cristallisé...... 5.
     Pommade rosat................... 50.
     M. f. Pommade.

Teinture d'iode, enveloppement avec le drap mouillé, compression légère. Repos absolu et finalement appareil plâtré. Si tous les moyens ci-dessus restent sans donner de résultat, on peut aussi employer l'appareil à extension de Volkmann.

Synovité séreuse chronique. Hydarthroses.

577. R. Emplâtre de jusquiame......... 50.
     S. A étendre sur de la toile et envelopper les genoux.
578. R. Iode métallique............... 0,10.
     Iodure de potassium............ 5,00.
     Cérat......................... 50,00.
     M. f. Pommade.
     Sig. En friction avec gros comme une noisette 3 fois par jour.

a) Ponction simple (ne jamais faire écouler tout le liquide) ;
b) Friction avec la pommade à l'iodure de potassium et enveloppement avec un linge mouillé ;
c) Ponction suivie d'injection. (Voir Tumeur blanche).

579. R. Teinture d'iode................ 15-30.
     Eau distillée................... 15-30.
     Sig. Pour être injecté en 1 ou 2 fois.
580. R. Teinture d'iode................ 40.
     Eau distillée................... 80.
     Sig. Pour injection.

N. B. — En injecter 30 à 50 grammes et laisser le liquide dans la cavité pendant 2 à 5 minutes.

Lymphôme.

Traitement arsenical, local et interne. Localement, on injectera tous les jours dans la masse du lymphôme 2 à 3 gouttes de solution arsenicale à l'aide de la seringue de Pravaz. S'il se produit des abcès, on arrêtera le traitement. A l'intérieur, on en donnera matin et soir 3 gouttes pour commencer, et tous les jours on augmentera la dose d'une goutte. On augmentera ainsi journellement jusqu'à ce qu'on arrive à la dose journalière de 30 gouttes, puis on diminuera de même jusqu'à 3 gouttes. Si le résultat n'est pas complet, on recommencera une nouvelle série. S'il survenait quelque symptôme d'intoxication arsenicale, on arrêterait le traitement.

581. R. Liqueur arsenicale de Fowler...   5.

A employer par le médecin, en injections.

582. R. Liqueur arsenicale de Fowler..   3.
Teinture de malate de fer......   3.
Sig. 10 à 15 gouttes tous les jours avant le repas.

Carcinome.

Enlever le plus tôt possible les tissus de nouvelle formation à l'aide du bistouri, ou cautérisation à l'aide de divers caustiques.

583. R. Chlorure de zinc................ 40.
Amidon .... Q. S.
Pour faire une pâte molle qu'on étend sur de la toile à l'aide d'une spatule.

N. B. — On le laissera en place de 24 à 48 heures, on fera prendre un bain, puis on fera une nouvelle application.

Cautérisation avec la potasse caustique. Les épithéliomas peu profonds sont grattés à l'aide de la cuiller à bords coupants, la plaie sera aussitôt cautérisée avec la potasse caustique.

584. R. Chlorure de zinc................ 20.
Amidon et mucilage de gomme.. Q. S.
Pour faire 6 crayons.
Sig. Crayons caustiques.

585. R. Acide borique.................. 20.
    Pepsine en poudre............. 40.
    Sig. Pour saupoudrer.
586. R. Acide chlorhydrique............ 4.
    Eau distillée.................. 400.
    Sig. Liquide pour pansement.

N. B. — On ne doit employer cette dernière formule qu'après avoir saupoudré la plaie avec les poudres indiquées plus haut.

Contre les douleurs, en cas de carcinome du rectum :

587. R. Chlorhydrate de morphine...... 0,15.
    Beurre de cacao................ 5,00.
    M. f. 5 suppositoires.
    Sig. Pour introduire dans le rectum.

Angiome plexiforme et angiome caverneux.

1. En cas d'angiome superficiel, cautérisation avec l'acide nitrique fumant. On se servira d'une baguette de bois (et non d'une baguette de verre, car le liquide coule trop facilement le long du verre) qu'on trempera dans l'acide et dont on touchera la surface de la tumeur, jusqu'à ce qu'elle se couvre d'une croûte jaune verdâtre. (On enduira les pourtours de la tumeur pour les préserver avec un corps gras.)

2. Pour les tumeurs caverneuses profondes, on trempe des fils de coton dans le perchlorure de fer, on l'exprime légèrement, puis on les passera à travers la tumeur. On les laisse à demeure jusqu'à ce qu'il y ait déplétion de la tumeur.

3. En cas d'angiomes larges et profonds, cautérisation à l'aide du galvano-cautère ou du thermo-cautère de Paquelin (se servir du cautère pointu).

FORMULES GÉNÉRALES.

a. Diarrhée : régime approprié : un peu de vin rouge.

588. R. Poudre de Dower.............. 0,80.
    Tannin....................... 0,50.
    Extrait de colombo............ 0,40.
    Sucre blanc................... 2,00.
    M. f. P. Diviser en 5 doses.
    Sig. Une dose tous les quarts d'heure.

589. R. Acétate de plomb............... 0,20.
     Opium pulvérisé............... 0,20.
     Poudre de gomme............. 2,00.
     M. f. P. Diviser en 6 doses.
     Sig. Une dose toutes les 5 heures.
590. P. Nitrate d'argent................ 0,80.
     Eau distillée.................... 200,00.
     Mucilage de gomme........... 40,00.
     Sig. Pour lavement.
591. R. Nitrate d'argent................ 0,40.
     Décoction de salep............ 80,00.
     Sirop simple................... 20,00.
     Sig. Toutes les heures une cuillerée.
592. R. Tannin........................ 2,00.
     Laudanum..................... 0,15..
     M. f. P. Diviser en 2 doses.
     Sig. Une dose matin et soir.
593. R. Décoction de ratanhia 20 sur.. 140.
     Laudanum.................... 1—2.
     Sig. Par cuillerée à bouche.
594. R. Teinture de ratanhia........... 10.
     Teinture de cannelle............ 10.
     Teinture amère................ 10.
     Sig. A prendre par gouttes.

b. Constipation :

595. R. Infusion de feuilles de séné
        10 sur....................... 150.
     Sirop simple................... 50.
     Sig. A prendre dans la journée.
596. R. Extrait d'aloès................ 4.
     Extrait de jalap............... 4.
     Savon médicinal............... 4.
     Poudre et extrait de rhubarbe... Q. S.
     P. f. des pilules de 0,20 enrobées.
     Sig. 4 pilules à jeun.

597. R. Huile de croton................ 6 gouttes.
  Extrait et poudre de réglisse.... Q. S.
  M. f. 12 pilules enrobées.
  Sig. Prendre de 2 à 3 pilules.

Excitant en cas de collapsus :

598. R. Teinture de cannelle............ 20.
  Sig. A prendre par cuillerées à café.

Excitant en cas d'hystéralgie :

599. R. Teinture de valériane.......... 10.
  Sig. A donner par gouttes.

Dans de l'eau carminative royale, etc. Expectorants :

600. R. Infusion de polygala...... 10 sur 150.
  Sirop simple................... 20.
  Sig. A donner par cuillerée à bouche.

601. R. Infusion de racine d'ipéca, 1 sur 150.
  Sirop d'oranges................ 30.
  Sig. Une cuillerée toutes les heures.

Quand les urines sont alcalines :

602. R. Acide benzoïque............... 4.
  Eau distillée................... 200.
  Sirop de framboises............ 20.
  Sig. A donner en 24 heures.

FORMULES

DE M. LE PROFESSEUR-DOCTEUR JOHANN BARON DE
DUMREICHER

Liquides pour pansements et injections.

603. R. Sulfate de cuivre........... 0,08-0,80.
     Eau distillée...............   50,00.
     Sig. Liquide pour pansement.

Pour plaies de mauvaise nature et longues à se cicatriser.

604. R. Eau chlorée.................... 100.
     Eau distillée.................. 100.
     Sig. Liquide pour pansement.

Pour plaies gangréneuses, pour injecter dans les plaies sanieuses.

605. R. Eau chlorée.................... 30.
     Eau distillée.................. 300.
     Sig. Liquide pour pansement.

606. R. Créosote...................... 40.
     Glycérine..................... 200.
     Sig. Pour pansement.

Pour plaies saignantes, douloureuses ou gangréneuses.

607. R. Camphre...................... 10.
     Mucilage de gomme............ 100.
     Eau de fontaine............... 100.
     Sig. En application avec de la charpie.

Pour les plaies à bourgeons mollasses.

608. R. Eau de chaux................. 400.
     Sig. Pour pansement.

Pour plaies de mauvais aspect :

609. R. Eau de chaux.................... 50.
       Huile de lin..................... 50.
       Sig. Pour pansement.

Pour les brûlures, on appliquera sur la plaie un morceau de linge imbibé de cette solution de façon à recouvrir entièrement la plaie, et on le recouvrira de compresses froides et au besoin de vessies de glace.

610. R. Hypermanganate de potasse..... 2.
       Eau de fontaine................. 400.
       Sig. Pour pansement.

Pour les plaies sanieuses et pour injecter.

611. R. Potasse caustique.............. 0,80.
       Eau distillée................... 400,00.
       Sig. Pour pansement.

Sur les plaies du pied. Plaies de mauvaise nature.

612. R. Silicate de potasse neutre en so-
          lution concentrée............ 1000.
       Sig. Silicate pour pansement.

On étend le liquide sur les bandes à l'aide d'un pinceau, ou bien on trempe les bandes dans le liquide pendant qu'on les enroule.

613. R. Acide phénique.................. 5.
       Eau de fontaine................ 400.
       Sig. Pour pansement.

Pour injections sur les plaies de mauvaise nature :

614. R. Iodure de potassium............. 20.
       Eau distillée................... 150.
       Sig. Liquide pour injections.

En cas de blennorrhée de l'antre d'Highmore :

615. R. Sous-acétate de plomb.......... 200.
       Sig. En compresses coupées avec de l'eau.

En cas d'érysipèle :

616. R. Eau blanche................... 200.
   Sig. Pour l'usage externe.

Pour compresses dans l'érysipèle :

617. R. Solution neutre de perchlorure
      de fer...................... 100.
   Sig. Solution anti-hémorrhagique.

En cas d'hémorrhagie des parenchymes :

618. R. Iode métallique.............. 0,50.
   Iodure de potassium.......... 2,00.
   Glycérine .... 50,00.
   Sig. Pour badigeonner.

En cas d'inflammation des glandes chez les scrofuleux et affections strumeuses du parenchyme :

619. R. Iode métallique.............. 2.
   Iodure de potassium.......... 10.
   Eau distillée................. 150.
   Sig. Pour injection (solution de Lugol).

Dans l'hydrocèle, *struma cysticum.*
De même :

620. R. Chlorure de zinc............. 1-4.
   Eau distillée .... 100.
   Sig. Pour l'usage externe, selon avis.

La solution de chlorure de zinc de 1 à 4 p. 100 est actuellement
la plus employée à la clinique de Dumreicher pour le pansement
des plaies. Par l'emploi de cette solution, on active la suppuration
de la surface des plaies.

D'après Dumreicher, la guérison des plaies simples récentes est
obtenue par première intention, quand les conditions suivantes sont
remplies :

1° Donner aux surfaces de la plaie la forme qui se prêtera le mieux à la réunion, ce qui, en cas d'opération sur les extrémités, est surtout facilité par la chloroformisation et l'arrêt de l'hémor-rhagie ;

2° Faire la ligature des vaisseaux saignants à l'aide de fils susceptibles d'être résorbés pour éviter la suppuration au-dessous de la ligature ;

3° Tonifier la surface des plaies et stimuler l'exsudat inflammatoire en humectant la plaie avec une solution de chlorure de zinc à 1-4 p. 100 ;

4° Quand on n'a plus à craindre d'hémorrhagies ultérieures, réunir rigoureusement les surfaces de la plaie ;

5° Faciliter l'écoulement des sécrétions à l'aide de tubes à drainage par le chemin le plus court, et placés dans toutes les anfractuosités qu'on n'aura pu éviter malgré une compression méthodique ;

6° Éviter, chaque fois qu'on renouvellera le pansement, qu'il ne reste sur la plaie aucun débris de pansement soit sec, soit imprégné de sécrétions. Car en les enlevant on pourrait, en opérant quelque traction, faire de nouvelles déchirures aux surfaces déjà réunies. On évitera cet accident en employant des pièces de pansement qui ne soient pas susceptibles d'adhérer aux bords de la plaie ou à la peau.

Ainsi la plaie étant préparée à être réunie exactement, les vaisseaux ayant été liés avec le catgut, Dumreicher laisse la plaie ouverte pendant quelques heures dans la crainte d'hémorrhagies ultérieures ; puis il humecte la plaie avec la solution de chlorure de zinc, et s'il n'a pas pu éviter les anfractuosités, il y place un tube à drainage, dirigé par le chemin le plus court vers l'orifice de la plaie ; l'extrémité des tubes à drainage est maintenue entre les points de sutures qui réunissent les bords de la plaie ; puis il recouvre la plaie d'une feuille de papier de soie ciré. Les bouts de tubes à drainage qui émergent de la plaie doivent traverser ce papier par de petites ouvertures exactement faites.

On obtiendra la réunion exacte des bords de la plaie en y plaçant de la ouate, du jute, des éponges fines, qui sont ensuite comprimés avec des bandelettes de sparadrap, puis avec des bandes, de façon que les bords de la plaie soient en contact dans toute leur profondeur. Le pansement intermédiaire — coton, jute ou éponges fines — sera appliqué dans les parties rentrantes avec assez de force pour produire la jonction des surfaces de la plaie et empêcher tout de même par leur élasticité une trop forte compression sur la plaie.

On arrive ainsi, en cas d'abcès froids ouverts, à obtenir la réunion des bords, sans employer la pulvérisation, etc., etc., en ayant soin de nettoyer avec soin les parois de la cavité, en enlevant les débris des exsudations et en humectant la plaie avec la solution de chlorure de zinc à 1-4 p. 100.

On obtiendra par le même procédé la guérison, par première intention, des engorgements ganglionnaires et kystiques. Dans l'inflammation de la gaine des tendons, on pratique une incision, on mouille la surface interne avec la solution de chlorure de zinc, on réunit par une compression méthodique et la guérison s'obtient en quelques jours sans suppuration.

621. R. Teinture d'iode............... 40.
    Sig. Pour badigeonner.

Dans l'inflammation des articulations et des ganglions.

622. R. Chlorhydrate de morphine..... 0,40.
    Eau distillée.................. 10,00.
    Sig. Pour injections sous-cutanées.

Dans l'angine tonsillaire :

623. R. Alun....................... 5.
    Laudanum de Sydenham........ 2.
    Eau distillée.................. 400.
    Sig. Gargarisme.

Emplâtres et Onguents.

624. R. Gomme ammoniaque.......... 50.
    Vinaigre scillitique............ 50.
    M. f. Un emplâtre mou.
    Sig. Emplâtre.

En cas d'inflammation séreuse des articulations, à appliquer sur toute l'articulation, comme résolutif.

625. R. Emplâtre diachylon composé.... 20.
    Sig. Emplâtre adhésif.
626. R. Essence de térébenthine....... 50.
    Sig. Pour l'usage externe.

N. B. — Pour nettoyer la peau salie par l'emplâtre diachylon.
Pour les engelures :

627. R. Sucre de Saturne.............. 1,50.
    Cérat......................... 50,00.
    Alun pulvérisé................. 2,00.
    Teinture de benjoin........... 20 gouttes.
    Sig. Pommade.

Et :

628. R. Nitrate d'argent cristallisé.... 0,08-0,20.
    Cérat........................ 40,00.
    D. Sig. Pommade.

629. R. Sucre de Saturne.............. 1.
    Alun pulvérisé................. 20.
    Onguent émollient (ou cérat).... 20.

En cas d'induration du testicule :

630. R. Onguent mercuriel............. 100.
    Diviser en 50 doses.
    Délivrer dans du taffetas gommé.
    Sig. En frictions.

En frictions méthodiques tous les jours, en cas de lymphangite,
périostite et d'inflammation des articulations, quand il y a des
exsudations opiniâtres.

631. R. Emplâtre de savon............. 50.
    Sig. Emplâtre.

632. R. Acide phénique................ 20.
    Huile d'olive (ou de lin)........ 100.
    Sig. Pour l'usage externe.

Le liquide sera instillé dans la plaie ouverte, ou bien on en
imbibera un morceau de toile qu'on introduira dans la plaie.
Pâte de Lister :

633. R. Acide phénique................. 20.
    Huile de lin (ou huile d'olive)... 100.
    Craie blanche................... Q. S.
    Pour faire une pâte molle.

> Sig. Pour être étendu épais comme le dos d'un
> couteau sur une feuille de gutta-percha ou
> sur une feuille d'étain.

En cas de fractures compliquées sur une articulation ouverte, ou sur une plaie chirurgicale, sur les abcès profonds.

634. R. Emplâtre oxycrocéum.......... 10.
Sig. Emplâtre.

En étendre sur de la toile épais comme le dos d'un couteau et appliquer sur la tumeur; par dessus, compression méthodique. En cas d'inflammation des bourses séreuses superficielles.

635. R. Chlorure de zinc................. 40.
Solution épaisse de gomme...... 5 gouttes.
Amidon .... Q. S.
Pour faire une pâte dure.
Sig. Pâte caustique.

Si l'on veut en faire des flèches, on étendra la pâte à l'aide d'un rouleau jusqu'à l'épaisseur d'une ligne, on la fera sécher à l'étuve, on la découpera en languettes de forme triangulaire et on les conservera dans un flacon bouché à l'émeri.

Pour s'en servir, on fera à l'aide du bistouri une incision dans le tissu de nouvelle formation (carcinome), on introduira ensuite la flèche dans cette incision.

636. R. Nitrate d'argent fondu.......... 5.
Sig. Caustique.

Poudres et Pilules.

637. R. Poudre de racine de rhubarbe... 1.
Oléosaccharure de cannelle..... 1.
Sucre en poudre............... 5.
M. f. Poudre à diviser en 6 doses.
Sig. Une dose 3 fois par jour. Pour réveiller
l'appétit.

638. **R.** Nitrate d'argent cristallisé........ 2.
Silicate de magnésie............. 5.
D. ad vitr. nigro.
Sig. En insufflations.

En cas de catarrhe violent de la gorge.

639. **R.** Amidon en poudre............. 50.
Sig. Pour saupoudrer.

Dans l'érysipèle.

640. **R.** Saccharure de carbonate de fer.. 5.
Bicarbonate de soude............ 5.
D. ad scatul.
Sig. A prendre par pointe à couteau avant et
après les repas.

Dans l'anémie et la scrofule.

641. **R.** Chlorhydrate de morphine...... 0,10.
Sucre en poudre............... 5,00.
M. f. Poudre à diviser en 6 doses.
Sig. Une à deux doses par jour.

Comme calmant.

642. **R.** Phosphate de soude............ 20.
Bicarbonate de soude........... 20.
D. ad scatulam.
Sig. Une pointe à couteau 3 fois par jour.

En cas de gravelle et chez les goutteux.

643. **R.** Poudre de racine de rhubarbe... 5.
Extrait aqueux d'aloès.......... 5.
Extrait de pissenlit............. Q. S.
Pour faire 60 pilules de 0,20.
Sig. Pilules laxatives.

644. **R.** Poudre de Dower............... 1.
Sucre en poudre................ 5.

M. f. Poudre à diviser en 6 doses.
Sig. 3 doses par jour.

En cas de toux.

645. R. Sulfate de quinine..............   1.
Saccharure de carbonate de fer..   5.
M. f. Poudre à diviser en 10 doses.
Sig. 3 doses par jour.

En cas d'anémie.

646. R. Opium pulvérisé...............   0,15.
M. f. Poudre à diviser en 10 doses.
Sig. Prendre une dose le soir.

En cas d'indication spéciale.

Mixtures.

647. R. Décoction de feuilles de nicotiane
2 sur....................... 150.
Sig. Pour deux lavements.

Dans l'obstruction intestinale.

648. R. Chlorate de potasse............   4.
Eau distillée................... 400.

Pour rince-bouche dans les nécroses du maxillaire.

649. R. Teinture aqueuse de rhubarbe... 150.
Sig. Par cuillerée à bouche.

Comme laxatif.

650. R. Décoction de semence de lin
20 sur...................... 400.
Sirop diacode................. 20.
Sig. Par cuillerée à bouche.

En cas de cystite, de piélite, irritation du col de la vessie après l'opération de la pierre.

651. R. Macération de quinquina 10 sur 150.
Élixir acide de Hallez........... 10 gouttes.
Sirop d'écorces d'oranges....... 20.
Sig. Par cuillerées à bouche.

En cas d'affaiblissement du malade.

652. R. Infusion de racine d'ipécacuanha
0,50-0,80 sur................. 200,00.
Sublimé corrosif............... 0,05.
Teinture d'opium............... 5 à 10 gout.
Sirop d'écorces d'oranges........ 20.
Sig. Une cuillerée toutes les 2 heures.

En cas de catarrhe des bronches, de pneumonie.

653. R. Décoction de bois de campêche
10 sur........................ 150.
Teinture d'opium............... 10 gouttes.
Sirop d'écorces d'oranges........ 10.
Sig. Par cuillerées à bouche.

En cas de diarrhée opiniâtre.

654. R. Chloral hydraté................. 5.
Eau distillée................... 50.
Sirop d'écorces d'oranges....... 10.
Sig. En prendre la moitié le soir.

En cas de névralgie très douloureuse.

655. R. Infusion de racine de valériane
2 sur........................ 140.
Camphre pulvérisé............. 4.
Sirop de cannelle............... 20.
Sig. Par cuillerée à bouche.

Comme excitant.

656. R. Teinture vineuse de rhubarbe
        de Darelli...................... 50.
        Sig. Par cuillerée à café.

En cas de catarrhe stomacal, de faiblesse des organes digestifs.

657. R. Elixir acide de Haller.......... 30 gouttes.
        Sirop de framboises............. 50.
        Sig. Par cuillerées à café.
658. R. Extrait de viande de Liebig..... 50.
        Sig. Pour être ajouté au potage.

En cas de digestions difficiles, d'anémie et après des hémorrhagies.

659. R. Teinture de cannelle............ 50.
        Sig. Par gouttes.

Comme excitant.

660. R, Teinture de malate de fer....... 20.
        Teinture amère................ 20.
        Sig. Par cuillerée à café.
        En cas d'anémie, de scrofule, de rachitisme.
661. R. Iodure de potassium............ 5.
        Eau distillée................... 200.
        Sig. A prendre dans l'espace de 3 jours.

En cas d'ulcérations serpigineuses ou scrofuleuses, de gonflement
des ganglions; et dans les cas de syphilis (s'il n'y a pas de contre-
indication).

Pâte de Vienne :

662. R. Chaux vive.................... 30.
        Potasse caustique.............. 20.
        Alcool......................... Q. S.
        Pour faire une pâte.
        Sig. Pâte caustique.

On place autour de l'endroit qu'on doit percer des morceaux de sparadrap imbriqués de façon à ménager une fenêtre sur laquelle on applique à l'aide d'une spatule la pâte caustique, on lui donne deux lignes d'épaisseur et on la laisse en place de 10 à 15 minutes. On lavera la plaie avec de l'eau vinaigrée, et on appliquera des compresses tièdes ou bien l'on prescrira un bain.

663. R. Chlorate de potasse............   4.
      Eau distillée.................... 400.
      D. Sig. Pour renifler.

Dans l'ozène.

664. R. Chlorate de potasse............   20.
      Eau distillée.................... 400.
      D. Sig. Pour rince-bouche.

Dans la stomatite mercurielle.

665. R. Hypermanganate de potasse.....   1.
      Eau distillée.................... 200.
      D. Sig. Pour injection.
      Dans la cystite aiguë.

N. B. — On l'emploie après une injection d'eau tiède. Si les envies d'uriner sont douloureuses, on prescrira les narcotiques sous forme de pommade, de liniments, de suppositoires, etc.

666. R. Chlorhydrate de morphine. 0,02 — 0,05.
      Beurre de cacao..........   Q. S.
      Pour faire 6 suppositoires.
667. R. Extrait de noix vomique... 0,20 — 0,40.
      Eau distillée...............   200,00
      D. Sig. Pour injections.

En cas de paralysie de la vessie. On injectera tous les jours la sixième partie de cette solution et on la laissera une heure dans la vessie. Il suffit pour guérir cette affection de régulariser la miction : une émission toutes les 4 heures.

III

MALADIES DES ENFANTS

FORMULES

DE M. LE PROFESSEUR GUSTAVE BRAUN

L'allaitement artificiel ne doit être employé pour les enfants que lorsque la mère ne peut nourrir, par insuffisance de lait, ou qu'elle ne peut se procurer de nourrice ; on n'obtient alors de bons résultats qu'à l'aide d'une grande propreté, de grands soins et d'une exactitude constante.

Le lait de vache doit toujours provenir du même animal ou tout au moins de la même étable ; on doit choisir de préférence celle où l'on emploie le fourrage vert. Il est utile de faire traire 3 fois par jour ; on fera un mélange proportionné à l'âge de l'enfant, de lait bourru et d'eau bouillie et l'on y ajoutera un peu de sucre. La proportion exacte d'eau et de lait se détermine ainsi : les 4 premières semaines, on prendra une partie de lait pour trois parties d'eau ; le deuxième et le troisième mois on prendra une partie de lait et deux parties d'eau ; les quatrième, cinquième et sixième mois, une partie d'eau pour une partie de lait ; les septième et huitième mois, deux parties de lait et une partie d'eau ; à partir du neuvième mois, du lait pur. Une tasse de liquide doit être sucrée avec un morceau de sucre gros comme une noisette.

Dans les grandes villes où il faut se mettre en garde contre l'adultération du lait, on ne doit pas toujours se tenir à cette proportion, car le lait trop dilué parvient trop promptement dans le gros intestin et provoque des coliques.

Si on n'a pas la facilité de faire traire plusieurs fois par jour, on garde le lait dans un endroit frais et on le fait bouillir quand le temps est chaud pour l'empêcher de tourner. On enlève chaque fois la crème avant de le couper avec de l'eau, et une fois que le lait a été additionné d'eau, il faut le verser dans un biberon qu'on laisse à demeure dans un bain-marie chaud, pour qu'il reste toujours à la température du lait maternel. Le biberon, recouvert de sa tétine, est présenté ainsi à l'enfant.

La meilleure embouchure dont on puisse se servir pour le biberon est la tétine en caoutchouc ou en gutta-percha, ou bien un bouchon formé d'un morceau d'éponge qu'on maintient à l'orifice de la bouteille avec une mousseline recouverte d'une fine vessie percée de plusieurs trous, ou bien encore d'un obturateur en ivoire percé de plusieurs petits trous. Ces divers systèmes doivent être entretenus avec une grande propreté et souvent renouvelés. Les embouchures brevetées de Charrière peuvent être recommandées, elles rendent de grands services. Elles sont formées d'une embouchure en ivoire ramollie et qui porte sur le côté un petit canal placé obliquement, de la grosseur d'une aiguille. Ce canal permet l'entrée de l'air tout en empêchant le lait de se répandre. Pour que le liquide n'arrive pas trop vite par l'embouchure à l'enfant qui boit, on ne se sert que de la partie inférieure que l'on recouvre d'une toile épaisse avant de l'appliquer à la bouteille.

La bouteille et l'embouchure doivent être tenues très propres; après chaque emploi, on démonte l'appareil, on le nettoie, et pendant le temps qu'on ne s'en sert pas il faut le placer dans un vase contenant de l'eau fraîche. Mais la partie formée d'ivoire ramolli devra être conservée au sec pour éviter les crevasses.

La nourriture principale des enfants doit se composer de lait coupé d'eau, donné à heure régulière avec beaucoup d'exactitude; et ce n'est que dans le cas où l'enfant ne digérera pas facilement, surtout s'il souffre de flatuosités, de renvois, de diarrhée ou de coliques, qu'on modifiera ce régime.

Outre le lait de vache, on peut encore donner aux enfants du bouillon, des infusions et des décoctions de farineux. Pour le bouillon, on peut employer surtout du veau, du bœuf, du poulet et du mouton. On prend environ 130 grammes de belle viande privée complètement de graisse, on verse sur cette viande 2 tasses d'eau bouillante, on laissera bouillir très peu de temps ou on l'approchera seulement du feu pour que la viande soit plutôt saisie que cuite. Le bouillon ainsi préparé devra être légèrement salé, on le donnera à l'aide du biberon à une température convenable, soit pur, soit mêlé d'un peu de lait.

On peut aussi se servir de thé de viande (Beefthea). Pour le préparer, on dispose sur une assiette de la chair musculaire coupée en petits cubes et on l'infuse avec de l'eau bouillante. Après 4 heures d'infusion, on enlève la viande, et le liquide obtenu sera salé convenablement et employé ainsi.

L'eau de biscotte rentre aussi dans les infusions farineuses. En voici la préparation : on pile finement la biscotte et on la fait infuser dans une tasse d'eau, puis on fait cuire le tout dans une petite casserole sur une lampe à alcool, environ 10 minutes, en ayant soin de remuer sans cesse pour éviter qu'il ne se forme des grumeaux. Puis, on verse la bouillie sur un linge et on l'exprime, le liquide obtenu sera sucré et mêlé au lait. Le mélange sera donné à l'aide du biberon quand il aura la température convenable. La décoction de biscotte est facile à digérer et il vaut mieux se servir de cette préparation qui est à base de farine de froment que de décoction de mie de pain. Aux bouillies farineuses peut se joindre l'arrow-root qui a bon goût, est très nourrissant et très facile à digérer. On prend une cuillerée à thé de farine qu'on remue avec un peu d'eau froide, puis on y verse deux tasses d'eau bouillante et on fait bouillir le tout pendant quelques instants, puis on le sucre. Cette bouillie sera ensuite mise dans le biberon, soit pure, soit coupée avec du lait.

On pourra faire de même des décoctions de mie de pain, de gruau, etc., etc.

On ne donnera à l'enfant une bouillie plus consistante de farine ou de la viande qu'à partir du sixième ou du septième mois, ou mieux encore qu'après l'apparition des premières dents. Peu à peu, on habitue les enfants à une nourriture plus solide et on évitera cependant longtemps encore les mets secs et lourds, surtout les pommes de terre.

Tous les aliments devront être préparés le plus frais possible, surtout en été, et jamais on ne les conservera la nuit pour les réchauffer le lendemain.

On ne saurait trop insister auprès des familles pauvres qui se servent d'un suçon pour faire taire leurs enfants criards, sur les inconvénients de cet usage qui est si fréquemment préjudiciable par la fermentation qui s'y produit et qui occasionne chez les enfants des affections diverses du tube digestif.

Les moyens d'allaitement cités plus haut ne sont généralement

reconnus plus ou moins favorables ou utiles que par l'usage et ne
seront applicables qu'après la prise en considération de l'âge des
enfants, de leur degré d'amaigrissement et de leur force diges-
tive.

Pendant les 8 premières semaines, on doit donner, quand les digestions sont bonnes et que l'enfant ne maigrit pas, de l'eau de
biscotte ou d'arrow-root coupée avec du lait ; mais si leur estomac
ne le supporte pas, il faut donner l'eau de biscotte seule, et plus
tard graduellement on pourra y ajouter un peu de bouillon de poulet ou de mouton. A partir de 6 mois, on peut donner aux enfants
du bouillon de bœuf.

Grâce à un régime rationnel et bien ordonné, on arrivera souvent à élever des enfants qui ne donnaient que peu d'espérance.

Asphyxie. — Mort apparente.

Frictionner la peau avec des linges, faire tomber goutte à goutte
ou projeter de l'eau froide, vinaigrée ou ammoniacale, sur la région stomacale ou sur la poitrine, insufflation, respiration artificielle,
lavements de vinaigre ou de vin, électrisation des nerfs respira-
teurs, transfusion et trachéotomie.

Dans le deuxième cas, il est utile de produire des éternuements,
des vomissements ; si ces moyens ne suffisent pas, c'est qu'il s'est
produit dans les voies respiratoires une accumulation de liquide
qui s'oppose à l'entrée de l'air. On les débarrassera de ce liquide et
on donnera accès à l'air à l'aide d'un cathéter flexible. Cela fait,
on poussera de l'air dans les poumons. Pendant qu'on pratiquera la
respiration artificielle, on aura soin d'éviter le refroidissement du
corps par l'application de linges chauds. Quand la respiration de
l'enfant commence à se faire sentir, on fera bien de terminer par
des applications irritantes sur la peau.

On peut aussi faire la respiration artificielle à l'aide du ballon-
cathéter. On emploie à la clinique du Dr Braun un cathéter en
gomme durcie long de 15 à 16 centimètres et épais de quelques
millimètres ; la grosse extrémité est munie d'un ballon en caoutchouc de la grosseur d'un citron. L'extrémité la plus mince de
l'instrument, destinée à être introduite dans la trachée, est munie
de deux ouvertures latérales. La grosse extrémité présente une
ouverture un peu plus large et placée sur le côté gauche de l'instrument. Dès que l'extrémité du cathéter a été introduite dans les
voies respiratoires, on ferme avec le pouce de la main droite l'ou-

verture extérieure, on comprime le ballon et on le place sur l'extrémité libre du cathéter, puis, en cessant la compression, on lui fait aspirer les mucosités des bronches, et on continuera jusqu'à ce que toutes les mucosités soient écoulées, en employant toujours le pouce pour l'aspiration du liquide. Ensuite on emploie le ballon dans un autre but, en laissant libre la seconde ouverture, on produit ainsi la rentrée d'air frais et non d'air déjà expiré. Les résultats cliniques obtenus par l'emploi de ce cathéter à ballon sont très satisfaisants.

Atelektasie des poumons chez les nouveau-nés. — Traitement selon les causes. Enlever les mucosités qui obstruent la bouche, chatouiller la muqueuse nasale et pharyngienne avec une barbe de plume, pratiquer des inspirations profondes et fortes, placer l'enfant dans un bain chaud et laisser tomber sur la poitrine un filet d'eau froide, le tremper tout entier dans l'eau froide et enfin pratiquer au besoin la respiration artificielle avec le cathéter à ballon. Il faut soutenir les forces de l'enfant, le placer dans une température un peu élevée et maintenir ensuite la chambre à une température constante.

Thrombus des nouveau-nés. — **Céphalhématôme.** — Au début, on recouvrira la tête de compresses froides pour empêcher l'afflux du sang de continuer. Si le volume de la tumeur reste stationnaire au bout du quatrième ou cinquième jours, on l'abandonne à la résolution spontanée. Les meilleurs résultats s'obtiennent en pareil cas par l'expectation.

Omphalite. — **Inflammation de l'ombilic.** — Propreté extrême, on écartera les plis et on y placera de la charpie avec ou sans eau blanche; si l'excoriation donne du pus, on appliquera des compresses trempées dans une solution de nitrate d'argent.

En cas de fongosités de l'ombilic, cautérisation avec la pierre infernale, excision ou ligature des excroissances. En cas d'omphalite vraie, on emploie surtout des compresses d'eau tiède et non froide, quand elle n'est pas trop grave. En cas d'inflammation ou de phlegmon, compresses souvent renouvelées de solution d'acétate de plomb. Si la surface ulcérée a un mauvais aspect, on la badigeonnera avec de la teinture d'opium. — En cas d'exsudat croupeux ou diphthéritique, circonscrire les bords avec la pierre infernale.

Gangrène de l'ombilic. — Il faut chercher à arrêter les progrès de la maladie et faire tomber les portions nécrosées.

Si la réaction inflammatoire manque complètement, on circonscrit les points gangrenés avec la pierre infernale ou une solution de perchlorure de fer. Si la réaction inflammatoire est insuffisante, on emploie alors :

668. R. Laudanum de Sydenham....... 10.
Sig. Pour badigeonner.
669. R. Camphre pulvérisé............. 2.
Mucilage de gomme............ 10:
Eau distillée.................. 10.
Sig. Pour usage externe.
670. R. Nitrate d'argent........... 0,10-0,20.
Eau distillée.............. 50,00.
Sig. Solution pour pansement.
671. R. Alcool camphré................. 100.
Éther sulfurique.............. 5,
Sig. Pour usage externe.

Hémorrhagie ombilicale.

On arrêtera aussitôt que possible l'hémorrhagie et on tâchera de prévenir les récidives. Si le sang provient de l'extrémité du cordon, on fera une nouvelle ligature ; si le sang provient d'un point spécial, on le cautérisera avec vigueur en employant un acide, la pierre infernale, du perchlorure de fer, du tannin, ou le fer rouge.

Trismus et tétanos.

Mesures prophylactiques, en cas d'air vicié et de malpropreté on donnera les instructions nécessaires. Les bains chauds produiront souvent à l'enfant de grands soulagements. On peut essayer les frictions d'essence de térébenthine sur la colonne vertébrale et à l'intérieur l'administration de l'oxyde de zinc. Ce qui réussit le mieux, c'est la teinture d'opium en lavements (1 à 3 gouttes), les inhalations de chloroforme, fumigations avec des plantes aromatiques, pour réveiller la sensibilité cutanée.

On a encore obtenu d'excellents résultats avec les injections sous-cutanées d'extrait de fèves de Calabar. Pour les nouveaunés, on ajoute chaque fois 6 milligrammes, et on peut augmenter progressivement de 2 jusqu'à 7 centigrammes. Ces injections devront être fréquemment renouvelées, et on ne doit pas mettre plus de 10 à 15 minutes d'intervalle entre chaque injection. Généralement 6 à 8 injections sont nécessaires pour produire le relâchement musculaire.

Sclérème, Sclérose du tissu cellulaire.

Le traitement local est indispensable, mais seulement à titre d'adjuvant, pour empêcher la perte relativement considérable de la température périphérique. Il consiste dans l'emploi de chaleur artificielle et de l'enveloppement. On empêche souvent ainsi la maladie de se généraliser. Mais dans le sclérème étendu, rien ne sert pour tonifier le cœur, ni les alcooliques ni la caléfaction artificielle.

Hématèmes. Vomissements de sang.

Lavements avec de l'alun, eau froide, lait glacé ; compresses froides sur le ventre (mais avec précautions). En même temps, il faut tenir les pieds et la tête chauds.
Dans les cas rebelles :

672. R. Alun .... 1,00.
     Eau distillée.................... 100,00.
     S. Par cuillerée à café à intervalles rapprochés.
673. R. Perchlorure de fer liquide...... 1.
     Eau distillée.................... 50.
     Sig. Une cuillerée à café toutes les demi-heures.

Ophthalmie blennorrhagique des enfants.

Obscurité, éviter les changements de température, grande propreté aussi bien comme prophylaxie que comme traitement. En même temps écarter les phénomènes nuisibles, enlever les sécrétions avec de la charpie, garantir l'œil sain de la contagion par un bandeau compressif. Dans les cas peu graves, quand la sécrétion est modérée : compresses d'eau blanche; en cas de somnolence et de sécrétions abondantes, les compresses astringentes restant sans effet :

674. **R.** Extrait de Saturne............. 50.
       Eau distillée..................... 50.
       Sig. Instiller dans l'œil 2 ou 3 fois par jour.
675. **R.** Tannin......................... 1.
       Eau distillée.................... 50.
       Sig. Comme avant.
676. **R.** Nitrate d'argent..............,...... 0,10.
       Eau distillée................... 50,00.
       Sig. Instiller 3 à 5 fois par jour.
677. **R.** Nitrate d'argent............. 0,20—0,40.
       Eau distillée.............. 40,00.
       Sig. Badigeonner l'extérieur des paupières à
         l'aide d'un pinceau.

En cas de symptômes graves, d'œdème considérable, de sécrétions purulentes abondantes, faire entre-temps des applications froides (avec précautions). Si ces applications ne peuvent être faites avec tout le soin nécessaire, on emploie le bandeau protecteur, le gâteau de charpie est trempé dans les solutions citées plus haut et renouvelées de 4 à 6 fois par jour.

Ictère des nouveau-nés.

Bains aromatiques. Légers laxatifs (hydromel des enfants).
Tuberculose ganglionnaire : air chaud, air pur. Les mères tuberculeuses ne doivent pas nourrir. En cas de gonflement des ganglions du cou : huile de foie de morue, sirop d'iodure de fer, lorsque les ganglions sont accessibles, badigeonnage à la teinture d'iode.
En cas d'hyperplasie simple des ganglions : eaux minérales de Hall, Heïlbronne, etc. (quand on n'a pas à craindre de tubercules des poumons).

Hypérémie des méninges.

Prendre en considération les causes. — Compresses froides sur la tête, compresses chaudes sur la plante des pieds, lotions vinaigrées tous les quarts d'heure.

678. R. Sulfate de quinine............ 0,50.
     Sucre blanc.................... 5,00.
     M. f. 6 doses.
     Sig. Selon avis.

En cas de constipation (hydromel des enfants).

En cas d'hypérémie traumatique : 1 à 2 sangsues aux apophyses mastoïdes (il ne faut jamais prendre plus de 30 grammes de sang). — A la fin, affusion d'eau froide sur la tête durant 5 à 6 minutes, vessies de glace sur la tête. — Maintenir une basse température autour du malade ; régime.

Méningite. Inflammation de la pie-mère.

Amortir le bruit et la lumière autour du malade, affusion d'eau froide sur la tête (au début pendant une minute, puis pendant 2 à 3 minutes). — Dans l'intervalle, maintenir de la glace sur la tête. — S'il y a coma, irrigation d'eau froide sur la tête, sinapismes, vésicatoires.

679. R. Calomel.................... 0,02—0,10.
     Sucre blanc................ 5,00.
     M. A diviser en 6 doses.
     Sig. Une dose toutes les heures.

En cas de violent délire :

680. R. Chlorhydrate de morphine...... 3 à 5 mil.
     Sucre blanc.................... 0,80.
     Donner 6 doses pareilles.
     Sig. Une dose 2 fois par jour.

En cas de faiblesse pendant la convalescence : diète, régime réconfortant, séjour à la campagne, préparations ferrugineuses.

Hydrocéphalie aiguë.

Séjour à la campagne, nourriture et habillement appropriés à l'état du malade, même traitement que pour la méningite.

Hydrocéphaloïde.

Nourriture abondante, donner une nourrice à l'enfant, bonne température ambiante ; aux enfants un peu plus âgés, œufs et potages vineux.
Comme excitant :

681. R. Alcoolat aromatique............ 100.
       Ammoniaque liquide........... 10.
       Sig. Pour être ajouté à un bain tiède.

A l'intérieur, du vin à petite dose. Ou bien :

682. R. Infusion de fleurs d'arnica 1 sur. 100,00.
       Esprit ammoniacal anisé........ 0,50.
       Camphre en poudre........... 0,50.
       Sig. Selon avis.

Hydrocéphalie chronique.

Prendre en considération l'étiologie ; nourriture animale, séjour à la campagne ; en cas d'inflammation, sangsues, dérivatifs vers l'intestin, les reins et la peau, compresses froides, vessies de glace sur la tête ; à l'intérieur, acides, digitale, quinine.

Coups de soleil.

Faire couper les cheveux, vessies de glace, compresses d'eau froide, ablution sur la tête avec de l'eau froide, sinapismes aux extrémités inférieures.

683. R. Calomel.............. .... 0,10.
       Sucre blanc.................... 5.00.
       Diviser en 6 doses.
       Sig. Une dose toutes les 3 heures.

Hypertrophie du cerveau.

Dans la congestion cérébrale, des sangsues. Chez les enfants, empêcher que l'occiput ne s'enfonce dans les oreilles à l'aide de coussins.

Bonne nourriture; chez les enfants plus âgés, lait, pulpe de viande, quinine, fer.

Hémorrhagie cérébrale.

Chez les nouveau-nés, rétablir promptement la respiration normale, au besoin produire un écoulement de sang en ouvrant la ligature du cordon ombilical; pour les enfants plus âgés, des anti-phlogistiques. (Voyez *Asphyxie*.)

Méningite cérébro-spinale.

Vessie de glace sur la tête. Pour modérer les accidents nerveux, prescrire un peu d'opium; si l'on espère la guérison, ordonner de l'iodure de potassium à petite dose, badigeonner le long de la colonne vertébrale avec la teinture d'iode, hydrothérapie.

Éclampsie.

Avant tout, il faut combattre la cause occasionnelle, ne plus se servir de vêtements qui seraient trop étroits. Asperger avec de l'eau froide, après l'accès, ablution sur la tête, bonnet de glace; acide phosphorique dans du sirop de framboises, excitants sur la plante des pieds, sinapismes aux mollets; s'il n'y a pas de diarrhée, ordonner une infusion d'ipécacuanha. Quand il n'y a pas d'indigestion à craindre, le Dr Braun donne intérieurement, entre les accès et quand le pouls est fréquent, le calomel à la dose de 2 à centigrammes toutes les heures. Pour compléter le traitement, fer et quinine.

Épilepsie.

Donner une nourrice saine aux enfants qui ont une mère épilep-

tique, soigner la cause occasionnelle (syphilis, otorrhée, etc.). Ne
pas fatiguer les enfants plus âgés par un travail intellectuel. Lorsqu'on peut prévoir un accès, appliquer 2 sangsues aux apophyses
mastoïdes, on entoure l'enfant de la surveillance nécessaire pour
éviter les accidents ; lorsqu'à la suite de syphilis ou de rhumatisme, il existe des exostoses, on donne l'iodure de potassium.
Quinine et inhalation de chloroforme.

684. **R.** Teinture de stramoine.......... 10 gouttes.
      Eau distillée.................... 50 gr.
      Sig. Toutes les 2 heures une cuillerée à thé.
685. **R.** Poudre de racine d'armoise. 0,80—1,00.
      Sucre blanc............... 0,80.
      Donner 5 doses semblables.
      Sig. Une dose de suite avant l'accès.

On a remarqué que la racine de valériane, l'oxyde de zinc, le
nitrate d argent, le calomel, l'opium et l'atropine sont restés inac-
tifs.

Chorée des enfants. Danse de Saint-Guy.

686. **R.** Saccharure de carbonate de fer.. 2.
      Oxyde de zinc................ 1.
      Sucre blanc................... 10.
      M. D. ad scatulam.
      Sig. Une pointe à couteau 3 fois par jour.
687. **R.** Liqueur de Fowler............. 10.
      D. Sub sigillo.
      D. Sig. A prendre par gouttes selon avis.

N. B. — On commence par donner une goutte par jour, et on
augmente après 3 ou 4 jours jusqu'à 2 — 3 — 4 — 5 gouttes, et on
diminue de la même façon quand il y a amélioration. Du fer, des
fortifiants, un régime facile à digérer, enveloppement avec le drap
mouillé. L'aniline, la morphine, le chloroforme ne donnent pas de
résultats.

Chorée électrique.

On donne la liqueur de Fowler comme il a été indiqué plus

haut; quand il y a complication d'anémie, du fer, — purgatifs, émissions sanguines.

688. R. Bromure de potassium............ 2-5.
Eau distillée...................... 100.
Sig. 2 fois par jour une cuillerée d'enfant.
(Augmenter progressivement la dose.)

Névralgie des nerfs crâniens, migraine.

Repos au lit, défendre tout travail de tête.

689. R. Caféine........................ 0,05-0,10.
Sucre blanc.................... 0,50.
Donner 5 doses semblables.
S. 1 dose 3 fois par jour.
690. R. Chlorhydrate de quinine........ 0,20.
Sucre blanc.................... 5,00.
Diviser en 6 doses.
Sig. 1 dose 3 fois par jour.

Névralgie sus-orbitaire.

Quinine, liqueur de Fowler ou morphine en injections sous-cutanées.

Névralgie cervico-occipitale.

Vésicatoires, badigeonnages à la teinture d'iode; à l'intérieur, iodure de potassium.

Paralysie.

Le traitement est modifié selon la prise en considération de la cause occasionnelle. Aux enfants faibles, du fer; en cas de constipation, légers purgatifs; en cas d'atrophie musculaire, provoquer des mouvements; électricité, chez les enfants âgés de plus de 4 ans.

691. R. Extrait de noix vomique........   8 milligr.
    (jusqu'à 0,02).
    Sucre pulvérisé...............   0,80.
    Donner 6 doses semblables.
    Sig. Une poudre en une fois tous les jours.
692. R. Sulfate de strychnine..........   2 milligr.
    (jusqu'à 1 centigr.).
    Sucre pulvérisé................   0,80.
    Donner 6 doses semblables.
    Sig. 1 dose par jour.

On ne devra employer ces dernières formules qu'avec la plus grande prudence, et s'il survenait des convulsions : faire des affusions froides et administrer du café noir.

Épistaxis. Saignement de nez.

Faire renifler de l'eau froide avec de l'alun ou du vinaigre : compresses froides sur le front et la nuque ; faire pénétrer de petits morceaux de glace dans la narine qui donne du sang, et enfin appliquer de petits tampons de charpie imbibée de perchlorure de fer (additionné d'eau à parties égales) et les laisser en place de 2 à 4 heures.

Coryza.

Traitement de la diathèse. Pour maintenir les narines perméables on les humectera avec de petits tampons de charpie imbibée d'huile, ou on y introduira de petits tampons-imbibés de solutions astringentes.

En cas de complications syphilitiques :

693. R. Sublimé corrosif..............   0,10.
    Cérat........................   15,00.
    Sig. Pour enduire la charpie (pour tamponnement).

Laryngite.

Température régulière de l'appartement. Défense de parler, boissons tièdes. Si l'expectoration est plus abondante, compresses froides ou chaudes autour du cou, sinapismes, bains de mains et bains de pieds chauds, — ammoniaque.

En cas de dyspnée, tremper une éponge dans l'eau chaude et la placer au niveau du larynx. Morphine. — Poudre de Dower (20 à 40 centigrammes). — Sulfate de cuivre, ou poudre d'ipéca (40 à 80 centigrammes).

Les enfants qui sont sujets aux catarrhes laryngiens devront être endurcis au froid avec beaucoup de soin. Le soir, cravate mouillée recouverte d'un linge sec; le matin, laver le cou à l'eau froide; en été, des bains de mer ou de rivière.

Croup. Laryngite croupale.

On appliquera des vésicatoires de la grandeur d'une pièce de 10 centimes sur la poignée du sternum, la plaie sera recouverte de papier épispastique et on maintiendra la suppuration le plus long-temps possible.

694. R. Carbonate de potasse........... 2—5.
Eau distillée..................... 10.
Sig. A administrer dans la journée.

En cas de toux aiguë, on donnera de la morphine ou de l'opium; en cas d'étouffements, des vomitifs. On cautérisera les fausses membranes des parois du larynx avec la solution de nitrate d'argent.

695. R. Nitrate d'argent............ .... 2—5.
Eau distillée..................... 40.
Sig. Pour badigeonner.

N. B. — On emploie cette solution à l'aide d'une éponge fixée à l'extrémité d'une tige en baleine, on cautérise le larynx et spécialement l'épiglotte; le docteur Braun recommande aussi l'application locale du froid et l'emploi suivi de l'eau froide.

D'après *Küchenmeister :* inhalation d'eau de chaux chaude.

D'après *Biermer :* vaporisation et pulvérisation d'eau chaude.

D'après *Erlenmayer*, des compresses froides et excitantes sur le cou et la nuque.

D'après *Loschner :* air humide à une température de 14 ou 16°. Le plus tôt possible, le médecin doit administrer lui-même un vomitif pour enlever les fausses membranes : tartre stibié, 10 à 20 centigrammes pour 40 grammes d'eau, ou 80 centigrammes de sulfate de cuivre pour 80 grammes d'eau. Après plusieurs vomissements, on ordonne une cuillerée à thé d'émulsion huileuse, et simultanément :

696. R. Sulfate de cuivre............... 1—2.
Eau distillée..................... 80.
Sig. Toutes les demi-heures ou toutes les heures une cuillerée à thé.

On complètera le traitement, en appliquant des cataplasmes de farine de lin.

D'après *Oppolzer* applications de compresses froides sur le cou recouvert d'un linge sec ; on les renouvelle toutes les 3 heures. En outre :

697. R. Tartre stibié................... 0,20.
Eau distillée................... 80,00.
Sig. Une cuillerée tous les quarts d'heure.

Si les vomissements persistent, on prescrit :

698. R. Calomel....................... 0,80.
Iodure de potassium............ 0,80.
Sucre en poudre............... 4,00.
Diviser en 12 doses.
Sig. Une dose toutes les heures.

En cas d'expectoration pénible : vaporisation et poudre mentionnées ci-dessus ; enfin si rien ne réussit, on a recours à la trachéotomie.

Spasme de la glotte, laryngite striduleuse, asthme des enfants.

Au commencement et pendant l'accès, il faut lutter contre l'état asphyxique et apoplectique dans lequel est plongé l'enfant, par des irrigations froides, par la flagellation des reins et des fesses et en le tenant soulevé. En même temps, inhalations de substances aromatiques, éther, chloroforme, asa fœtida, ammoniaque et sel anglais; après les attaques : repos, renouveler l'air de la chambre, infusion tiède de mélisse. — Préparations à base d'oxyde de zinc associé au calomel, des laxatifs doux ou énergiques, l'eau d'amandes amères, les lavements vinaigrés, lavements à l'asa fœtida, bains tièdes de lessive ou de vinaigre, proscrire les saignées, les vésicatoires. Eviter les mets indigestes et une nourriture trop substantielle. Air pur et sain, exercice approprié à l'état du malade, écarter tout sujet de frayeur et éviter les exercices fatigants.

Après de violents accès et quand on peut craindre de promptes récidives : digitale, morphine.

Dans les cas spéciaux : huile de foie de morue, teinture d'iode, iodure de fer, quinine associée aux préparations à base de fer ou de sels de chaux, Malaga, vin d'Erlaurer.

Paralysie de la glotte.

Badigeonnage de la masse ganglionnaire avec de la teinture d'iode, huile de foie de morue.

Dans les cas extrêmes, on fera l'extirpation du ganglion dont le volume est con sidérablement augmenté.

Bronchite aiguë.

Pour débarrasser le malade des mucosités bronchiques en excès :

699. R. Infusion de racine d'ipéca 2-5 sur 50.
        Sig. A donner par cuillerée à café jusqu'à effet.

Chez les tout petits enfants, le sirop d'ipécacuanha ou les pastilles d'ipécacuanha produiront l'effet voulu. Pour faciliter et maintenir l'expectoration :

700. R. Infusion de racine d'ipéca 0,20 sur 200.
        Sirop d'ipéca.................... 10.
        Sig. A donner par cuillerée à café.

Si les accès ont un caractère spasmodique :

701. R. Infusion de racine d'ipéca 0,40 sur   200.
     Eau d'amandes amères......... 20-40.
     (ou teinture d'opium 5 gouttes).
     Sig. Par cuillerée à café.

Y a-t-il diathèse tuberculeuse : huile de foie de morue, quinine.
Après la guérison du catarrhe, il faut fortifier les malades par l'emploi quotidien de lotions froides avant le coucher.

Toux convulsive. Coqueluche.

Température régulière de la chambre (20° C.). Eviter tout refroidissement, repos au lit, diète légère, limonade, soda, régularisation des fonctions intestinales, looch huileux seul ou :

702. R. Looch huileux.................. 100.
     Bicarbonate de soude........... 2.
     (ou extrait de cannabis in-
     dica 0,08).
     Sig. A donner par cuillerée à thé.
703. R. Poudre de Dower.............. 0,15.
     Bicarbonate de soude........... 5.
     Sucre en poudre.............. 5.
     M. A diviser en 10 doses.
     Sig. Selon avis.

Employez ces deux formules surtout en cas de transition de l'état catarrhal à l'état convulsif. En cas de forte sécrétion des muqueuses, ipécacuanha; en outre ordonner comme boisson l'eau de Gienhübler ou l'eau de Selters coupées avec du lait, changement d'air. Surtout habiter sous une haute altitude. — Air de la mer, bains de mer chauds, inhalations de vapeur d'eau. — Adams emploie pour les enfants âgés de plus de 6 ans :

704. R. Chloral hydraté............... 5.
     Eau distillée.................. 100.
     Sirop d'écorces d'oranges....... 10.
     Sig. A donner dans la journée.

Braun recommande de déplacer les enfants le plus possible dans des endroits où l'air est pur et pas trop vif.

Pneumonie.

Pour éviter la pneumonie chez les enfants atteints de catarrhe bronchique il faut absolument leur faire garder la chambre et empêcher que leur poitrine ne soit mouillée par les liquides qui découlent de la bouche.

En cas d'hypérémie des poumons, appliquer aux enfants vigoureux des compresses froides ou de petits vésicatoires jusqu'à production de vésicules, ou de 1 — 8 sangsues, à la poignée du sternum. — En cas de forte fièvre, de la *digitale*, mais au plus pendant 5 jours.

On favorisera la transpiration et la sécrétion urinaire en administrant l'acétate de potasse à haute dose et le rob de genièvre (1 à 3 cuillerées à café par jour).

Bains chauds à 36° C. On pourra pendant les 10 minutes que doit durer le bain élever la température jusqu'à 39° C. Puis on enveloppera le malade dans une couverture de laine et on le laissera transpirer 2 à 3 heures.

Hémoptysie. Hémorrhagie pulmonaire.

Repos, placer le malade dans un endroit frais, compresses froides sur la poitrine. Lait froid, viandes légères, acides.

705. R. Infusion de feuilles de digitale
0,40 sur...................... 150,80.
Nitrate de potasse.............. 0,80.
Sig. A donner par cuillerées.

On donne aussi la poudre de seigle ergoté ; d'après l'âge du sujet, quelques gouttes de perchlorure de fer dans de l'eau sucrée.

En cas de quinte de toux, de l'opium, de la morphine à petite dose.

Gangrène pulmonaire.

Séjour dans un endroit bien aéré ; contre la fétidité, faire des fumigations de chlorure de cuivre, d'alcool.

Régime fortifiant, acides minéraux, quinine, inhalation d'essence de térébenthine.

Tuberculose pulmonaire.

La thérapeutique diffère peu de celle des adultes.

En cas de contractions irrégulières, rapides et avortées du cœur, employer la quinine. Pendant le stade de retour on pourra soulager le malade à l'aide de compresses d'eau chaude.

Pour faciliter l'expectoration : de l'eau de Seltz avec du lait, et si cela ne suffit pas on ordonne du tartre stibié ou une forte infusion de racine d'ipéca.

En cas de collapsus, du camphre, de la liqueur ammoniacale anisée.

En cas de forte toux, opium, morphine, mais pas de narcotique chez les enfants affaiblis.

Dans la convalescence des enfants faibles, on donnera de la quinine, du perchlorure de fer liquide, de 1 à 8 gouttes dans une potion sucrée et mucilagineuse. Nourriture fortifiante, mais peu à la fois. œufs, lait, un peu de vin. Quand les nourrissons ont beaucoup de fièvre, on les éloigne du sein avant qu'ils soient repus et on leur donne un peu de thé léger.

Après la convalescence, on habituera les enfants de 3 à 4 ans à se laver le haut du corps avec de l'eau froide.

Œdème des poumons.

Bains chauds, auxquels on ajoute un peu de farine de moutarde, émétique. Pour empêcher l'œdème d'envahir les autres organes on doit donner une nourrice saine aux enfants nés de mère tuberculeuse, il faut les faire téter jusqu'après la dentition et les faire habiter au grand air et dans des pays chauds.

On ne négligera pas la plus petite affection catarrhale et on cherchera à prévenir toute espèce d'exanthème aigu ou de quinte de toux. Lorsque la maladie se déclare, on emploie la quinine, les acides minéraux, le fer, l'huile de foie de morue ; en cas d'engorgement ganglionnaire, sirop d'iodure de fer, et en cas de diarrhée, l'opium.

Pleurésie.

Pas de sangsues, compresses froides : on prendra une serviette suffisamment souple qu'on trempera dans de l'eau dégourdie. On l'exprimera légèrement, puis on l'appliquera sur l'endroit douloureux, on la recouvrira d'un linge sec, puis d'une feuille de taffetas gommé ou de gutta-percha. On renouvellera l'application toute les 5 — 10 minutes jusqu'à ce que la douleur disparaisse. Si ce moyen ne réussit pas, on emploiera la teinture de Priesnitz. A l'intérieur, opium ou morphine. Pour les nourrissons :

706. R. Eau d'amandes amères......... 1-5 gout.
   Potion gommeuse.............. 50.
   S. A donner par cuillerée à café.

Lorsque la résorption commence : régime fortifiant, l'iodure de potassium, l'iodure de fer, la digitale, l'acétate de potasse, la scille, des bains chauds (28 — 29° R.) de $1/2$ heure de durée; du bon lait, de la viande de bœuf crue râpée, saupoudrée de sucre et arrosée de vin généreux. Chez les enfants plus âgés : jambon, œufs, viandes rôties.

Lorsque le pus est sur le point de se faire une issue, lorsqu'il y a pyothorax : thoracentèse.

Hydrothorax.

Contre les douleurs : compresse de flanelle chaude imprégnée d'essence de térébenthine; contre la quinte de toux, ce qui réussit le mieux est l'opium. Le traitement le plus avantageux est un régime fortifiant et du fer.

Rhumatisme aigu.

On garantit l'articulation malade contre toute influence extérieure avec l'enveloppement dans de la ouate. Outre cela le traitement ne doit être que symptomatique.

Péricardite.

Le traitement consiste dans l'emploi modéré des antiphlogistiques.

Endocardite.

Fébrifuges digitale, quinine.

Hydro-péricarde.

Diurétiques légers. Rob de genièvre, etc.

Dentition difficile.

Médication symptomatique. Les scarifications n'ont pas donné de résultats favorables.

Stomatite. Catarrhe de la muqueuse buccale.

Tenir bien propre la cavité buccale ; on nettoiera la bouche après chaque tétée avec un linge souple trempé dans de l'eau fraîche. Eau pour la bouche :

707. R. Alun . . . . 2.
Eau distillée. . . . . 80.
Sig. Pour laver la cavité buccale.

S'il y a douleur et si la guérison tarde à se produire, on recommande les cautérisations avec la pierre infernale.

Angine tonsillaire.

Dans les cas bénins, compresses froides autour du cou, mais on préservera les enfants de l'humidité avec de la toile imperméable ; comme boisson, de l'eau froide ou des glaces aux fruits, par petite quantité à la fois ; pour les enfants plus âgés supprimer les potages chauds et les aliments solides, on leur donnera du lait froid ou mieux refroidi dans la glace. S'il y a constipation, hydromel des enfants (ou teinture aqueuse de rhubarbe).

S'il y a abcès et forte tension de l'amygdale, on ouvrira l'abcès avec la pointe d'un bistouri. Si la paroi est mince, avec le doigt. Dans les cas chroniques, avec œdème et spécialement œdème de la luette, on emploiera les collutoires astringents et la cautérisation avec la pierre infernale.

Si, à la suite, il reste de l'hypertrophie des amygdales : huile de foie de morue ou ablation.

Angine diphthéritique.

Dans la première apparition de la diphthérie, on réussit souvent avec :

708. R. Chlorate de potasse........ 2—3—8.
Eau distillée............... . 150.
Sirop d'écorces d'oranges...   10.
Sig. Une cuilleréo à café toutes les heures.

Rien n'est préférable à l'eau de chaux recommandée par Kuchenmeister et employée en injections toutes les heures dans les narines, dans l'arrière-bouche.

Jaffé traite les cas légers ou de moyenne intensité, par des compresses froides, des inhalations d'eau de chaux ou d'eau chlorée ; à l'intérieur, vomitifs ou purgatifs ; dans les cas graves, de la quinine et du fer.

Pour combattre l'inflammation locale, on se sert aussi de cautérisations avec le nitrate d'argent, avec les acides minéraux, surtout l'acide chromique : pour empêcher la reproduction des membranes, on emploie les inhalations de tannin, d'alun, de perchlorure de fer.

D'autres auteurs recommandent l'application locale de teinture d'opium safranée (laudanum de Sydenham) ou des inhalations avec :

709. R. Iode métallique................ 4.
Iodure de potassium............ 4.
Alcool rectifié.................. 40.
Eau distillée................... 200.
Sig. Pour usage externe selon avis.

Au début, on administre chaque fois 4 grammes par inhalation, qu'on mélange à une infusion de sauge additionnée d'un peu de vinaigre. Enfin, d'après l'âge, l'état des forces et la gravité de la maladie, on fait inhaler pendant 8 à 12 minutes toutes les 2 heures.

La pyoémie, les inflammations secondaires ou métastatiques exigent un traitement approprié.

Stomacace.

Enlever les tissus détruits, exciser les portions nécrosées à l'aide des ciseaux, rincer la bouche avec une solution d'acide phénique, ou d'hypermanganate de potasse ; à l'intérieur, chlorate de potasse. En cas de douleurs, d'insomnie, d'agitation, des narcotiques ; en cas de collapsus, du vin ou du camphre.

Noma.

A l'intérieur, chlorate de potasse, préparations à base de quinine. Localement, cautérisation à l'aide d'un pinceau trempé dans l'acide chlorhydrique ou l'acide acétique concentré, avec la potasse caustique, la pâte de Vienne avec la pâte de Canquoin : lorsque la gangrène s'étend, injections d'eau chlorée pure ; on combattra les douleurs avec les opiacés.

Muguet.

Pour empêcher la réaction acide de la bouche, on la nettoiera avec un linge fin souple, trempé dans l'eau froide, ou toutes les heures :

710. R. Borate de soude................. 2.
     Eau distillée..................... 150.
     S. Pour injecter dans la cavité buccale.

Parotidite.

Couvrir simplement la région parotidienne d'un bandeau sec ; en cas de fluctuation bien nette, pratiquer des incisions, autrement s'en tenir au traitement symptomatique.

Hypertrophie de la parotide ; dans les cas légers, badigeonnage avec une solution d'iodure de potassium dans la glycérine, avec la teinture d'iode (électricité).

Vomissements dyspeptiques.

Éloigner la cause. Régime : en cas de vomissements acides, soda, magnésie, carbonate de chaux ; en cas de vomissements alcalins, quelques gouttes de solution d'acide tartrique, ou d'élixir de Haller ; si les vomissements sont nerveux, on donnera du ratanhia ou des amers.

Vomissements dans la gastrite.

Régime : si l'estomac se trouve encore chargé de substances non digérées, un vomitif ; — si l'estomac est vide, sodawater, poudre gazogène ; limonade gazeuse ; en cas de vomissements in-coercibles, de l'eau d'amandes amères (par gouttes).

Les vomissements chroniques des enfants plus âgés : glace, so-dawater, eau d'amandes amères concentrée (1 à 2 gouttes). Teinture d'opium avec acide citrique ou tartrique.

Vomissement dans les affections cérébrales.

Pas d'opiacés, repos, peu de boissons ; glace, acétate de potasse, bicarbonate de soude, élixir acide de Haller, acide phosphorique médicinal :

Vomissements de la coqueluche.

A l'intérieur, belladone associée au bicarbonate de soude ou à l'acide benzoïque.

Catarrhe chronique de l'estomac.

Rechercher les causes morbides. — Contre les vomissements : magnésie carbonatée ou calcinée, à la dose d'une pointe de couteau, poudre d'yeux d'écrevisses avec ou sans oléosaccharure de fenouil (3 à 5 fois par jour) avant de donner à téter; s'il n'y a pas de catar-rhe intestinal, on se trouvera bien d'y ajouter de la rhubarbe. S^i le choléra survenait :

711. R. Décoction de salep 0,80 sur...... 150.
Élixir de Haller............... 6 gouttes.
Sirop diacode.................. 20.
(ou teinture d'opium 2-4 gouttes).
S. Une cuilerée à thé toutes les heures.

Si le collapsus survient promptement, bains chauds (36 — 37°) avec espèces aromatiques ou farine de moutarde, frictions, enfin excitants. Pour les enfants de 6 à 12 mois donner toutes les heures du Malaga ou du Madère à la dose de $1/_2$ à 1 cuillerée à café, ou : arnica, teinture éthérée d'acétate de fer, éther sulfurique, camphre. Il ne faut surtout pas donner de vomitifs qu'aux enfants un peu âgés et avec la plus grande prudence. Régime sévère, on ordonne eaux alcalines acidulées. Aux anémiques : ipéca, Franzenbad, puis les amers aromatiques, les alcalins, le nitrate de bismuth, enfin on essaie de la bonne bière.

En cas d'inflammation croupeuse de l'estomac, on ordonne des pilules de glace, des solutions alcalines, des opiacés, des bains tièdes.

Catarrhe intestinal aigu.

On doit rechercher et guérir la cause étiologique; surtout au point de vue du lait. — Salep et sirop diacode (voyez plus haut). Aux enfants plus âgés, poudre de Dower, ou :

712. R. Tannin .... 0,20.
Opium en poudre.............. 0,05.
Gomme en poudre............. 5,00.
M. f. P. Diviser en 15 doses.
Sig. Une dose toutes les 3 heures.

Si le catarrhe intestinal prend la forme du choléra infantile : des excitants, du vin rouge.

Entérite folliculaire. Catarrhe intestinal chronique.

Régime, lait de nourrice, ou bouillon avec de l'eau de biscotte, ou infusion de semences de cacao grillées ou du maïs grillé, soupe de Liebig, viande crue râpée. En cas de diarrhée profuse : tous les jours 1 — 2 — 3 cuillerées de teinture de rhubarbe vineuse. Chez les anémiques : quinine avec poudre de Dower ou d'opium. — Décoction de ratanhia ou de colombo, ou bien :

713. R. Décoction de bois de campêche
20 sur...................... 150.
Teinture de cachou.............. 15 gouttes.
(ou teinture d'opium 6-8 gout.).
M. D. Sig. Une cuillerée à thé toutes les heures.

Si la douleur réside dans le gros intestin ou le rectum, donner à l'intérieur ou dans un lavement mucilagineux 1 à 2 centigrammes de nitrate d'argent dans 40 grammes de sirop diacode ou de la teinture d'opium. En cas d'excoriation de l'anus, enduire les parties avec un mélange d'eau de chaux et d'huile de lin (2 : 1); dans la convalescence, tous les jours, de 2 à 5 gouttes de teinture de malate de fer.

Dyssenterie.

Éviter les refroidissements, et l'usage des fruits ou des aliments indigestes ; isoler les malades, empêcher l'emploi en commun des chaises percées, des seringues et des articles de toilette; repos au lit, boissons tièdes et mucilagineuses, lavements avec : salep, amidon, guimauve, graine de lin, avec quelques gouttes de teinture d'opium.
Dans les cas chroniques, nitrate d'argent, alun, sulfate de zinc, tannin. En outre, on devra habituer les enfants à retenir quelque temps leur envie d'aller à la selle.

Vers intestinaux. Entozoaires.

A. *Tænia solium.* On n'entreprendra pas de traitement chez les tout petits enfants : chez les individus affaiblis, on attendra le moment propice. Chez les enfants de 2 à 5 ans :

714. R. Ecorce fraîche de racine de gre-
    nadier. . . . . 40.
    Faites macérer 24 heures dans
    400 grammes d'eau.
    Puis évaporer doucement jusqu'à 200 gr.
    Ajoutez : Sirop d'écorces d'oranges 20.
    Sig. A prendre en 3 fois à une demi-heure
    d'intervalle.

N. B. — La veille, au soir, on donnera de l'huile de ricin dans du bouillon ou dans du thé fortement sucré ; ou bien dans des pruneaux, afin de faciliter les selles. On peut aussi faire prendre le médicament et l'huile de ricin dans l'espace d'une demi-heure. Si la tête du tænia n'est pas évacuée, dans l'intervalle de 2 heures, on peut sans inconvénient pour la santé donner une nouvelle dose de racine de grenadier.

B. Ascarides lombricoïdes. On fera prendre en 4 doses dans l'espace de 2 heures, 4 grammes de semen-contra en poudre mêlé à un peu de jalap, ou :

715. R. Santonine. . . . . 10 centigr.
    Poudre de gomme adragante. . . . 10 milligr.
    Poudre de sucre. . . . .   5 gr.
    Eau q. s. pour faire 10 pastilles.
    Sig. A donner à l'enfant.

C. Oxyures vermiculaires. Lavements d'eau froide, d'huile ou d'infusion de 2 grammes de racine de valériane, semen-contra, fleurs de tanaisie. — Enduire l'anus et la muqueuse du sphincter avec de l'onguent mercuriel (Bamberger).

Typhus abdominal.

716. R. Eau chlorée. . . . . 15.
    Infusion de guimauve 5 sur. . . . . 150.
    Sirop simple. . . . . 20.
    Sig. Toutes les 2 heures une cuillerée à thé.

On peut aussi donner l'acide chlorhydrique dans un véhicule mucilagineux. Lorsque la diarrhée est abondante : poudre de Dower, nitrate d'argent, acétate de plomb, tannin, alun, ou lavements de décoction de salep additionnés de quelques gouttes de teinture d'opium.

Lorsque les symptômes prédominent du côté des bronches ou du thorax, infusion de racine de sénéga ou d'arnica, additionné d'ammoniaque ou de liqueur ammoniacale anisée. En cas d'affaiblissement des mouvements cardiaques, de prostration générale : infusion de fleurs d'arnica et de racine de valériane, liqueur ammoniacale succinée, carbonate d'ammoniaque ; en même temps, bains tièdes, ablutions froides sur la tête et les reins.

En cas d'eschares par décubitus : tannate de plomb d'après la méthode employée pour l'onguent d'Autenrieth.

Affection de la rate.

Même traitement que pour les adultes. Régime. Quand il y a intermittence, on doit éloigner les enfants des endroits marécageux, 7 centigrammes de quinine à l'intérieur ou en lavements.

Péritonite.

Même traitement que chez les adultes : traitement antiphlogistique, applications froides suivant la méthode de Priessnitz.

Ascite.

Alimentation modérée, mais substantielle, fortifiante. — *Diurétiques*. Baies de genièvre, racine d'ononidis, acétate de potasse. Eaux minérales acidulées, diaphorétiques, chaleur sèche, transpiration dans des draps humides, bain de sable chaud. — Dans la maladie de Bright aiguë : antiphlogistiques.

Lithiases. Calculs des reins.

Faire boire abondamment des eaux alcalines, Vichy. Seller.

Cystite.

Faire prendre beaucoup de lait ou d'eau ou de liquide mucilagineux. Enlever les emplâtres à base de cantharides, s'il y en a, contre les douleurs et les besoins fréquents d'uriner, appliquer des compresses humides et tièdes sur le bas ventre. A l'intérieur : du tannin, s'il y a constipation, des lavements d'huile de ricin, même du calomel.

Dysurie.

Ce qu'il y a de mieux ce sont les bains chauds, cataplasmes sur le bas ventre avec infusion de fleurs de camomille ; si l'on n'obtient pas promptement d'amélioration, cathétérisme.

Incontinence d'urine, énurésie nocturne.

On habitue les enfants à n'uriner pendant le jour que toutes les heures ou toutes les 2 heures. On les réveille après 1 ou 2 heures de sommeil pour les faire uriner, et on recommence ainsi plusieurs fois dans la nuit et ainsi pendant des semaines et des mois. Eviter de coucher tard les enfants, de les laisser dormir sur le dos ; en cas de faiblesse du col de la vessie : douches froides, bains aromatiques, quinine et fer, noix vomique à petite dose, ergot de seigle, injections d'ergotine (1 : 30).

Paraphimosis acquis.

Faire la réduction ; on saisit avec les doigts indicateur et médius de chaque main la partie postérieure du gland et le prépuce qui est généralement très œdématié ; on comprime avec les deux pouces le gland turgide en même temps qu'on exerce une traction sur le prépuce ; d'ordinaire le gland se réduit. La réduction suffit pour faire disparaître la tuméfaction du prépuce et du gland, qui reprennent bientôt leur aspect normal.

Si la tuméfaction persiste et que la réduction manuelle ne suffise pas, on peut fendre la partie étranglée avec le bistouri : on fait une incision derrière l'étranglement, on y introduit une sonde cannelée, sur laquelle on dirige le bistouri, de façon à fendre le bourrelet. L'œdème du prépuce guérit en peu de jours.

Masturbation.

Peu de couvertures, lit un peu dur, on s'arrange de façon à ce que les mains de l'enfant soient toujours sur les couvertures, pendant la nuit ; gymnastique, bains froids, séjour au bord de la mer, il faut débarrasser l'enfant de tout ce qui peut irriter les parties, tel que : ascarides, réplétion des intestins ou de la vessie.

Vulvite des petites filles.

Bains locaux, bains entiers, eaux astringentes, badigeonnage avec du jus de citron, lavage avec : vin aromatique, acide phénique dilué, eau chlorée, solution de nitrate d'argent, séparer les lèvres avec des tampons de charpie, saupoudrer avec de la poudre de quinquina ou de la poudre de charbon camphrée. Dans la vulvite syphilitique, cautérisations locales, traitement spécifique.

Hydrocèle congénital.

L'hydrocèle des nouveau-nés disparaît de lui-même au bout de 2 — 8 mois. Chaleur sèche, fumigations aromatiques, fomentations excitantes et astringentes, avec chlorhydrate d'ammoniaque dissous dans du vinaigre, eau de Goulard, eau de chaux. On peut faciliter la résorption par l'emploi de teinture d'iode diluée et de pommade iodurée. Acupuncture, on peut la faire avec une aiguille ordinaire, on traverse la paroi de la tumeur, on imprime quelques mouvements à l'aiguille et on la retire de même.

Uréthrite. Catarrhe de l'urèthre.

Lotions froides, bains de siège fréquents, ensuite astringents, nitrate d'argent.

Balanite.

Soins de propreté, injections tièdes à base de sels de plomb ou de zinc. Si l'on n'obtient pas de résultat l'opération du phimosis devient nécessaire. On applique de petits morceaux de toile fine entre le prépuce et le gland.

Séborrhée généralisée.

Enlever les croûtes à l'aide de frictions huileuses, puis, lorsque la peau est bien nette, lavage avec de l'eau de savon et frictions d'axonge. Si ces médicaments ne produisent pas d'effets, friction avec du cérat alcalin, de l'alcoolé alcalin de savon.

Comédons.

On les exprimera en appliquant une clef de montre sur les petites élevures et en pressant légèrement, puis frictions avec du savon de potasse ou de l'alcool alcalin de savon.

Variole.

Prophylaxie : vaccination avec du vaccin de génisse. Le traitement est à part cela expectatif et symptomatique. Pour les pustules confluentes, caustiques. Pour éviter les cicatrices (sur la figure, sur le nez), on percera chaque pustule avec une aiguille d'or trempée dans une solution concentrée de nitrate d'argent. On veillera à ce que l'enfant ne se gratte pas, et n'enlève pas les croûtes. — Enfin des bains.

Scarlatine.

Écarter tout ce qui peut être nuisible ; traiter les complications séparément, et restreindre surtout les symptômes violents. Après la desquamation : bains tièdes. On ne laissera sortir les malades en hiver que 6 semaines après la guérison. En cas de forte hypérémie du cerveau, placer le malade dans un appartement froid ; en cas d'augmentation de la température et de symptômes typhoïdes, enveloppement froid de tout le corps souvent répété. On soutiendra les forces avec du bouillon, du lait, du vin, etc.

Rougeole.

On s'abstiendra de toute espèce de médication, lavages à l'eau froide, renouveler le linge, mais après l'avoir fait chauffer : température de la chambre 13° — 15° R. Quinze jours après la disparition de l'énanthème, on prescrira un bain tiède.

Érysipèle.

A l'intérieur, de la quinine ; comme topique, un linge trempé dans de l'huile.

Combustion, brûlures.

Dans les brûlures au premier degré l'eau froide suffit, dans celles du second degré on tâchera de laisser subsister les ampoules le plus longtemps possible et on les percera tout au plus à leur base.

Si le derme est à nu :

717. R. Eau de chaux.................. 50.
  Huile de lin.................... 50.
  Sig. Pour compresses.
718. R. Collodion...................... 50.
  Huile de ricin................. 50.
  Sig. Pour badigeonner.

On peut aussi faire des cautérisations avec une solution à parties égales de nitrate d'argent, ou employer, d'après la méthode de Hébra, les bains continus.

Furoncles.

Chez les enfants qui ne sont pas trop jeunes, de la glace, enduire les croûtes avec de l'huile ou de l'axonge ; dans les cas opiniâtres, du rob de genièvre. Et si c'est possible se hâter d'en faire l'ouverture.

Érythème.

Bonne nourriture, prendre soin de la peau, compresses froides ou compresses d'eau de Goulard.

Urticaire.

Rechercher l'étiologie, lotions avec de l'eau ou du vinaigre, compresses, bains, douches.

Lichen des scrofuleux.

719. R. Alcool rectifié.................... 200.
      Acide acétique..................... 5.
      Sig. Pour lavage externe.

Nourriture animale, huile de foie de morue à l'intérieur et à l'extérieur. On en fait une friction sur la partie malade 2 fois par jour et on couche les malades dans des couvertures de laine.

Eczéma.

Régime, préparation de quinine et de fer, bains tièdes, fomentations; s'il y a lieu, des cataplasmes, savon d'huile de foie de morue, onguent de diachylum.

720. R. Alun............................ 1.
      Eau distillée..................... 100.
      Sig. Usage externe.
721. R. Sulfate de zinc.................. 5.
      Eau distillée..................... 100.
Ou :

722. R. Potasse caustique............... 5.
      Eau distillée..................... 80.
      Sig. Selon avis.

Herpès.

Éviter le frottement des habits à l'aide d'un pansement approprié, saupoudrer avec de l'amidon ; dans les cas douloureux, emplâtre d'opium.

Syphilis congénitale des nouveau-nés et des nourrissons.

Les enfants nés de parents syphilitiques doivent être observés avec soin, et aussi longtemps qu'on n'observera chez eux aucun symptôme syphilitique, on n'emploiera pas de traitement spécifique. Si l'enfant tient la syphilis du père et que la mère soit saine, celle-ci pourra nourrir sans danger pour sa santé ni pour celle de l'enfant.

Si la mère est atteinte de syphilis constitutionnelle pendant sa grossesse et si malgré cela elle met au monde un enfant n'ayant pas de trace de syphilis, on devra immédiatement lui donner une nourrice saine.

Et si la mère est saine et qu'on remarque chez l'enfant des symptômes syphilitiques, la mère doit en tout cas, si elle est dans les conditions voulues pour nourrir, allaiter elle-même son enfant, car il n'y a pas d'exemple qu'un enfant syphilitique ait infecté sa mère quand celle-ci était saine, alors qu'il peut infecter toute autre nourrice.

Mais lorsque la mère et l'enfant sont syphilitiques, la mère qui n'est déjà que trop débile et affaiblie ne devra pas nourrir, et le mieux sera de lui procurer une nourrice. Celle-ci avant de recevoir l'enfant devra toujours être informée de sa maladie. Dans ce cas, il faut veiller à ce que la nourrice ne présente pas à l'enfant un mamelon crevassé et que l'enfant ne s'attarde pas à téter pour que le contact des lèvres avec le mamelon ne soit pas trop long.

On ne doit jamais cacher à la nourrice l'état de l'enfant, car pour la guérison problématique d'un pareil nourrisson, on ne peut mettre en jeu la santé de la nourrice. Si aucune nourrice ne veut se charger d'un enfant syphilitique, la mère pourra lui donner le sein, mais il faudra faire suivre à la mère et à l'enfant le traitement antisyphilitique. Si la mère est reconnue trop débilitée, on pourra aspirer le lait d'une nourrice à l'aide d'un tire-lait et le donner ensuite à l'enfant. Si l'on reconnaît la syphilis chez un enfant déjà pourvu d'une nourrice, et que la nourrice se trouve être infectée, on pourrait lui laisser son nourrisson, mais enfant et nourrice devront être soumis au traitement rationnel. Si la nourrice refuse de nourrir l'enfant, on aura recours à l'allaitement artificiel.

Quand on traitera un enfant ou un nourrisson syphilitique, on devra veiller tout particulièrement à leur propreté, à leur entretien et à leur pansement.

Il faut surtout tenir très proprement la cavité buccale et l'anus, et après chaque tétée et chaque selle, laver soigneusement les parties avec de l'eau fraîche.

Le traitement devra être local ou général. Le traitement local sert surtout à hâter le traitement général et à amoindrir des douleurs inutiles lors de la tétée ou des selles ou à les éviter complètement. Il consiste à pratiquer de légères cautérisations sur les parties ulcérées des lèvres ou de l'anus.

Pour obtenir la prompte résorption des exsudats des lèvres et des commissures des lèvres, on emploie :

723. R. Sublimé corrosif................ 0,20.

Mucilage de gomme............ 10,00.

Eau distillée.................... 80,00.

M. D. Sig. Pour badigeonner plusieurs fois par jour.

Pour les coudylomes plats, surtout à la région anale, on cautérise avec le crayon de nitrate d'argent ou :

724. R. Précipité rouge................ 0,50.

Cérat........................ 20,00.

Le traitement général sera administré directement à l'enfant parce que, en faisant passer par le lait de la mère ou par celui d'un animal, le médicament arriverait à l'enfant en quantité trop faible pour qu'on puisse en attendre la guérison.

S'il n'y a pas de diarrhée ou d'autres complications :

725. R. Calomel........................ 0,20.

Ou protoiodure de mercure....... 0,20.

Sucre en poudre................ 5,00.

M. f. P. Diviser en 10 doses.

Sig. Une dose matin et soir.

Si pendant l'administration de ce remède il survient de la diarrhée, on peut lui associer de l'opium ; si la diarrhée devient persistante, on peut employer le sublimé corrosif à la dose de 4 milligrammes par jour. Si l'épiderme ne présente pas de solution de continuité, on peut faire des frictions avec 40 ou 60 centigrammes d'onguent mercuriel en les pratiquant alternativement sur différentes parties du corps et on donne tous les trois jours un bain tiède.

Si les pustules ou les excoriations de la peau ne permettent pas les frictions mercurielles, on administrera des bains de sublimé d'une demi-heure de durée.

726. R. Sublimé corrosif............... 5.
　　　　Chlorhydrate d'ammoniaque.... 2.
　　　　Eau distillée................... 100.
　　　　M. D. Sig. Pour être ajouté à l'eau d'un
　　　　bain.

Rachitisme.

On n'obtiendra pas plus de résultats par l'emploi de l'huile de foie de morue que par l'emploi de tout autre corps gras. On doit même ne s'en servir qu'avec beaucoup de précautions, car son emploi amène fréquemment des troubles digestifs et la diarrhée. On recommande souvent l'emploi du phosphate de chaux et les sels de soude. Stiebel emploie le carbonate de chaux, les coquilles d'huîtres préparées, l'eau de chaux. La méthode qui a donné les résultats les plus favorables est l'emploi des toniques, qui fortifient l'organisme. Le médicament qu'il faut placer au premier rang est le fer qu'on donne sous forme de teinture de malate de fer ; on peut le mêler avec partie égale d'eau d'amandes amères qu'on sucre à volonté. Ce mélange se donne à la dose de 3 ou 4 cuillerées d'enfant, dans la journée.

Aux enfants très affaiblis, on donne de la quinine. Traitement symptomatique, la constipation qui est rare sera combattue surtout par des lavements. Bien plus fréquente est la diarrhée dont l'opiniâtreté fait souvent échouer tous les remèdes. On recommande alors les astringents mucilagineux et toniques tels que : colombo, tannin, alun, même quelquefois des préparations opiacées, des lavements amidonnés. On devra surtout se tenir en garde contre les catarrhes si fréquents et si graves de la muqueuse respiratoire, contre la pneumonie ; contre ces affections, on prescrira l'ipécacuanha en infusion, avec ou sans hydrate d'ammoniaque, avec de l'acétate ou du citrate de potasse, de l'eau de laurier-cerise, même de petites doses de morphine.

Quand il y a des accès de fièvre, on emploie la digitale en infusion, avec ou sans quinine, et avec de la morphine.

Contre le spasme de la glotte avec cyanose, on recommande l'enveloppement humide du cou, par dessus on applique un linge sec.

Dans ces différentes complications, on ne saurait trop recommander le grand air et le séjour dans un endroit sain.

On ne pourra remédier à la déformation des os, une fois la maladie épuisée, que par une intervention chirurgicale ou orthopédique. Les éclisses et les appareils de carton appliqués avec soin pourront redresser les courbures lorsque les os seront encore mous.

Enfin, il faut surtout proscrire les efforts musculaires trop violents chez les individus rachitiques auxquels on fait faire des exercices de gymnastique.

IV

CLINIQUE DES MALADIES DES ENFANTS

DE L'HOPITAL SAINTE-ANNE.

FORMULES

DE M. LE PROFESSEUR HERMANN WIDERHOFER (HOFRATH)

Dyspepsie. Troubles de la digestion.

Indication principale : Rechercher la cause et la supprimer si c'est possible; si cette condition n'est pas réalisable, on ne peut que douter de l'action de toute espèce de traitement, on essaye :

727. R. Bicarbonate de soude.......... 0,40.
  Eau distillée.................... 80,00.
  Sirop simple.................... 8,00.
  (On peut ajouter eau de laurier-cerise, 5 à
   10 gouttes.)
  Sig. Une cuillerée à dessert toutes les 2
  heures.

On fait prendre le médicament avant la têtée, lorsque le lait est rejeté caillé (on recherche si les matières vomies sont acides).-

L'emploi de la pepsine est rationnel, tout dépend cependant de la pureté de la préparation.

Le professeur Widerhofer emploie la pepsine de porc.

On formule ainsi pour les nourrissons :

728. R. Pepsine...................... 0,60.
Sucre de lait.................. 4,00.
Diviser en 4 doses.
Sig. Deux ou trois doses dans la journée, environ 5 minutes avant la tétée.

On donne en même temps :

729. R. Acide chlorhydrique dilué...... 5 gouttes.
Eau distillée.................. 40 gr.
Sig. En donner 2 à 3 cuillerées à café par jour, chacune 5 minutes après la tétée.

Cette médication doit être continuée pendant deux ou trois jours, et dans ces derniers temps surtout a donné des effets merveilleux.

Si on n'était pas sûr de la bonté de la préparation, on expérimentera son pouvoir digestif à l'aide de la fibrine dans un verre à expérience.

L'*indication causale* consiste à rechercher et à supprimer la cause. Elle peut se trouver : 1° dans le manque de vitalité de l'enfant, on ne peut alors faire disparaître les troubles de la digestion qu'en procurant à l'enfant une excellente nourrice ; 2° dans l'alimentation au point de vue de la qualité et de la quantité.

Relativement *à la quantité* on ne laisse pas téter l'enfant trop souvent, mais avec des intervalles en rapport avec l'âge de l'enfant, et on a bien soin surtout de ne pas donner le sein à l'enfant dans le seul but de le calmer.

On aura toujours une indication certaine que l'enfant prend trop de lait lorsque l'on retrouvera de la caséine non digérée dans les fèces.

Relativement *à la qualité* on est souvent obligé de changer la nourrice, lorsque, malgré la règlementation parfaite de l'allaitement et l'essai de diverses préparations médicamenteuses, l'enfant ne prospère pas ; on peut aussi être obligé, dans le cas d'allaitement artificiel à l'aide de lait de vache, soit de couper méthodiquement le lait d'eau, soit de le rendre plus digestif en y ajoutant diverses substances telles que : infusion d'orge grillée, infusion de cacao, bouillon de veau, ou enfin d'avoir recours à la soupe de Liebig, le meilleur équivalent du lait de femme.

Lorsque immédiatement après l'ingestion le lait est rendu caillé :

730. R. Eau de chaux...................... 40.
     Eau distillée..................... 40.
     Sig. On donne, immédiatement avant le repas,
       3 ou 4 fois par jour, une cuillerée à café.

731. R. Acide chlorhydrique dilué...... 5 gouttes.
     Eau distillée..................... 80.
     Sig. Une cuillerée à café toutes les 2 heures.

Lorsque le lait est vomi tel quel dès qu'il a été absorbé, et qu'il a une odeur fade et désagréable.

732. R. Teinture de cascarille..... 5 à 10 gouttes.
     Eau distillée..................... 50.
     Sirop simple.................... 8.
     Sig. Une cuillerée à café toutes les 2 heures.
733. R. Teinture de cascarille.... 10 à 20 gouttes.
     Sucre blanc.................... 8 gr.
     M. f. P. Triturer jusqu'à évaporation complète
      de l'alcool.
     Sig. Toutes les 3 heures, ce qui va sur la
      pointe d'un couteau.

En cas de diarrhée dyspeptique, on peut y ajouter 1 ou 2 gouttes de teinture d'opium, surtout en cas de coliques :

734. R. Essence de camomille (essence
      de fenouil)............ 1 ou 2 gouttes.
     Teinture d'opium simple....... 1 goutte.
     Sucre blanc.................... 8.
     M. f. Pulv. det. ad scatulam.
     Sig. Une pointe de couteau toutes les 3 heures.

Catarrhe intestinal.

735. R. Infusion de racine d'ipécacuanha, de 0,15 à
      0,30 pour une colature de.... 100 gr.
     Teinture d'opium simple.. 1 à 2 gouttes.
     Sirop simple.................... 10 gr.

    Sig. Une cuillerée à dessert toutes les
2 heures.

736. R. Poudre de Dower........ 0,15 — 0,20.
Oléosaccharure de macis....... 1,50.
Diviser en 6 doses.
Sig. Faire prendre dans la journée 2 à 4 doses
(suivant l'âge).

737. R. Teinture de ratanhia...... 20 à 30 gouttes.
Teinture d'opium.......... 1 à 2 gouttes.
Sucre de lait................. 8.
M. f. Poudre. Triturer jusqu'à évaporation
complète de l'alcool.
Sig. Une pointe de couteau toutes les
2 heures.

738. R. Poudre de Dower............ 0,15—0,20.
Saccharure de carbonate de fer. 0,15—0,20.
Oléosaccharure de macis..... 2,00.
Diviser en 6 doses.
Sig. 2 à 4 doses par jour.

Dans le catarrhe intestinal chronique des enfants rachitiques :

739. R. Perchlorure de fer liquide... 4 à 8 gouttes.
Eau de cannelle............... 40.
Eau distillée................. 40.
Sirop simple................. 40.
On peut y ajouter 1 à 3 gouttes de teinture
d'opium.
Sig. Une cuillerée à dessert toutes les
2 heures.

En cas de catarrhe intestinal chronique très opiniâtre, ou bien
chez les enfants rachitiques.

Souvent au début on administre un purgatif (et dans les cas opiniâtres, on y a recours plusieurs fois), soit de l'huile de ricin, soi
de la poudre de rhubarbe de Chine, 0^{gr},40 à 0^{gr},60 et divisée en
3 doses et qu'on administre dans l'espace de 3 heures, une dose
toutes les heures.

740. R. Tannate de quinine...... 0,15 — 0,30.
   Sucre blanc..................... 2,00.
   M. f. Poudre. Diviser en 6 doses.
   Sig. 2 à 4 doses tous les jours.
741. R. Poudre de paullinia sorbilis. 0,50 à   1 gr.
   Sucre blanc..................... 1,50.
   M. f. Poudre. Diviser en 6 doses.
   Sig. A administrer dans la journée.

Ce médicament peut être essayé pendant quelques jours, dans le catarrhe intestinal des nourrissons de même que dans la dyssenterie des enfants plus âgés.

742. R. Nitrate d'argent....... de 24 à 40 milligr.
   Eau distillée................... 40,00.
   Sig. Une cuillerée à café toutes les 2 heures.

Seulement quand la maladie se prolonge et surtout quand il y a imminence de phénomènes cérébraux.

743. R. Infusion de racine de colombo...   8.
   F. inf. pendant $^1/_2$ heure pour
      une colature de............. 80.
   Sirop d'écorces d'oranges....... 8.
   Sig. Une cuillerée à café toutes les 2 heures.

On donnera régulièrement des lavements avec :

744. R. Décoction concentrée et épaisse
      de salep.................... 140,00.
   Tannin pur.................... 0,40.
   Sig. Pour 2 lavements.

En cas de ténesme, on ajoutera : teinture d'opium 2 gouttes (pour les enfants de moins de un an), ou 4 à 6 gouttes (pour les enfants plus âgés).

745. R. Nitrate d'argent cristallisé...... 0,10.
   Décoction concentrée et épaisse
      de salep.................... 150,00,
   Sig. pour 2 lavements.

Quand la maladie dure longtemps et qu'il y a du pus dans les selles ou de grandes douleurs, ajouter quelques gouttes de teinture d'opium simple.

Constipation.

746. R. Mannite cristallisée en pou-
dre...................... 4 — 8.
Dissolvez dans eau chaude. 40 — 80.
Sig. Une cuillerée toutes les 2 heures.

Surtout chez les nouveau-nés pour obtenir la première évacuation.

747. R. Biscuit purgatif pulvérisé....... 20.
D. ad scatulam.
Sig. Par pointe de couteau.

Pour les nourrissons sujets à une constipation habituelle, une pointe de couteau matin et soir.

748. R. Poudre de racine de rhubarbe.
Magnésie calcinée.
Oléosaccharure de fenouil......āā 5.
D. ad scatulam.
Sig. Une pointe de couteau le matin.

Dans la constipation habituelle on continue plusieurs jours de suite.

Chez les enfants plus âgés, on agit plus énergiquement avec :

749. R. Eau laxative de Vienne.
Eau de cerises noires.
Sirop de framboises..........āā 20.
Sig. A prendre en 3 ou 4 fois.

Affections des organes respiratoires.

Dans la bronchite et la bronchopneumonie peu grave :

750. R. Looch huileux................ 100.
Sirop d'ipéca.................... 10.
Sig. Une cuillerée à café toutes les 2 heures.

Quand il y a des quintes de toux on ajoute eau de laurier-cerise 20 gouttes.

751. R. Eau de tilleul.................. 20.
Eau de cerises noires............. 20.
Sirop d'ipéca.................... 20.
Sig. Par cuillerées à café toutes les 2 heures.

Pour les enfants âgés de plus de deux ans :

752. R Tartre stibié.................. 0,10.
Sirop simple.................... 50,00.
Sig. Une cuillerée dans un verre d'eau sucrée,
donner de ce mélange une cuillerée toutes
les 2 heures.

Quand la respiration est rendue bruyante par d'abondantes mucosités :

753. R. Sirop d'ipécacuanha.
Sirop de guimauve..........āā 20.
Sig. Faire prendre une cuillerée à café toutes
les 2 heures.

Pour les nourrissons en cas de bronchite et pneumonie à marche normale.

754. R. Infusion de racine d'ipécacuanha de 15 à
30 centigrammes pour une colature de 100.
Sirop de capillaire................ 10.
Sig. Donner une cuillerée d'enfant toutes les
2 heures.

Dans la bronchite et la pneumonie des enfants plus âgés. Au début ou pendant le cours de la maladie, quand la diarrhée contre-indique le tartre stibié.

755. R. Infusion de polygala senega. 10
    sur............................ 100 gr.
    Liqueur ammoniacale anisée.... 20 gouttes.
    Sirop simple................... 10 gr.
    Sig. Comme n° 754.

Expectorant énergique dans la cyanose, quand on veut en même
temps produire de l'excitation.

756. R. Poudre de Dower........ 0,08 à   0,16.
    Sucre blanc....................   8,00.
    M. f. Poudre. Det. ad scatulam.
    Sig. Une pointe de couteau toutes les 3 heures.

Pour les enfants de moins d'un an; en cas de quintes de toux
violentes ou quand il se produit de fortes évacuations liquides.

757. R. Extrait de semences de jus-
    quiame......................... 0,04.
    Sucre blanc................... 2,00.
    Diviser en 8 doses.
    Sig. Pour être pris en 1 ou 2 jours.

En cas de quintes de toux fréquentes surtout dans la bronchite de
la rougeole.

758. R. Infusion de racine de polygala senega de
    2 grammes pour une colature de 80.
    Teinture d'acétate de fer (ou ma-
    late de fer).................... 10 gouttes.
    Sirop d'écorces d'oranges........ 8.
    Sig. Une cuillerée à café toutes les 2 heures.

Pour les enfants rachitiques atteints d'infiltrations persistantes.

759. R. Teinture de belladone..... 1 à   6 gouttes.
    Eau distillée................... 40.
    Sirop de capillaire............. 8.
    Sig. En donner une cuillerée d'enfant matin et
    soir.

En cas d'accès de toux ou de fortes quintes de toux sans abondance de sécrétions, on donne aussi :

760. R. Extrait de chanvre indien. 0,08 — 0,15.
Poudre d'ipécacuanha.......... 0,08.
Sucre de lait.................... 2,00.
Diviser en 8 doses.
Sig. A employer en 2 jours.

Ou :

761. R. Poudre de racine de belladone... 0,08.
Sucre blanc................... 2,00.
Diviser en 8 doses.
Sig. A employer en 1 ou 2 jours.

762. R. Huile de foie de morue........ 4.
Faites selon l'art avec quantité
suffisante de mucilage de
gomme une émulsion.
Ajoutez :
Sirop d'ipéca .... 8.
Sig. A administrer en 2 jours.

Chez les enfants rachitiques après la chute de la fièvre, avant qu'on ne puisse administrer l'huile de morue seule. — Il y a contre-indication dans les cas de troubles digestifs et pendant les chaleurs de l'été.

Laryngite catarrhale (Pseudo-croup).

L'enfant est atteint depuis quelques jours de coryza léger, est gai quand on le couche, et se réveille le plus souvent au milieu de la nuit avec tous les signes du début de l'asphyxie, avec une toux rauque, striduleuse et de l'aphonie ; il cherche sa respiration, se jette de côté et d'autre, son visage devient rouge et même cyanosé. Cet accès, souvent subit, si effrayant pour l'entourage, qui ne dure guère qu'un quart d'heure ou une demi-heure, ne permet la première fois qu'un pronostic très réservé. Comme la cause se trouve dans un gonflement de la muqueuse, non pas du larynx tout entier, mais de la partie postérieure seule, on se contente de donner d'une façon continue des boissons chaudes, de la limonade chaude, de l'eau sucrée, de l'infusion de guimauve (environ une cuillerée toutes les 2 ou 3 minutes), on applique des compresses chaudes d'eau ou d'huile autour du cou, on fait inhaler de la vapeur d'eau, et on maintient humide l'atmosphère de la chambre, en hiver, en faisant évaporer de l'eau sur le poêle. On maintient de cette façon l'enfant éveillé pendant une ou deux heures, et on évite ainsi réellement la cause des accès en empêchant que la gorge ne se dessèche pendant le sommeil. Souvent ce traitement suffit à calmer l'enfant; il s'endort jusqu'au matin, on continue à mouiller le cou de temps en temps et enfin il se réveille presque bien portant.

Mais si l'accès devient plus intense, s'il dure plus d'une demi-heure, si les mucosités deviennent très abondantes, on a alors recours au vomitif, et alors la grande quantité de liquide prise précédemment par l'enfant facilite beaucoup l'effet du vomitif.

On donne aux enfants bien portants, à part cela, vigoureux et non disposés à la diarrhée :

763. R. Potion gommeuse...... 40 — 80.
Tartre stibié.......... 0,08 — 0,16.

On en donne une cuillerée à thé, après 10 minutes une seconde et s'il ne se produit aucun effet une troisième 10 minutes après, *mais jamais plus!* car il pourrait se produire des vomissements trop violents et trop répétés.

S'il a des dispositions au catarrhe intestinal :

764. R. Infusion de racine d'Ipéca, de 1 gr. à 1,50 pour une colature de 50.

On administre à l'intérieur :

765. R. Bicarbonate de soude. .... 0,60.
Eau distillée................... 80,00.
Sirop de framboises........... 8,00.
Sig. Toutes les 2 heures une cuillerée à dessert.

Ou :

766. R. Chlorate de potasse............ 1.
Eau distillée................... 80.
Sirop de framboises........... 8.
Sig. Une cuillerée à café toutes les 2 heures.

Si la toux devient fréquente, brève et spasmodique :

767. R. Infusion de racine d'ipécacuanha,
0,15 sur...................... 80,00.
Extrait de jusquiame........... 0,08.

Ou :

768. R. Extrait de chanvre indien...... 0,08.
Sirop de framboise............. 8,00.
Eau distillée.................. 80,00.
Sig. Comme plus haut.

Quand la toux devient plus humide :

769. R. Sel ammoniaque.......... 0,30 — 0,50.
Eau distillée................. 100,00.
Sirop de framboises........... 10,00.

Le jour suivant s'écoule d'ordinaire sans accidents particuliers et offre en tout cas une période de calme. Les inhalations chaudes seront continuées avec soin !

Il est prudent de conseiller aux parents d'entourer l'enfant des soins les plus assidus les nuits suivantes.

Dès que l'enfant commence à respirer bruyamment pendant son sommeil, on lui fait prendre des boissons chaudes, et dès que la toux devient striduleuse on le réveille et on le maintient éveillé pendant une heure ou deux. De cette façon l'accès pourra être évité la nuit suivante. En effet, il présente ceci de caractéristique qu'il ne survient le plus souvent que une ou deux heures après le premier accès. On fera donc bien de coucher l'enfant de bonne heure, de le laisser dormir entre 7 heures et minuit et de le tenir éveillé de minuit à 2 heures.

On prendra les mêmes précautions pendant la troisième nuit et toute la maladie se réduira peu à peu en un coryza ou un catarrhe bronchique qui récidivera très facilement sous le plus léger prétexte. Pour le diagnostic d'un second accès analogue on aura des indications précises dans les données fournies par les parents, l'enfant aura déjà eu une fois ou plusieurs fois de ces « accès de croup. » Cette disposition maladive sera combattue avec succès par l'application faite avec soin, bien dirigée et rationnelle d'un régime fortifiant.

Laryngite croupeuse. Croup.

Lorsque l'enfant ne sera pas complètement calme le jour qui suivra le premier accès, lorsque la voix devient de plus en plus couverte et rauque, qu'il se produit une toux plus sourde, lorsqu'il survient plus tôt et non plus tard dans la nuit un second accès de suffocation ou que la maladie dès le début commence par de l'enrouement, que l'enfant a de la fièvre, et que les phénomènes morbides deviennent de plus en plus graves, alors il est à craindre qu'un processus exsudatif ne se fasse dans le larynx, même lorsque les amygdales ne sont pas encore couvertes par des fausses membranes.

La première indication est de restreindre l'exsudation, on l'obtiendra par l'application du froid, des compresses fréquemment renouvelées autour du cou, des pilules de glace, on fait prendre plusieurs cuillerées de glace toutes les $1/2$ heures ou toutes les heures.

La seconde indication est de dissoudre les exsudations déjà produites, les préparations à base de potasse doivent remplir ce but : carbonate de potasse, chlorate de potasse, bromure de potasse (1 à 2 grammes pour une colature de 80 gr.) administrés tant extérieurement qu'appliqués à l'intérieur, sous forme d'inhalations, soit à l'aide de vapeur d'eau (appareil à inhalations de Sigl) ou, pour les tout petits enfants très récalcitrants, à l'aide du pulvérisateur de Richardson.

On emploiera de même pour inhalations :

770. R. Eau de chaux.
  Eau distillée..................ãã 80.
  Sig. Pour usage externe.
771. R. Alun............................ 4.
  Eau distillée.................... 400.
772. R. Acide lactique.................. 10 gouttes.
  Eau distillée.................... 40.
773. R. Tannin pur..................... 0,30.
  Eau distillée.................... 40,00.

Il vaut mieux employer de l'eau (plutôt que la glycérine) pour véhicule du médicament, car la glycérine bouche souvent les petits tubes de l'appareil.

Le traitement antiphlogistique qui était tant répété jadis et consistait en émissions sanguines, vésicatoires, frictions à l'onguent mercuriel, injections de calomel à haute dose, a complètement été abandonné et on cherche seulement par tous les moyens possibles à soutenir les forces de l'enfant.

L'emploi des vomitifs a aussi une indication précise et rare ; car on ne peut espérer couper le processus à l'aide d'un émétique, et ce n'est que lorsqu'il y a une énorme accumulation de mucosités que les membranes déjà formées commencent à se détacher, et que les quintes de toux ne sont plus suffisantes, qu'on peut tenter d'en provoquer l'expulsion.

Ainsi on n'administrera les vomitifs qu'aux enfants vigoureux et le troisième ou le quatrième jour de la maladie et avec toutes les précautions prescrites dans la laryngite catarrhale, afin de ne pas troubler la marche de la maladie par leur usage trop répété et par la faiblesse qu'ils provoquent.

On peut provoquer les inspirations profondes et la toux au moyen de compresses sur le thorax. On les fait au début à 18°, puis plus tard avec de l'eau à la température de la source, et renouvelées toutes les $1/2$ heures. On cherchera à rendre la sténose des enfants moins pénible en les exposant à l'air frais, soit en aérant la chambre, ou en ouvrant les fenêtres lorsque la saison le permet, soit en humectant assidument les premières voies respiratoires, soit par les boissons, soit par les inhalations.

Lorsque les phénomènes morbides s'accentuent d'une façon défavorable, que les accès de suffocation deviennent moins violents ou que la sténose se généralise et qu'on s'aperçoit de phénomènes d'intoxication par l'acide carbonique, alors il est grand temps d'avoir recours à la trachéotomie.

Voici les signes indiquant que celle-ci ne peut plus être différée:

I. *La cyanose.* — Ou bien elle est très foncée avec des efforts d'aspiration violents ; la respiration est laryngienne et l'air n'arrive plus dans les vésicules pulmonaires (croup localisé) ; ou bien elle est médiocre, elle progresse lentement, mais elle est persistante, la face est de couleur cendrée, les lèvres et les ongles sont bleuâtres (croup généralisé).

II. L'apparition de l'impuissance musculaire.

III. La grande agitation de l'enfant.

Quand ce stade se présente, l'enfant reste souvent tranquille, il survient de la somnolence et souvent les phénomènes se calment.

Le croup localisé, c'est-à-dire le croup limité au larynx (disons en passant que depuis un certain nombre d'années c'est la forme la plus rare) est caractérisé par le peu de durée qu'offre toute la maladie, par l'absence de catarrhe dans les poumons, par un nombre d'inspirations normal où inférieur, par la non accélération du pouls. C'est lui qui provoque les accès les plus violents, les plus pénibles, des symptômes d'asphyxie avec cyanose profonde. On recommande dans ce cas d'opérer avant qu'il ne se produise un nouvel accès qui pourrait être fatal.

Quand il est généralisé, c'est-à-dire que le croup est descendu dans la trachée et dans les bronches, nous le reconnaissons à la longue durée de la maladie, formée de bronchite accompagnée d'angine croupeuse ou diphtéritique, à la fièvre, au ronchus qui se propage dans les poumons, à la respiration et au pouls qui se précipitent, à la sténose qui diminue, au manque de symptômes violents d'asphyxie, à l'insuffisance persistante de la respiration, à la cyanose qui, quoique peu forte, envahit le malade d'une façon continue. Dans les deux cas, l'expérience clinique du professeur Widerhofer s'est prononcée pour la trachéotomie, mais sous la réserve d'un pronostic moins favorable que pour le croup localisé.

Pour ce qui est du moment où il faut opérer, on se guide d'après les 3 symptômes cités plus haut, on opère au début de la période d'asphyxie, lorsque les premiers phénomènes consécutifs à une sténose prolongée se manifestent, et avant que les forces de l'enfant ne soient trop affaiblies par l'empoisonnement carbonique. Malheureusement, pour des raisons et à la suite de délais qui ne sont pas toujours excusables, la plupart des enfants ne sont apportés pour être opérés à l'hôpital Sainte-Anne, que quand ils sont à toute extrémité ; mais même dans ces conditions les guérisons sont dans les proportions d'un tiers à un quart.

Ce qui engage surtout à pratiquer la trachéotomie, c'est cette maxime que formule souvent le professeur Wiederhofer : qu'il n'y a aucune *contre-indication* à cette opération, même lorsque le croup est généralisé et qu'on a diagnostiqué avec certitude l'existence d'une pneumonie avant l'opération, à moins qu'on n'opère, moins dans l'intérêt de l'enfant que dans celui d'une brillante statistique; enfin que l'opération elle-même, quand elle est pratiquée par une main exercée et non en pleine asphyxie, ne présente pas de grands dangers.

Pendant qu'on se prépare à pratiquer l'opération, ce qui prend d'ordinaire un espace de 2 ou 3 heures, on administre à l'enfant un expectorant énergique,

774. R. Infusion de racine de polygala
        sénéga, 8 sur................ 80.
        Liqueur ammoniacale anisée.... 20 gouttes.

En cas de sténose très violente, de suffocation imminente, quand on peut en pratiquant le cathétérisme du larynx (on le pratique facilement avec la sonde de caoutchouc du professeur Weinlechner) obtenir une expectoration et une excitation énergique qui fait gagner du temps, mais cette opération ne se fait pas sans peine et sans danger. Cette opération est dangereuse, surtout chez les très jeunes enfants et quand il y a une grande faiblesse musculaire, elle ne peut se pratiquer qu'avec l'aide intelligent d'au moins deux personnes habiles.

Quand l'opération a réussi, on cherche à soutenir l'enfant par des fortifiants et à obtenir l'expectoration, car plus l'expectoration est énergique et abondante, plus on peut espérer, toutes choses égales d'ailleurs, obtenir la guérison. On enveloppe l'enfant dans des linges chauds, on a soin de lui faire respirer de l'air frais, et de lui donner des potages au vin, du vin qui, lorsque l'opération a été faite sans narcose et qu'il ne se présente pas de complication grave, est toujours pris avec plaisir par l'enfant.

Lorsque pendant l'opération, et notamment quand l'opération a été longtemps différée, il survient des symptômes d'asphyxie ou qu'à la suite de l'opération il s'est produit une syncope et même du tétanos (très mauvais présage) on emploie les moyens d'excitation connus, et les moyens propres à rappeler à la vie, on les continue pendant 10 à 15 minutes, surtout l'*excitation galvanique* du sympathique et du diaphragme. On cherche à obtenir l'expectoration par tous les moyens possibles, soit par les expectorants, soit en faisant assidûment des inhalations d'eau distillée qu'on dirige à travers l'ouverture de la canule. On recouvre la plaie et l'ouverture de la canule avec une compresse qu'on doit humecter continuellement.

Cette compresse doit avoir une largeur de 4 travers de doigt et entourer le cou comme une cravate peu serrée. On confiera à une garde habile le soin de nettoyer et de surveiller cette canule.

On donne tous les jours aux enfants anémiques :

775. R. Sulfate de quinine.
        Saccharure de carbonate de fer āā   0,20

Quand c'est nécessaire

776. R. Camphre râpé................ 0,15.
     Potion gommeuse............... 80,00.

Ou à l'intérieur, et en lavements :

777. R. Musc tonkin.... .... 0,15 — 0,20.
     Sucre blanc.. .... 4,00.

En cas de forte fièvre chez les enfants de 2 ans :

778. R. Sulfate de quinine.............. 0,70.
     Acide sulfurique dilué dix gouttes.
     Sirop de framboises........ 40,00.
     Sig. à prendre en 2 fois.

Chez les enfants récalcitrants, on peut le donner en lavement après avoir dilué cette préparation avec 2 cuillerées d'eau et l'administrer après un lavement dilué qui sert à vider l'intestin.
Ou :

779. R. Acide salicylique.............. 1 — 3
     Eau distillée.
     Sirop d'écorces d'oranges..... ãã 40.
     Bicarbonate de soude q. s. ad solut.
     Sig. A administrer en 4 doses dans l'espace de 2 heures.

Pour les enfants de 4 ans environ on peut toujours administrer 1 gramme d'acide salicylique.

L'emploi de l'acide salicylique en cas de phénomènes fébriles a sur l'emploi de la quinine cet avantage, c'est qu'il est accepté plus volontiers par les enfants sous cette forme. Outre cela il coûte moins cher.

Son passage dans le sang est excessivement rapide, on peut s'en convaincre facilement en le reconnaissant dans les urines à l'aide du perchlorure de fer.

Lorsque l'acide salicylique produit un abaissement de température, on ne le constate jamais qu'une heure et demie après l'ingestion de la dernière dose.

Il est nécessaire de réserver le pronostic pendant 48 heures.

Dans les cas heureux, on peut enlever la canule après 5 ou 7 jours, mais quand il y a un fort catarrhe, seulement au bout de 10 ou 14 jours.

La cicatrisation est très rapide après qu'on a retiré la canule, même lorsque pour une raison ou une autre la canule a dû être maintenue en place pendant plusieurs mois. Le rétrécissement de la trachée ne se produit jamais, au dire du professeur Wiederhofer.

Syphilis.

780. R. Calomel,......................... 0,08.
Saccharure de carbonate de fer. 0,16.
M. f. Poudre à diviser en 6 doses.
Sig. Prendre tous les jours 1 à 2 doses.

Renouveler souvent. On ajoute un sel de fer pour combattre ou prévenir l'anémie.

On emploie de même ;

781. R. Protoiodure de mercure........ 0,08.
Sucre blanc...................... 1,50.
M. f. Poudre à diviser en 6 doses.
Sig. 1 ou 2 doses par jour.

782. R. Précipité rouge................ 0,08.
Beurre non salé............... 8,00.
M. f. Onguent.
D. Sig. Pommade pour le nez.

En friction avec gros comme une lentille sur la muqueuse nasale, pour prévenir le gonflement de cette muqueuse parce qu'il rend la tétée très difficile.

783. R. Sublimé corrosif........ 0,70 — 1,50.
Sel ammoniaque............... 1,50.
Eau distillée................... 80,00.
Detur sub sigillo. Sig. A ajouter à un bain de son.

Les *bains de sublimé* ne doivent être administrés qu'après avoir fait un usage suivi du calomel (Voyez plus haut).

784. R. Onguent mercuriel simple.
Cérat,................, ãã 0,20 — 0,40,

> Detur ad chartam ceratam. Donnez 6 doses
> semblables.
> Sig. En friction selon avis.

Est rarement employé pendant les premières semaines après la naissance, mais seulement en cas de récidives de syphilis. Ainsi chez les enfants âgés de six mois à un an ou plus encore.

Après 3 frictions on suspend pendant un jour et on fait prendre à l'enfant un bain de son tiède, en outre gargarismes et collutoires.

N. B. — Ces deux dernières formules ne doivent être employées que lorsqu'il y a eu très peu de pustules et d'érosions épidermiques: on obtient de très bons résultats dans les cas de condylomes plats en les saupoudrant de calomel et en les badigeonnant tout de suite après avec du chlore liquide.

On peut aussi employer en cas de condylomes plats et d'exsudations diphtéritiques limitées :

785. R. Sublimé corrosif................ 0,16.
Mucilage de gomme arabique... 8,00.
Eau distillée...................... 80,00.
Sig. Pour badigeonner à l'aide d'un pinceau.
786. R. Précipité rouge................. 0,40.
Cérat............ .... 10,00.

En même temps cautérisation avec le crayon.

787. R. Tannin........................ 1,50.
Eau distillée.................... 150,00.
Sig. Pour humecter les plaies privées d'épi-
derme.

Traitement approprié lorsqu'à la suite il survient du rachitisme. S'il survenait des gonflements ganglionnaires :

788. R. Sirop d'iodure de fer........... 10.
Sig. Faire prendre tous les jours 1 à 2 gouttes
dans de l'eau sucrée.

Dans les affections qui peuvent survenir plus tard : bains salés, bains d'eaux mères iodurées, bains de mer.

Dans ces derniers temps on a aussi tenté avec succès les injections sous-cutanées de peptonate mercurique (pepton guecksibler) d'après les indications du prof. Hofrath Bamberger, — 1 milligramme de mercure tous les 2 jours.

789. R. Sublimé corrosif............... 1,00.

    Faites dissoudre dans :

    Eau distillée chaude.... . .... 50,00.

    Ajoutez :

    Solution de peptone de viande...   q. s.
    Jusqu'à cessation de précipité.

Puis dissolvez ce précipité avec :

    Solution concentrée de chlorure
      de sodium...................... q. s.
    Complétez avec. eau distillée pour obtenir 100
      centimètres cubes. 1 centimètre cube repré-
      sente 1 centigramme de sublimé.

Exanthème.

I. ROUGEOLE.

Traitement expectatif. — En cas de complication du côté de l'appareil respiratoire, thérapeutique symptomatique (Voyez plus haut page 190 et suivantes).

II. SCARLATINE.

A. Scarlatine à cours régulier.

Au début, en cas d'angine simple sans exsudation :

790. R. Looch huileux.................. 80,00.
    Teinture de belladone........... 1 à 5 gout.
    Sirop simple.................... 10,00.
    Sig. Une cuillerée à café toutes les 2 heures.

Lorsqu'après la période d'efflorescence le pouls reste accéléré sans complications déterminées :

791. R. Eau distillée .... 80.
    Teinture d'aconit............... 1 à 5 gout.
    Sirop simple.................... 10.
    Sig. Une cuillerée à café toutes les 2 heures.

Dans la dissolution scarlatineuse du sang :

792 R. Chlore liquide............ 1,50 — 2,00.
    Eau distillée................... 100,00.
    Sig. Une cuillerée d'enfant toutes les 2 heures.
793 R. Musc....................... 0,20.
    Sucre blanc.................. 1,50.
    Divisez en 6 doses. Det. ad chartam ceratam.
    Sig. Une dose toutes les heures.

Au début du coma en cas de faiblesse du pouls, de débilité musculaire, à doses répétées et successives. Dès que le pouls se relève on interrompt. Outre cela des fomentations glacées sur la tête, des lotions vinaigrées.
De même :

794. R. Potion gommeuse.............. 80,00.
    Camphre râpé. .... 0,05 — 0,10.
    Sirop simple................ 10,00.
    Sig. Une cuillerée à café toutes les heures.

B. Angine parenchymateuse.

Fragments de glace, des glaces à doses répétées, en se rapportant à l'intensité des phénomènes.

C. Angine diphtéritique.

Fragments de glace, glaces, compresses glacées. Badigeonner le siège de l'exsudation 2 ou 3 fois par jour avec :

795. R. Chlorate de potasse............. 10.
    Eau distillée. .... 100.
    Miel despumé.............. 50.

Sig. Collutoire.
796. R. Eau de chaux.................. 80.
Eau distillée................ .... 80.
Sig. Collutoire.
797. R. Chlorate de potasse........... 2.
Eau distillée..................... 100.
Sirop simple.................. 10.
Sig. A prendre une cuillerée à café toutes les
2 heures.

D. Anasarque scarlatineuse.

Avant tout, quand il n'y a pas de complication et de fièvre : enveloppement de Priestnitz. — Dans la journée boisson quelconque en grande quantité, soit du lait coupé d'eau, limonade tartrique, etc.

798. R. Crème de tartre................ 5.
Sig. Pour être ajouté à un litre d'eau.

Dans les cas de symptômes fébriles légers, en cas de sécheresse de la peau on en fait boire un ou deux verres chauds.

799. R. Acétate de potasse.......... 4—8.
Eau distillée............. ...... 80.
Sirop de mûres................ 8.
Sig. En donner une cuillerée d'enfant toutes
les 2 heures.

En cas de phénomènes fébriles graves :

800. R. Carbonate de soude pur,........ 0,80.
Eau distillée.................... 80,00.
Sirop de mûres.. .... 8,00.
Sig. Une cuillerée à café toutes les 2 heures.

801. R. Teinture de digitale pourprée... 4 gouttes.
Eau distillée................... 80.
Sucre blanc.................... 8.
Sig. Par cuillerée à café toutes les 2 heures,

Dans la forme torpide. — Sans fièvre, sans chaleur de la peau. — Quand l'urine est peu modifiée par rapport à la qualité, mais très diminuée quant à la quantité. Pour empêcher les irrégularités du pouls. Il y a contre-indication lorsque le pouls est faible, et que les sécrétions des muqueuses bronchiques sont exagérées.

802. R. Teinture de scille. .... 4 gouttes.
    Eau distillée...................... 80.
    Sirop d'écorces d'oranges........ 8.
    Sig. Une cuillerée d'enfant, toutes les 2 heures.
803. R. Infusion de feuilles de digitale pourprée de
        0,15 centigr. pour une collature de 80.
    Sirop de capillaire.............. 8.
    Sig. Une cuillerée d'enfant, toutes les 2 heures.
804. R. Extrait aqueux d'opium........ 0,04.
    Sucre blanc...................... 2,00.
    Divisez en 6 doses.
    Sig. Une dose toutes les 4 heures.

En cas de dysurie :

805. R. Tannate de quinine.............. 0,50
    Sucre blanc...................... 2,00
    Divisez en 6 doses. — Tous les jours 2 ou 3
        doses suivant l'âge.

Quand l'albuminurie se prolonge et qu'il se produit par moments des accès fébriles, et lorsqu'il y a phléthore sanguine.

E. Phénomènes à formes thoraciques.

806. R. Acide benzoïque............... 0,50.
    Sucre blanc...................... 1,50.
    Divisez en 6 doses.
    Sig. Une dose toutes les 2 heures.

En cas de vomissement, fragments de glace.

807. R. Eau laxative de Vienne... 40—80.
    Eau de cerises noires............ 20.
    Sirop de framboises............. 20.

Sig. A donner en 3 fois dans l'espace de 2 heures.

Au début, surtout en cas de constipation. Lorsque les enfants ne peuvent avaler. Lavements d'eau laxative de Vienne. Compresses glacées sur la tête.

Gale.

Frictions sur tout le corps (la figure exceptée) avec du savon vert ; puis, une demi-heure après, un bain chaud. Après avoir bien séché le corps on l'enduit et on laisse en place la pommade suivante pendant 24 heures :

808. R. Carbonate de potasse. . . . . 8.
Soufre. . . . . 20.
Axonge. . . . . 8.
Mixt. exact.
D. Sig. Selon avis.

Après cela un bain chaud. Quand il y a des pustules et de petites ulcérations, on ne fait prendre qu'un bain chaud par jour et on emploie une des pommades suivantes :

809. R. Fleur de soufre. . . . . 20.
Axonge. . . . . 80.
M. D. Sig. Selon avis.
810. R. Baume du Pérou. . . . . 80.
D. Sig. Pour frictions.

Ver solitaire.

Pour les enfants de 2 à 5 ans on emploie les formules suivantes

811. R. Écorce de racine de grenadier. . . . . 40.
Faites macérer dans eau. . . . . 400.
Après 24 heures faites bouillir
pour ramener à. . . . . 200 gr.
D. Sig. Selon avis.

On fait prendre cette préparation le matin à jeun en 3 fois, à une demi-heure d'intervalle. On a eu soin la veille de faire prendre du jus de pruneaux en quantité suffisante pour avoir obtenu 1 à 2 selles liquides. On conseille de toujours faire préparer la double dose de décoction de grenadier. Car souvent une de ces doses peut être vomie, et alors il faut, après une demi-heure, faire reprendre de nouveau le médicament.

N. B. — On ne doit faire rendre le ver solitaire qu'aux enfants âgés de plus d'un an, qui se portent bien et qui n'ont pas de disposition à la diarrhée. Les tout petits enfants et ceux qui font des dents ne supportent même pas les tænifuges les plus doux.

812. R. Extrait éthéré de fougère .... 0,80.

Il faut de toute façon ne jamais employer des drastiques tels que gomme-gutte, coloquinte, huile de croton.

Ascarides lombricoïdes.

813. R. Poudre de semen-contra......... 4,00
Poudre de Jalap................ 2,00
M. f. P. Diviser en 6 doses égales.
Sig. Faire prendre tous les quarts d'heure une
dose diluée dans de l'eau.

V

MALADIES

VÉNÉRIENNES ET SYPHILITIQUES.

FORMULES

DE M. LE PROFESSEUR CHARLES SIGMUND.

I

Blennorrhagie et ses complications dans les deux sexes.

814. R. Acétate de plomb crist...... 4 — 8.
Eau distillée simple............ 200.
M. D. Sig. Usage externe.

Pour bains locaux, compresses et fomentations, lavages et injections dans le vagin, pour tampons, etc.

Dans les inflammations des surfaces muqueuses et cutanées, de même dans les excoriations épithéliales (appliquer des compresses trempées dans ce liquide et les renouveler toutes les heures). Dans la blennorrhagie du gland, des grandes lèvres, du vagin, du rectum. Contre la lymphangite dorsale du pénis, dans le phimosis, dans l'inflammation des glandes.

N. B. — Les 14 formules suivantes seront ordonnées et employées dans ces différentes affections.

815. R. Alun................... 4 — 8.
Eau distillée simple............ 200.
816. R. Sulfate de zinc............ 3.
Eau distillée.................. 200.

817. **R.** Acétate de zinc...................... 4.
Eau distillée...................... 200.
818. **R.** Tannin.......................... 4.
Eau distillée...................... 200

Cette dernière solution produit des taches indélébiles dans le linge, il faut donc être circonspect dans son emploi, il en est de même de la suivante :

819. **R.** Teinture de noix de galle ...... 40.
Eau distillée...................... 200.
820. **R.** Acide phénique (ou phénol)... 2—4.
Eau distillée...................... 200.

En cas de plaie ou d'ulcères ayant une mauvaise odeur, chez les femmes enceintes et chez les accouchées. On peut encore employer :

821. **R.** Acide salycilique .... 2—4.
Eau distillée...................... 200.
822. **R.** Acide thymique.............. 2—4.
Eau distillée...................... 200.
823. **R.** Chlorate de potasse.......... 4—8.
Eau distillée...................... 200.
824. **R.** Hypochlorite de chaux.......... 8.
(Chlorure de chaux).
Eau distillée...................... 200.
825. **R.** Chlorure de zinc............. 4 gram.
Eau distillée...................... 200.
826. **R.** Hypermanganate de potasse... 1—2.
Eau distillée...................... 200.

Cette dernière solution se décompose facilement, tache le linge, n'a pas d'avantage sur le chlorate de potasse et coûte plus cher ! Elle s'emploie surtout pour nettoyer les fosses nasales dans les cas d'irritations légères des muqueuses.

827. **R.** Eau de chaux récemment préparée. 20,00.
Soude caustique................... 0,10.
Eau distillée...................... 200,00.

14

Dans la diphtérie et les cas légers d'exsudation muco-purulente on alterne avec une solution d'acide phénique, quand l'exsudation est abondante, sanieuse et a mauvaise odeur :

828. R. Borate de soude.............. .... 20 gram.
     Eau distillée..................... 200.

En cas d'inflammation très douloureuse de la muqueuse de l'urètre. Quand l'émission est douloureuse et suivie de douleur, et d'épreintes douloureuses on prescrit à l'intérieur :

829. R. Teinture anodine simple........ 15 gouttes.
     Eau distillée................... 100 gram.
     M. Sig. 2 cuillerées à café toutes les 1 — 2 — 4 heures.

N. B. — Les 4 formules suivantes se donnent aux mêmes doses.

830. R. Teinture anodine simple. .... 15 gouttes.
     Eau distillée de laurier-cerise.... 12 — 24 gr.
     Eau distillée.................. .... 100.

A employer à l'intérieur chez les personnes très susceptibles et très affaiblies, par exemple, les anémiques et les phtisiques, chez lesquelles les compresses froides et les autres anodins ne peuvent être supportés.

831. R. Teinture anodine simple........ ..... 15 gouttes.
     Looch huileux.................. 100 gram.
     D. Sig. Comme la formule 829.
832. R. Teinture anodine simple. .... 15 gouttes.
     Eau dist. de laurier-cerise..... 12-24.
     Looch huileux.............. .... 100.

Le looch huileux peut être remplacé par toute autre préparation analogue, telle que potion gommeuse, émulsion d'amandes, émulsion de semences de chanvre, décoction de semences de lin (toutes très agréables mais qui n'ont aucune action spécifique sur la vessie et sur l'urètre), décoction de guimauve, de pavots, etc.

833. R. Extrait de jusquiame......   0,40—0,60.
        Looch blanc, ou potion gommeuse, ou eau dist.
        de cerises noires.............. 100,00.
        D. Sig. Comme le n° 829.

(Lorsque les opiacés ne sont pas tolérés, à la condition d'avoir
une bonne préparation, ce qui n'est pas toujours le cas.)

834. R. Extrait d'opium..........   0,08 — 0,16.
        Poudre de gomme..............   2,00.
        M. exactissime. Divisez en 6 doses.
        Sig. A l'intérieur, une dose toutes les 2 — 3 — 4
        heures.

N. B. — Pour les six formules suivantes les indications sont les
mêmes que pour le n. 826.

835. R. Extrait de jusquiame......   0,20 — 0,40.
      -   Poudre de gomme..............   2,00.
        Divisez en 6 doses.
836. R. Extrait de chanvre indien...   0,20 — 0,40
        Poudre de gomme..............   2,00
        Div. en 6 doses.
        D. Sig. Une dose toutes les 2 ou 4 heures.

Préparation peu fidèle. On n'est jamais sûr de la pureté du produit. Quand on peut avoir la vraie préparation, on en obtient une
action simplement sédative sur l'appareil génital, parce qu'il sti-
mule agréablement l'imagination.

837. R. Lactucarium.......... ....   0,08 — 0,24.
        Sucre blanc..... ....   2,00.
        Diviser en 6 doses.
        D. Sig. Une dose toutes les deux heures.

Préparation infidèle. Quand on a un bon produit, on l'emploie
comme l'extrait de jusquiame.

838. R. Chlorhydrate de morphine.......   0,10.
        Eau distillée. Looch, looch hui-
        leux, ou eau de cerises noires. 100,00.
        D. Sig. Une cuillerée toutes les 2 heures.

839. **R.** Chlorhydrate de morphine.......   0,10.
    Poudre de gomme...............   2,00.
    M. exact. Divisez en 6 doses.
    D. Sig. Une dose toutes les 2 — 4 heures.
840. **R.** Chloral hydraté................   4.
    Eau distillée.................. 100.
    M. Sig. A prendre la moitié en une fois.

Si l'on n'obtient pas l'effet hypnotique au bout de 5 minutes, on fait prendre la seconde moitié (veiller à avoir une bonne préparation). Comme correctif : sirop ou teinture d'écorces d'oranges : 20 grammes.

N. B. — Le faire prendre le soir en cas d'insomnie.

841. **R.** Extrait aqueux d'opium...   0,10 — 0,15.
    Beurre de cacao...............   25,00.
    Mêlez et faites 8 suppositoires urétraux.
    Sig. 1 ou 2 suppositoires tous les jours.

A employer, quand les douleurs pendant et après l'émission de l'urine sont très intenses, que le malade ressent des épreintes douloureuses, principalement lorsqu'il y a en même temps diarrhée, ténesme, insomnie (dans ce cas on fait introduire un suppositoire le soir et un pendant la nuit). On emploie aussi 1-2 des suppositoires suivants par jour :

842. **R.** Chlorhydrate de morphine......   0,40.
    Beurre de cacao...............   25,00.

Pour les malades qui ne supportent pas les opiacés et qui souffrent de dyspepsie et de constipation :

843. **R.** Extrait de jusquiame..........   0,30.
    Beurre de cacao...............   25,00.
844. **R.** Extrait de belladone.......   0,10 — 0,15.
    Beurre de cacao...............   25,00.

Bonne préparation contre le ténesme vésical et l'émission involontaire d'urine, surtout quand on ne peut employer ni l'opium ni la jusquiame. (On ne peut toujours recommander l'extrait de belladone, car il agit chez certaines personnes avec beaucoup d'intensité ; à employer donc avec précautions !)

845. R. Chlorhydrate de morphine........ 0,40.
     Eau distillée....................... 10,00.
     D. Sig. A employer en injections
       hypodermiques.

Comme calmant et hypnotique, surtout le soir.

Quand le malade ne peut supporter les opiacés et qu'il y a encore d'autres inconvénients à éviter :

846. R. Sulfate d'atropine............ ., 0,10.
     Eau distillée..................... 10,00.
     Sig.Pour injections sous-cutanées.

847. R. Teinture d'opium simple........ 15 gouttes.
     Mucilage de gomme arabique.... 30.
     Eau distillée simple............. 100.
     M. Sig. Pour lavement. (Employer le tiers, la
       moitié et dans certains cas toute cette pré-
       paration.)

On introduira la canule à lavement le plus avant possible dans l'intestin et l'on poussera le liquide très doucement. Mêmes instructions que pour le n. 841.

848. R. Camphre................. 0,08 — 0,16.
     Looch huileux (ou potion gom-
       meuse). M. exact............ 100,00.
     Sig. Prendre à l'intérieur (surtout le soir). Une
       cuillerée toutes les 2 — 3 heures.

En cas d'épreintes très douloureuses, de souffrances considérables pendant et après l'émission de l'urine, d'érections cordées, en cas de rêves érotiques et de pollutions ; en cas d'érections continues et d'hallucinations érotiques. — Ou :

849 R. Camphre................ .... 0,10 — 0,15.
     Extrait aqueux d'opium.... 0,08 — 0,16.
     Looch huileux (ou pot. gom).... 100,00.
     M. exact.

Sig. Le soir. Une cuillerée toutes les 2 heures.

Surtout dans les cas de fortes douleurs et d'épreintes pendant la
défécation, de même qu'en cas de diarrhée.

850. R. Camphre.................... 0,10 — 0,15.
Lupulin.
Extrait de houblon.............āā q. s.
Pour faire 15 pilules de 0,25 enrobées de lyco-
pode.
Sig. Une ou 2 pilules toutes les 2 — 3 heures.

Surtout le soir. Comme pour les 2 formules précédentes.

851. R. Camphre.
Extrait aqueux d'opium. ....āā 0,10 — 0,15.
Lupulin.
Extrait de houblon.............āā q. s.
Pour faire 15 pilules de 0,25 enrobées de lyco-
pode.
Sig. Comme les précédentes, indications comme
le n° 1203.

852. R. Lupulin.
Sucre blanc.................. āā 6.
Mêlez exact. et divisez en 12 doses.
Sig. Une dose toutes les 2 ou 3 heures.

Le soir doubler la dose.
A employer seul, alors même que l'action sédative sur l'appareil
génital n'est pas toujours certaine. Dans le cas de fortes érections et
de pollutions, on peut lui associer l'opium et le camphre ; en cas de
fortes douleurs et d'épreintes douloureuses (Voyez plus haut).

853. R. Teinture de digitale.... .... 5,00.
Eau de laurier-cerise.........,.... 80,00.
M. Sig. A prendre par cuillerées à café pen-
dant la journée.

En cas d'érections douloureuses, de pollutions chez les anémiques et spécialement quand il est nécessaire de modérer l'action du cœur, on double la dose le soir avant le sommeil ! Ne pas employer quand il y a cœur gras ou rétrécissement.

854. R. Teinture de veratrum viride.... 5.
Eau de laurier-cerise........., 80,
M. Sig. Par cuillerées à café,

A employer comme la formule précédente.

855. R. Bromure de potassium (bromure
de sodium)............... 4 — 8.
Eau dist. simple................ 140.
D. Sig. Une cuillerée le matin et 2 — 3 cuil·lerées le soir.

En cas d'érections douloureuses, d'épreinte douloureuse en uri-nant, de pollutions, notamment chez les anémiques ; en cas d'acti-vité exagérée du cœur chez les personnes sujettes aux attaques de nerfs (chez les épileptiques); chez les personnes affectées habituel-lement de pollutions; on peut augmenter les doses jusqu'à 5 gram-mes par jour, on obtient les meilleurs résultats en augmentant les doses dans la soirée.

En cas de pollutions fréquentes, on administre le médicament de la façon suivante : on fait souper le malade de bonne heure, on lui recommande de ne se coucher que deux heures après, afin d'uriner immédiatement avant de s'endormir, et chaque fois qu'il se réveille. (Il est de toute importance de veiller à ce que le malade ait une selle tous les jours.)

Comme correctif des préparations bromurées : teinture d'écorces d'oranges 20 à 40 grammes.

856. R. Bromure de fer............,........ 0,45.
Eau distillée........ ...... 70,00 — 100,00.
Sirop d'écorces d'oranges........ 40,00.
M. Sig. Une cuillerée le matin et 2
soir,

857. R. Baume de copahu.............. 40.
Sig. 20 — 30 — 40 — 50 — 60 gouttes dans une
cuillerée d'eau.

A prendre le matin 1 heure avant le déjeuner, à midi une heure avant le repas, et le soir avant de se coucher. On peut remplacer l'eau par du café, du thé, une infusion de camomille ou de toute autre plante aromatique ou par de l'eau distillée de menthe poivrée, de menthe crépue, de cannelle, etc. On commence par administrer 20 gouttes à la fois, on augmente chaque fois de 10 gouttes jusqu'à 60 gouttes sans jamais dépasser cette dose. — Cette façon de donner ce médicament agit bien en général, réussit mieux que toutes les autres préparations liquides, et est plus facilement supportée.

Indication : à administrer vers la fin de la période inflammatoire de la blennorhagie de l'urètre, mais inactive dans la blennorhagie des autres parties. Si 5 ou 6 jours après l'administration du médicament, on ne s'aperçoit pas de la diminution de l'écoulement muco-purulent, on peut considérer le procédé comme inactif. (Cette règle est générale pour tous les balsamiques et principalement pour tous les médicaments internes antiblennorrhagiques.) — L'urine prend une odeur particulière propre au baume du copahu. — La peau se recouvre d'une éruption érythémateuse, quelquefois d'urticaire ; il faut alors abandonner le baume de copahu.

858. R. Baume de copahu................   40.
  Huile d'amandes douces.
  Mucilage de gomme arabique..āā   q. s.
  Sirop simple ou sirop d'écorces d'oranges ou
    looch huileux.................... 300.
  Sig. Faire prendre 3 fois par jour 2 — 3 cuillerées à café.

N. B. — Augmenter jusqu'à 4-5-6 par jour. Une cuillerée à café renferme 10 gouttes de copahu.

859. R. Baume de copahu.
  Poudre de cubèbe récemment pilé.āā q. s.
  Pour faire avec un peu de mucilage de gomme
    60 pilules pesant 0,25 chacune, enrobées de
    lycopode.
  Sig. Matin, midi et le soir, 2 pilules chaque fois.

Augmenter tous les jours jusqu'à 4-5-6. — On emploie cette formule comme les trois premières,

860. R. Baume de copahu............... 40.
    Alcool.............. .... 40.
    Sirop de Tolu................... 40.
    Eau de menthe poivrée.. .... 80.
    Éther nitrique alcoolisé........ 10.
    M. Sig. 3 à 6 cuillerées par jour (potion de
    Chopart).

Cette dernière préparation n'a pas de grands avantages et est mal supportée par bien des malades.

861. R. Poudre de cubèbe récente. .... 40.
    Diviser en 24 doses.
    Sig. 2 doses par jour.

On augmente tous les jours jusqu'à 6 et 9 doses.

862. R. Poudre récente de cubèbe.
    Extrait alcoolique de cubèbes..ãã q. s.
    M. f. S. l'art. 60 pilules de 0,25, enrobées de
    lycopode.
    Sig. Trois fois par jour 3 pilules. (Aller en aug-
    mentant jusqu'à 4 — 5 — 6 pilules.)

De toutes les formules précitées cette dernière, quoique plus coûteuse, est la mieux supportée du malade et très active.

863. R. Térébenthine pure.
    Poudre de cubèbe.............ãã q. s.
    M. f. f. des pilules (voyez plus haut).

Préparation active, mais moins agréable à prendre et difficilement supportée par beaucoup de malades.

864. R. Baume de tolu.
    Poudre récente de cubèbe....ãã q. s.
    M. f. Pilules (Voyez plus haut).

Moins actif que la térébenthine et le copahu et supporté par peu de malades.

On emploie de même le baume du Pérou et le baume du Canada

surtout dans la chaude-pisse chronique. L'emploi du goudron donne de très bons résultats dans la blennorrhée chronique, mais a des suites fâcheuses pour l'estomac et les intestins. Il s'administre sous la même forme que les autres baumes.

865. R. Baume de gurgum.
    Poudre de cubèbe..............àà q. s.
    Pour faire des pilules de 0,20.
866. R. Camphre..................... 0,40.
    Poudre et extrait alcoolique de cubèbe.àà q. s.
    P. Faire des pilules de 0,25, enrobées de ly-
        copode.
    Sig. 4 — 12 pilules tous les jours.

En cas de blennorrhagie accompagnée d'épreintes en urinant et de pollutions.

867. R. Tannin... .... 4.
    Goudron........................ q. s.
    M. f. l. a. 60 pilules de 0,25, enrobées de
        lycopode.
    Sig. Prendre 3 fois par jour 2 — 5 pilules.

(D'après la constitution des malades, on augmente progressivement la dose.)

Dans la chaude-pisse chronique sans affection organique de la, prostate ou de l'urèthre.

868. R. Eau de goudron 100.
    Eau de menthe poivrée ou de can-
        nelle 40
    M. Sig. Une cuillerée 3 fois par jour.

(Augmenter jusqu'à 4, 5, 6.)
Les préparations de matico (obtenues avec les tiges et les feuilles) n'ont quelque valeur que lorsqu'on les associe aux autres antiblennorhagiques, car le matico contient très peu de principes aromatiques ou astringents. Son activité a été considérablement exagérée contre la blennorrhagie chronique avec catarrhe de la vessie,

869. R. Acide phénique.............. 4,00.
    Eau distillée.................. 200,00.
    Teinture de noix vomique. .   30 gouttes.
    D. Sig. Une cuillerée trois fois par jour.
870. R. Acide salicylique............. 4,00.
    Eau distillée.................. 200,00.
    Teinture de noix vomique....   30 gouttes.
    D. Sig. Une cuillerée, le matin, à midi et le
       soir.
871. R. Acide thymique.................. 4,00.
    Eau distillée.................... 200,00.
    D. Sig. 3 cuillerées par jour.

Il n'y a que les malades ayant les organes digestifs dans un état d'intégrité parfaite et des reins absolument sains qui puissent supporter ces 3 dernières préparations. Quant aux doses, on ne peut les augmenter qu'avec beaucoup de prudence, de peur de provoquer l'intoxication phéniquée. On obtient d'ailleurs avec l'acide phénique tous les résultats désirables, et l'emploi de l'acide salicylique et de l'acide thymique, qui sont plus chers, devient superflu.

872. R. Acide nitrique pur................ 4.
    Eau distillée... .... 100.
    Eau d'écorces d'oranges.......... 40.
    Sig. Une cuillerée à café le matin, à midi et le
       soir.

Augmenter suivant les indications individuelles.

873. R. Feuilles d'uva ursi........ ...... 40.
    Eau distillée..................... 800.
    Faites bouillir et ramener à 400.
    D. Sig. A faire prendre par petites doses dans
       la journée (2 — cuillerées chaque fois).

En cas de blennorrhagie chronique avec catarrhe de la vessie accompagné de disposition au catarrhe intestinal (est facilement supporté).

874. R. Perchlorure de fer liquide......   3.
        Teinture de noix vomique......   30 gouttes.
        Eau distillée ou eau distillée de
           cannelle...................... 140.
        M. Sig. Une cuillerée 2 — 3 — 4 — 5 fois par
           jour.

Dans la blennorrhagie chronique des anémiques, surtout en cas d'hémorrhagies rénales, vésicales, utérines, vaginales et uréthrales.

Quand, outre l'anémie, on a affaire à d'autres affections vénériennes ou syphilitiques, on alterne avec les autres médicaments appropriés, tels que préparations iodurée ou mercurielle, avec la quinine, etc.

875. R. Tannin....................... .....   1.
        Teinture de noix vomique......   30 gouttes.
        Eau distillée................... 140.
        Sig. usage et indications comme plus haut.

En ajoutant du sirop d'écorces d'oranges, de la teinture d'écorces d'oranges ou une eau aromatique, menthe, cannelle, etc., on rend la préparation plus facilement supportable. Les préparations à base de ratanhia, de cachou, de matico, etc., n'agissent que par le tannin qu'elles contiennent, sont moins facilement supportées et sont plus chères.

876. R. Acétate de plomb cristallisé. 0,10 — 0,30.
        Eau distillée.................... 100,00.

En injections dans la blennorrhagie des hommes et des femmes. Ne doivent être employées en injections au début des blennorrhagies que lorsque l'inflammation, la sensibilité et la desquamation de la muqueuse sont passées.

Pratique des injections.

On commence par faire uriner le malade, on fait une injection d'eau pure qu'on fait écouler, on introduit ensuite le mélange médicamenteux qu'on laisse dans le canal pendant 3 à 5 minutes. (Le liquide devra séjourner bien moins longtemps quand les organes sont très sensibles et qu'on pratique une première injection.)

877. R. Sulfate de zinc............ 0,20 — 0,40.
Eau distillée..................... 100,00.
Sig. Pratiquer 3 injections par jour.

A employer cette formule dans les cas où l'inflammation n'est pas considérable, elle constitue parmi les injections actives celle qui est le plus facilement supportée. Des observations bien précises ont permis de constater que, parmi toutes les injections, c'est la seule qui ne change pas la coloration et la régularité des urines comme le produisent les préparations à base de sel de plomb, d'alun, de tannin, de fer ou de cuivre.

878. R. Acétate de zinc...... ..... 0,20 — 0,60.
Eau distillée... ... . 100,00.
879. R. Alun........... ... .. 0,20 — 0,60.
Eau distillée.................. 100,00.
880. R. Tannin pur.............. 0,20 — 0,60.
Eau distillée................... 100,00.

Cette dernière laisse des taches indélébiles dans le linge de même que la suivante :

881. R. Nitrate d'argent cristallisé. 0,08 — 0,16 — 0,24.
Eau distillée.................... 100,00.

Les préparations narcotiques, l'opium surtout qu'on pourrait ajouter à ces injections, ne donnent aucun résultat. Si une injection faite méthodiquement et avec soin produit des douleurs violentes et tenaces, c'est que le moment de la faire n'est pas encore venu ou bien le médicament n'est pas bien choisi. Beaucoup de personnes ne supportent pas les injections froides, mais les supporteront tièdes ou un peu chaudes. Les précautions qu'on prend pour empêcher le liquide de pénétrer dans la vessie sont superflues, pour peu que l'injection soit faite délicatement et avec soin, il s'ensuit que la manœuvre qui consiste à comprimer avec le doigt la partie inférieure du pubis pour empêcher l'injection de pénétrer plus avant est inutile, car, quand on a recours à cette manœuvre, il arrive que dans bien des cas une grande partie du canal malade n'est pas mise en contact avec le liquide.

882. R. Tannin pur................ 0,20 — 0,60.
     Vin rouge................... 100,00.
883. R. Tannin.................. 0,20 — 0,60.
     Teinture d'iode........... 0,70 à 1,50.
     Eau distillée................ 100,00.

(Astringent d'une puissance considérable.)

884. R. Sous-nitrate de bismuth.... 0,20 — 0,80.
     Eau distillée................ 100,00.
     M. Sig. Agiter avant de l'employer.

Dans la blennorrhagie chronique accompagnée de fortes douleurs pendant et après l'émission de l'urine.

Lorsque le malade supporte bien cette injection, on peut augmenter cette dose de 0,80 et maintenir l'injection plus de 5 minutes dans le canal (jusqu'à 10 et 40 minutes). On doit toujours maintenir longtemps l'injection dans les cas de blennorrhagie chronique.

885. R. Sulfate de cuivre........ 0,20 — 0,40.
     Eau distillée................ 100,00.
886. R. Pierre divine............ 0,40 — 0,80.
     Eau distillée................ 100,00.
887. R. Sulfate de zinc........ 0,85 jusqu'à 1,50.
     Eau distillée................ 100.

Spécialement quand l'écoulement de l'urèthre est mêlé de sang :

888. R. Alun................ 0,70 jusqu'à 2,00.
     Eau distillée................ 100,00.
889. R. Tannin................ 0,70 jusqu'à 2,00.
     Eau distillée................ 100,00.

(Produit des taches indélébiles.)

890. R. Nitrate d'argent cristallisé.. 0,40 — 0,80.
     Eau distillée................ 100,00.

. Laisse des taches qu'on ne peut guère ou jamais faire disparaître,
produit des rétrécissements.

On doit faire cette injection avec une seringue de verre ou de
caoutchouc durci.

891. R. Sulfate de fer............. 0,20 — 080.
Eau distillée.................... 100,00.

Produit des taches indélébiles ainsi que le suivant :

892. R. Perchlorure de fer liquide.   0,20 — 0,60.
Eau distillée................... 100,00.
893. R. Seigle ergoté récemment pulvérisé.   10.
Poudre de cannelle............... 5.
Sucre blanc..................... 5.
M. exact. et diviser en 24 doses.
Sig. Tous les jours 3-4-5 doses.

A employer quand l'affection est accompagnée d'écoulement sanguin (dont on ne connaît pas la source) et dans l'hémorrhagie utérine, et dans la blennorrhée utéro-vaginale.

894. R. Extrait d'ergot de seigle.
Poudre de quinquina ãã q. s.
Pour faire 60 pilules de 0,25,
enrobées de lycopode.
Sig. 3 fois par jour 2-3-4 pilules.

En cas d'hémorrhagie et d'anémie graves.

895. R. Acétate de plomb crist. en poudre.   100.
D. Sig. Une cuillerée à café dans 400 gram.
d'eau.

Dans la blennorrhée chronique, il est de toute nécessité de faire
l'analyse des urines au point de vue du sucre. La réaction de
Trommer (qui est la meilleure) consiste à ajouter à un mélange
d'urine étendue et d'une solution de potasse caustique, une solution
de sulfate de cuivre. Le mélange est chauffé légèrement, et si les
urines contiennent du sucre, on obtient la réduction à l'état d'oxyde
de cuivre. La présence de l'albumine se reconnaît : *a*) avec l'acide

nitrique (si l'on fait couler de l'acide nitrique dans l'urine, il se forme une zone blanche bien nette et caractéristique) ; *b)* à l'aide du réactif de Koch.

Pour lavage, lotions, injections, et pour imbiber, des tampons qu'on place dans le vagin et sur l'anus en cas de blennorrhée, surtout lorsqu'elle est accompagnée d'excoriations.

On peut prescrire, pour être employées de même (mais on diminue la dose de moitié), les substances suivantes pulvérisées : sulfate et acétate de zinc, alun, en outre le tannin en poudre fine (une cuillerée à café pour 400 grammes d'eau), mais il tache ; le sulfate de cuivre et le sulfate de fer (une cuillerée à café pour 400 grammes d'eau), mais il tache, et les extraits végétaux contenant du tannin, bien plus chers et moins actifs : ratanhia, écorces de chêne, de quinquina, de tormentille, de saule, etc. Le moins actif de tous est le moderne matico si coûteux. Les décoctions astringentes de drogues contenant du tannin (écorce de chêne, de saule, de simarouba, de quinquina, de tormentille, de saule, etc.), qui n'ont aucun avantage et reviennent très cher. Quand on veut les employer, on peut se servir avantageusement de la solution de leurs extraits. La préparation de ces décoctions, quand elle est faite par des personnes inhabiles, est peu sûre et ne doit pas leur être confiée.

896. R. Sulfate de cuivre.............. 10.
     Eau distillée................... 100.
     S. Sig. Pour usage externe.

On l'emploie sans être diluée pour imbiber des tampons en cas de blennorrhagie du vagin et des parties voisines, diluée 1 : 6 d'eau en cas de granulation. C'est une préparation très active. L'acétate et le chlorure de cuivre agissent de même.

897. R. Hypochlorite de chaux (chlorure
     de chaux)...................... 40.
     Eau distillée................... 200.
     M. exact. Sig. Agiter et pratiquer 3 injections
     par jour.
898. R. Nitrate d'argent crist............ 1-2.
     Eau distillée................... 50.
     D. Sig. Pour injections.

Pour tenter le traitement abortif de la chaude-pisse, avec toutes les précautions voulues, mais on ne doit l'employer que rarement. On ne fait qu'une injection et elle ne doit pas dépasser la limite de l'urèthre.

On peut employer dans le même but (également 1 à 2 grammes sur 50 grammes) le *sulfate de cuivre*.

899. R. Oxyde rouge de mercure........ 0,40.
Cérat (ou beurre frais).......... 80,00.
M. exacte. Sig. Pour enduire les bougies et les cathéters.

Dans la blennorrhagie chronique de l'urèthre et pour les tampons dans les granulations du vagin.

900. R. Iode métallique................ 0,08.
Iodure de potassium........ 0,10 — 0,80.
Glycérine pure................... 20,00.
M. Sig. Pour badigeonner.

En cas de granulations blennorrhagiques des muqueuses, surtout du vagin, et sert à imbiber des tampons.

901. R. Teinture d'iode.
Teinture de noix de galle.....āā 10,00.
M. Sig. Pour badigeonner la peau.

Quand l'inflammation a envahi les glandes, les muscles, les aponévroses, les os et les périostes, les articulations, les ovaires, mais lorsque la peau elle-même qui recouvre ces parties n'est pas atteinte. On pratique les badigeonnages 2, 3, 4, 5 fois par jour, d'après l'intensité de l'irritation et l'effet qu'on veut obtenir ; quand on a badigeonné, on laisse sécher la teinture, ce qui demande 10 à 15 minutes, avant d'appliquer des compresses quand elles sont indiquées. Pour obtenir un bon résultat, il faut employer d'une façon continue ce médicament très énergique comme révulsif, jusqu'à ce qu'il se produise une eschare. Il n'y a que les premiers badigeonnages qui soient douloureux chez la plupart des malades.

902. R. Iode métallique................ 2.
Collodion..................... 16.
D. Sig. Pour badigeonner.

15

Agit comme exutoire, mais revient plus cher que la teinture d'iode. On emploie de même le mélange de teinture de cantharides et de collodion (1 : 16), mais il a une action bien plus fâcheuse que les autres préparations sus-nommées sur la vessie.

903. R. Perchlorure de fer liquide....... 20.
Eau distillée.................... 100.
Sig. Pour usage externe.

A employer, sans être dilué, dans la vaginite (pour tampons), dans les excoriations, ulcérations qui se soignent très facilement et surtout dans les hémorrhagies, dans l'anémie, mais diluée, et comme abortif dans la chaude-pisse (mais laisse des taches).

904. R. Chlorate de potasse............ 20.
Eau distillée.................. 200.
M. Sig. Agiter et employer pour l'usage externe.

Principalement pour lavage, injections et pour imbiber les tampons lorsque l'écoulement provenant de l'utérus ou du vagin a une odeur fétide. — On dilue dans la proportion de 1 : 6 pour que le jet reste complètement dissous.

905. R. Hypermanganate de potasse..... 2 — 4.
Eau distillée................. 200 — 400.
906. R. Acide carbolique (ou phénique ou salicylique).
Alcool fort......................āā 20.
Eau distillée............... 100 — 200.
M. Sig. A employer comme les précédentes.

L'acide carbolique ou phénique dissous dans parties égales d'alcool ne se décompose pas et se dissout très bien dans l'eau. On emploie de même les préparations suivantes qui ont les mêmes indications :

907. R. Teinture d'iode................ 12.
Eau distillée.................. 200.
908. R. Teinture d'iode................ 12.
Teinture de noix de galle....... 12.
Eau distillée.................. 200.

909. R. Sulfate de cuivre... ... . 2.
    Eau distillée................... 8.
    M. Sig. A employer avec un pinceau comme
      caustique.
910. R. Tannin pur............. ... .. 4.
    Glycérine pure.

Ajoutez goutte à goutte la glycérine pour faire une pâte à l'aide de laquelle vous ferez de petites bougies d'après l'indication du médecin.

    Sig. A introduire dans l'urèthre après les avoir huilées.
911. R. Tannin pur.
    Gomme arabique āā q. s.
    Faites en ajoutant un peu d'eau de petites bougies.
    Sig. A introduire dans l'urèthre après les avoir huilées.

Ces dernières sont moins cassantes que les précédentes et tout aussi actives.

On emploie aussi pour hommes et pour femmes :

912. R. Tannin.
    Beurre de cacao āā q. s. p. f. des bougies.
913. R. Alun........................... 4.
    Beurre de cacao q. s. comme plus haut.
914. R. Tannin pur.................... 8.
    Eau distillée (glycérine)......... 80.
    M. Sig. Pour badigeonner.

Sert aussi à imbiber des tampons pour le vagin, la vulve, l'anus et les grandes lèvres en cas de blennorrhagie, et à placer à demeure en cas d'hémorrhagie et de desquamation.

915. R. Sesquichlorure de fer liquide... 10.
    Glycérine pure................. 40.
    M. Sig. Pour badigeonner.

De même en cas d'érosions avec hémorrhagies, pour imbiber les éponges auxquelles on donne la forme nécessaire suivant les cas.

916. R. Teinture d'iode................ 4,00.
Iode métallique.................. 0,40.
M. Sig. Pour badigeonner la vulve et le vagin.

En cas de blennorrhagie avec excoriation et granulation; pour tamponner le vagin, tous les jours ou tous les 2 jours.

917. R. Iode métallique 3 (ou brome).
Collodion......................... 30.
M. s. Art. exact.
D. Sig. Pour badigeonnages.

918. R. Nitrate d'argent cristallise...... 5.
Eau distillée.................... 10.
D. Sig. Pour l'usage externe.

Pour badigeonnage et injection dans le canal cervical du col et dans certains cas dans la cavité utérine, mais avec les précautions les plus minutieuses.

919. R. Teinture d'iode................ 8,00.
Iode métallique................ 0,48.
Teinture de noix de galle........ 4,00.
Sig. Pour badigeonner.

A employer matin et soir pour les condylomes mous, disséminés et plats. On les saupoudre ensuite avec la poudre déjà indiquée (924) ou simplement avec de l'alun ou du sulfate de zinc finement pulvérisé.

920. R. Perchlorure de fer liquide...... 8.
Éther chlorhydrique.......... 2.
D. Sig. Même usage et même emploi que la précédente.

N. B. — Surtout quand les condylomes saignent facilement. On emploie de même, et en suivant les mêmes indications, les préparations suivantes :

921. R. Acide acétique trichloré........ 8.
Det. sub sigillo. Sig. Pour l'usage externe.

(L'acide acétique monochloré et bichloré ne doit être indiqué que dans les cas légers.)

922. R. Bichlorure de mercure..... .... 0,80.
Ether sulfurique........... .... 8,00.
D. Sig. Usage externe.

923. R. Acide nitrique pur et concentré.. 8.
Ether nitrique................ 2.
Det. sub sigillo. Sig. Usage externe.

924. R. Poudre de sabine récente....... 8.
Alun calciné.................. 4.
Sulfate de fer................ 4.
M. exact. Sig. Pour saupoudrer.

Les condylomes sont humectés avec une des solutions citées plus haut, puis saupoudrés de cette poudre à l'aide d'un pinceau un peu humide. Le tout est enfin recouvert de ouate. On pratique l'opération 1 ou 2 fois par jour. Pour les condylomes nombreux, plats, réunis en groupe, lorsque leur siège permet l'emploi des poudres, on applique sur les plaies (après la chute des excroissances racornies et produisant du pus), sous-acétate de plomb, *form. vet.*, ou une solution concentrée d'acétate de plomb.

925. R. Éponge pressée q. s.

On prépare les crayons avec une solution de gomme, puis on les maintient à l'aide d'un fil et on les place soit dans le canal cervical, soit dans le canal de l'urèthre pour obtenir la dilatation.
De même :

926. R. Laminaire préparée q. s.
927. R. Emplâtre mercuriel.
Emplâtre de savon ãã. Part. égales.

Pour faire des bougies et des crayons (à l'aide de 6, 8, 10 fils de laine) qu'on place dans le canal de l'urèthre en cas de rétrécissement ou de plaies, principalement dans la blennorrhagie compliquée de syphilis. En cas de rétrécissement du rectum, on emploie des bougies de l'épaisseur nécessaire. On peut faire faire au fur et à mesure des besoins des bougies en plomb ou en gutta-percha, pour empêcher les excroissances et le rétrécissement du méat.

II·

Helcoses, inflammation des glandes et abcès.

ULCÉRATIONS CONTAGIEUSES, VÉNÉRIENNES. ULCÈRES EN GÉNÉRAL.

928. R. Sulfate de cuivre.............. 1.
  Eau distillée................... 5.
  M. Sig. Pour toucher à l'aide d'un pinceau
    après avoir bien lavé.

En cas d'ulcération vénérienne et syphilitique (chancre mou, chancre contagieux, ulcération diphthéritique, ulcération du tissu cellulaire et des glandes lymphatiques). L'eschare tombe au bout de 1—2 jours. Il se produit d'ordinaire une plaie avec pus de bonne nature qu'on panse ensuite avec ce liquide dilué au dixième ou au douzième, ou à l'aide de tout astringent léger. Ce liquide cautérise seulement les parties excoriées et ulcérées sans avoir d'action sur les parties saines, mais en pénétrant sous les bords de la plaie et jusqu'aux tissus qui ne sécrètent pas de pus. Il doit être employé avant tout autre topique.

929. R. Nitrate de mercure.......... 0,50.
  Eau distillée................. 1,00.
  D. Sig. Pour étendre à l'aide d'un pinceau.
930. R. Perchlorure de fer........... 2.
  Alcool fort.................... 2.

Cette dernière formule attaque moins les bords sains des plaies que les suivantes :

931. R. Acide phénique (ou salicylique).
  Alcool fort.................āā 2.
  D. Sig. Pour badigeonner.

En cas de surface de suppuration très étendue, on ne renouvelle l'application qu'avec prudence par crainte d'intoxication. On peut l'étendre avec 2, 3, 4 parties d'alcool. — En cas de scorbut, de sphacèle, de gangrène : concentré ou dilué.

932. R. Nitrate d'argent crist...... 0,10 — 1,00.
Eau distillée.................. 5,00.

Produit souvent des eschares peu adhérentes sous lesquelles le pus s'accumule. — On obtient un effet beaucoup plus intense avec les crayons de nitrate d'argent taillés ou pointus.

933. R. Iodure de potassium........... 1,00.
Iode métallique .... 0,10.
Eau distillée.................. 5,00.
Sig. Pour badigeonner après avoir nettoyé la plaie.
934. R. Iodoforme................... 5.
Glycérine ou axonge.......... 20.
Sig. Pour badigeonner.

On dit que ce médicament est moins douloureux.

935. R. Teinture d'iode............... 5,00.
Iode métallique............... 0,20.
M. Sig. Pour badigeonner.

D'abord nettoyer, puis s'en servir en badigeonnage. La teinture de brome et le brome agissent de même, mais sont plus chers et ont une odeur très forte.

936. R. Bichlorure de mercure........ 0,40.
Alcool fort................... 4,00.
Sig. Pour badigeonner.

A employer surtout pour les infiltrations *syphilitiques* excoriées et ulcérées. — On nettoie la partie malade et on touche avec un pinceau légèrement humecté, puis on recouvre le tout avec du coton. — Au lieu d'alcool, on peut employer de l'éther sulfurique (s'évapore vite et accélère la précipitation du principe actif) ou du collodion.

Il n'y a pas de pansement plus actif et plus pratique.

937. **R.** Précipité rouge. .... 0,20 — 0,40.
     Cérat........................... 4,00.
     M. exactissime.
     Sig. A étendre à l'aide d'un pinceau.
938. **R.** Sulfate de cuivre............... 1,00.
     Cérat........................... 4,00.
     M. exactissime.
     S. Pour l'usage externe.
939. **R.** Nitrate d'argent cristallisé. 0,10 — 1,00.
     Cérat........................... 4,00.
     M. exactissime.
     S. Pour l'usage externe.

N. B. — A employer pour les personnes sensibles. Car la douleur se fait sentir plus tard qu'avec les caustiques liquides. Il faut d'abord sécher avec soin les parties.

940. **R.** Sulfate de cuivre............... 0,10.
     Eau distillée.................... 20,00.
     Sig. Pour étendre sur les surfaces suppurantes
          à l'aide d'un pinceau.
941. **R.** Acide phénique (ou salicylique). 0,10.
     Alcool fort..................... 10,00.
     Eau distillée................... 10,00.
     M. Comme la précédente.
942. **R.** Nitrate d'argent crist........... 0,10.
     Eau distillée................... 20,00.
     Sig. Pour usage externe.
943. **R.** Iodure de potassium........... 1,50.
     Eau distillée................... 40,00.
     Sig. Pour usage externe. Selon avis.

Surtout pour les surfaces diphthéritiques ou en injections dans les trajets fistuleux.

944. R. Iode métallique........ ....   0,08.
      Iodure de potassium.... ... ..   0,80.
      Eau distillée.................. ....   40,00.
      M. Sig. Pour badigeonner.

On emploie aussi les injections dans les trajets fistuleux ulcérés, mais dilué avec 1, 2, 3 parties d'eau.

945. R. Teinture d'iode............. ...   4.
      Alcool fort........... ... .   40.
      M. Sig. A étendre à l'aide d'un pinceau sur les surfaces ulcérées.
946. R. Potasse caustique...... .. 0,08 — 0,16.
      Eau distillée..................   20,00.
      M. Sig. Comme la précédente.
947. R. Chlorate de potasse,...... 0,50 — 1,00.
      Eau distillée.................   20,00.
      M. Sig. Comme plus haut.
948. R. Eau de chaux récente..........   4,00.
      Soude caustique...............   0,08.
      Eau dist......................   20,00.
      M. Sig. Pour l'usage externe à employer en badigeonnage.

Spécialement pour les surfaces diphthéritiques.

949. R. Camphre................ 0,10 — 0,80.
      Mucilage de gomme arabique...   40,00.
      M. Exactissime.
      Sig. Usage externe.

ANUS, MÉAT URINAIRE, PRÉPUCE, COL DE LA MATRICE, GRANDES LÈVRES, ETC.

Surtout en cas de scorbut :

950. R. Perchlorure de fer liquide......   2.
      Eau distillée.. ....   20.

951. R. M. Sig. Usage externe à l'aide d'un pinceau.
Acide arsénieux............ 0,08 — 0,16.
Alcool fort................. 2,00.
Eau distillée............... 2,00.
M. Sig. Usage et emploi comme plus haut.
952. R. Goudron de hêtre (huile de cade ou
huile de bouleau).......... 20 — 40.
Sulfate de chaux en poudre........ 200.
M. Exactissime.
Sig. Pour saupoudrer.

Pour saupoudrer les ulcérations diphthéritiques ou gangréneuses, après les avoir bien nettoyées et après avoir renouvelé le pansement 3 à 6 fois par jour. Surtout en cas de fortes suppurations à odeur repoussante (notamment dans les ganglions gangrénés). — Pommade au goudron, alcoolé de goudron, etc. Ces préparations agissent de même, mais sont moins actives.

On peut employer encore les formules suivantes, mais le mélange intime doit se faire au moment même de leur emploi :

953. R. Perchlorure de fer........ .... 2.
Carbonate de chaux (craie)..... 20.

De même en cas d'hémorrhagie parenchymateuse :

954. R. Tannin pur..................... 2.
Craie blanche................. 20.
955. R. Potasse caustique............. 8.
Chaux vive................... 4.
Mêlez exactement, puis ajoutez :
Alcool dilué q. s. pour faire une pâte molle
(pâte de Vienne).

Il est très important de n'employer cette préparation que fraîchement préparée. Généralement employée pour ouvrir les abcès glandulaires, les suppurations et pour cautériser les chancres vénériens ou syphilitiques. On l'emploie aussi pour les ulcérations diphthéritiques ou gangréneuses. Pour cautériser les végétations et les excroissances à l'anus (condyloma gomme, etc.). Pour limiter la pâte, on emploie un cercle de sparadrap (très économique), du plâtre ou de la pâte au goudron, du collodion ou du gutta-percha (dissous dans le chloroforme). Quand l'effet caustique est produit, on lave la plaie avec du vinaigre ordinaire, les plaies gangréneuses et qui suppurent abondamment avec une préparation phéniquée (acide phénique et alcool fort ãã 8 gr., acide acétique concentré 40, eau distillée 400).

956. R. Potasse caustique.............. 8.
 Faites fondre et ajoutez :
 Chaux vive en poudre.......... 4.

Faites fondre selon l'art et coulez en crayons comme le nitrate d'argent.

On prépare ainsi des crayons qu'on recouvre d'une feuille d'étain, de cire, de cire à cacheter, de collodion ou de gutta-percha et qui peuvent servir à cautériser comme les crayons nitriques ; ils sont très pratiques pour cautériser les ulcérations du canal, des cavités (bouche, nez, gosier, vagin, etc.). On fait ensuite laver avec les préparations indiquées dans le paragraphe précédent, et on les dilue si c'est nécessaire.

957. R. Chlorure de zinc.............. 8.
 Alcool fort.
 Farine de froment, ãã q. s. ut f. L. A. Pâte.
 Sig. Pâte caustique.

La consistance de cette pâte permet d'en faire des crayons ou des lames ayant la forme, l'épaisseur et la durée d'action nécessaires.

958. R. Acide sulfurique concentré..... 8.
 Charbon végétal pulv. q. s.
 M. f. s. art. Une pâte épaisse.

On donne aux lamelles qu'on fait avec cette pâte l'épaisseur et la forme nécessaires pour chaque cas particulier. On laisse la pâte en place jusqu'à la chute de la croûte. (Voyez plus haut *Pâtes caustiques.*)

III

Maladies syphilitiques.

959. R. Bichlorure de mercure.... 0,10 — 0,20.
Alcool fort..................... 5,00.

Pour badigeonner soigneusement les érosions suspectes de la peau et les excroissances, on porte le liquide sur les parties 1 ou 2 fois par jour à l'aide d'un pinceau de grandeur voulue, puis on recouvre de ouate. On commence d'abord par baigner ou lotionner les parties avec un des liquides qui suivent, et on les laisse sécher.

960. R. Chlorure de zinc.............. 4,
Eau distillée.................... 64.
D. Sig. Une cuillerée à café dans 200 grammes
d'eau pour bain.

On peut aussi employer les lavages comme il est dit plus haut.

961. R. Bichlorure de mercure.......... 0,08.
Alcool dilué................. 20 — 40.
D. Sig. Liquide pour pansement.

Habituellement employé pour les accidents syphilitiques tels que excoriations, érosions, ulcérations superficielles des muqueuses, de la peau (et du col).
Est à employer comme les deux précédentes.

962. R. Bichlorure de mercure......... 0,08.
(Onguent émollient)
(ou axonge ou glycérine)...... 16 — 32.
M. exact.
Sig. Pour pansement.

Principalement pour le méat, les commissures labiales, l'anus, etc.

963. R. Oxyde rouge de mercure. 0,06 — 0,18.
    Cérat (ou axonge)............... 20.
    M. exact.
    Sig. Pommade.

964. R. Emplâtre mercuriel.
    Emplâtre de savon ãã.......... 40.
    M. exact.
    Sig. Emplâtre.

Etendre l'épaisseur d'un dos de couteau sur de la toile pour pansement.

A employer comme la précédente formule pour les endroits où l'on peut appliquer un emplâtre.

965. R. Onguent mercuriel.............. 20.
    Divisez en 10 paquets égaux.
    Employer 2 paquets chaque jour en frictions.

Pour la cure méthodique par les frictions ; à employer en général pour les adultes ; par exception on diminue cette dose qui, bien plus fréquemment, est augmentée chaque jour : il ne faut jamais interrompre le traitement. *Il faut surtout veiller à avoir de l'onguent mercuriel de bonne qualité.* Il ne se conserve pas dans les endroits dont la température dépasse 18° R. Il faut toujours, de même que dans toute autre espèce de traitement mercuriel, se tenir en garde contre la stomatite et le ptyalisme.

966. R. Chlorate de potasse............. 4 — 8.
    Eau distillée..................... 400.
    Sig. Pour rincer la bouche, le gosier et les
    fosses nasales.

967. R. Alun..................... 4 — 8.
    Eau distillée ou eau ordinaire.. 400.
    Sig. Gargarisme et rince-bouche.

S'emploie quand les gencives sont molles et sensibles. Une addition de 16 grammes de sucre ou de 32 gr. de sirop de mûres (ou de framboises, etc.) en masque le mauvais goût.

968. R. Chlorate de potasse......... .. 4.
    Eau distillée.................... 100.

Sig. Une cuillerée à l'intérieur toutes les 2-3 heures.

En cas de disposition à la stomatite et au ptyalisme, quand ces affections existent, en cas de productions diphthéritiques sur les muqueuses, etc.

969. R. Sulfate de zinc.................. 2 — 4.
Eau distillée....................... 400.
Sig. Pour l'usage externe.
970. R. Borate de soude.................. 4 — 8.
Eau distillée ou ordinaire.......... 400.
Sig. Comme les précédentes.

Convient dans les prédispositions aux productions diphthéritiques et peut, dans les cas graves, être augmentée jusqu'à 12 et 16 grammes.

971. R. Hypermanganate de potasse.. 1 $\frac{1}{2}$ — 2.
Eau distillée....................... 400.
M. Sig. Usage externe.
972. R. Bromure de potassium.... .... 4 — 8.
Eau distillée....................... 400.
D. Sig. Usage externe.

On emploie cette solution quand il y a une trop grande sensibilité de la muqueuse nasale ou pharyngienne. La solution aqueuse de 1/6 est employée en badigeonnage.

973. R. Acide carbolique (phénique ou sali-
cylique)........................ ..., 2.
Eau distillée....................... 400.
M. Sig. Usage externe.

Convient dans les productions diphthéritiques des muqueuses de la bouche, du pharynx et surtout du palais et des amygdales; on peut employer une solution plus concentrée de 4 gr.

974. R. Teinture de noix de galle..... 4 — 16.
Eau distillée....................... 400.
M. Sig. Pour gargarisme.

Surtout lorsque les gencives sont ramollies, saignent facilement et sont sensibles. Pour bien des malades, on est obligé, pour en corriger le mauvais goût, d'y ajouter une eau aromatique ou une teinture aromatique d'écorces d'oranges 40, sucrée avec du sucre ou du sirop (tache le linge).

975. R. Teinture de ratanhia.......... 8 — 16.
Eau distillée..................... 400.
M. Sig. Pour rince-bouche.

Cette formule n'est pas plus active mais cependant doit être moins désagréable que la teinture de noix de galle et revient plus cher (tache aussi le linge).

976. R. Teinture de quinquina......... 4 — 16.
Eau distillée.............. ...... 400.
M. Sig. Pour usage externe.

977. R. Bichlorure de mercure.... 0,08 — 0,16.
Eau distillée.................... 400.
Sig. Pour usage externe. Selon avis.

Pour rince-bouche, en cas de desquamation, exulcérations syphilitiques des muqueuses, de productions diphthéritiques, de papules, etc., etc. Le mauvais goût de cette préparation n'est même pas atténué par les préparations amères telles que 4 — 8 gr. de teinture d'acore ou 6 gouttes de teinture de quassia, etc.

978. R. Teinture d'iode................ 4.
Teinture de noix de galle....... 8.
Eau distillée.................. 400.
M. Sig. Gargarisme.

La teinture de brome a une odeur très forte, mais est plus active.

Surtout en cas de stomatite mercurielle et de ptyalisme dans les cas graves de productions diphthéritiques. Comme correctif : teinture d'oranges ou de cannelle, 40 gr.

979. R. Proto-iodure de mercure....... 0,30.
Opium pur................... 0,30.
Poudre et extrait de racine d'acore (de gentiane ou de quassia) ãã q. s.

P. f. S. l'art 15 pilules de 0,25 enrobées de lycopode.

Sig. Pilules à prendre selon avis.

Une pilule le soir avant le coucher pendant 2 jours, le troisième jour une le matin et une le soir, tous les 2 jours augmenter d'une pilule jusqu'à 4 pilules (Généralement on en reste à 1 pilule 2 fois par jour). Outre cela un rince-bouche.

980. R. Bichlorure de mercure......... 0,10.
Poudre et racine d'acore ãã q. s.
P. f. S. l'art. 20 pilules de 0,20 enrobées de lycopode.
Sig. Une pilule matin et soir (comme avant).

981. R. Bichlorure de mercure......... 0,10.
Opium pur..................... 0,20.
Poudre et extrait d'acore ãã q. s. comme plus haut (pilules de Dupuytren).

982. R. Oxyde noir de mercure (mercure soluble de Hahnemann).
Opium pur ãã.................. 0,30.
Poudre et extrait d'acore ãã q. s. comme plus haut.

983. R. Onguent mercuriel............. 4,00.
Savon médicinal............... 2,00.
Poudre de gomme arabique q. s.
P. f. s. l'art 40 pilules de 0,25 enrobées de lycopode.
Sig. Comme les précédentes pilules (pilules de Sédillot).

Outre cela, un des gargarismes cités plus haut; ou bien encore une de ces formules :

984. R. Bichlorure de mercure......... 0,10.
Eau distillée......... 200,00 — 300,00.
Sig. Une cuillerée matin et soir.

On fait toujours prendre cette solution immédiatement avant le repas, pure ou diluée dans quelques cuillerées d'eau.

985. R. Bichlorure de mercure............. 0,10.
Alcool dilué..................... 80,00.
S. Sig. Une cuillerée à café matin et soir.
Solution de Van Swieten.

986. R. Bichlorure de mercure......... 4—12 gr.
Chlorhydrate d'ammoniaque... 8—24.
Eau distillée................ 100—200.
M. Sig. Pour être ajouté à un bain.

D'après l'âge du malade et d'après la forme de la maladie, on choisit une de ces doses qu'on ajoute à un bain et on augmente cette dose à chaque bain. Dans le cas où l'eau du bain est crue, on y ajoute 400 — 800 grammes de sel de cuisine avant d'y mettre la solution de sublimé. La température ne doit pas être inférieure à 24° R. ; habituellement, elle doit être de 27 à 29° R.

La durée de chaque bain ne doit pas dépasser $1/_2$ heure ; généralement, on la prescrit de $1/_4$ d'heure. On fait prendre d'ordinaire, au début, un bain tous les 2 jours ; après 6 ou 8 jours, on en fait prendre un tous les jours, on fait prendre ce bain le matin ; il faut éviter que la transpiration cutanée n'augmente immédiatement après le bain. Dans les syphilis anciennes, quand on veut agir surtout sur les accidents cutanés, dans les douleurs musculaires ou des os, surtout lorsque les médications internes, les frictions, les injections sous-cutanées, les fumigations restent sans effet ou ne peuvent être continuées chez les sujets très jeunes.

987. R. Bichlorure de mercure.... 0,40 — 0,80.
Alcool dilué....................... 40.
M. Sig. Pour toucher les éruptions et les
papules.

Pour laver tous les jours avec une éponge (surtout pour les enfants) 1 ou 2 heures après un bain simple tiede (également quand on ne peut avoir recours à une autre indication).

988. R. Bichlorure de mercure......... 1.
Collodion...................... 16.
M. s. art. Sig. Pour étendre avec un pinceau.

On renouvelle les badigeonnages jusqu'à ce qu'il se forme une croûte, surtout pour le psoriasis, les papules, etc. Pour rendre le collodion plus élastique et moins cassant, on y ajoute 1 gramme d'huile de ricin.

989. R. Bichlorure de mercure.... 0,50 — 0,80.
Cérat (ou axonge). .... 40,00.
Sig. Pour frictions.

A employer avec précaution quand il y a un peu d'hypérémie de la peau, et alors tous les 2 jours.

990. R. Bichlorure de mercure........ 5.
Alcool dilué................ ..... 40.
Det. sub. sigillo.
Sig. Solution caustique de sublimé.

Cette préparation n'est applicable à haute dose que dans la pratique hospitalière, dans la pratique privée on ne doit l'employer qu'à la dose de 0,20 à 2 grammes. On porte le liquide avec un pinceau suffisamment imbibé sur les infiltrations, les exulcérations superficielles, les squames, les croûtes, les boutons, les papules, etc. Il se produit souvent une légère inflammation qui disparaît bientôt ; dans les affections rebelles et douloureuses, on applique ensuite de l'acétate de plomb cristallisé (voyez pour l'emploi et les doses, page 223). On fait ensuite des compresses froides. On peut employer pour la solution, au lieu d'esprit-de-vin, de l'alcool absolu, de l'éther, du collodion, mais sans avantage réel. En y ajoutant du chlorhydrate de morphine, on ne fait pas disparaître la souffrance et on rend le médicament plus coûteux. On peut en dire autant du camphre qui a été si vanté. Toutes les formules qui, contrairement aux lois chimiques, sont formées d'alun, de sel de plomb, même la *solution de Plenk*, si compliquée, peuvent être remplacées par un mélange fait au moment du besoin, à parties égales, de la préparation précitée et d'alun ou d'acétate de plomb.

991. R. Acide chromique cristallisé..... 4.
Sig. En prendre une petite quantité au bout d'un pinceau humide et l'employer (comme plus haut).
992. R. Bichlorure de mercure..... 0,60 — 1,20.
Oxychlorure ammoniacal de mercure.................. ..... 5,00.
Cerat (axonge)..., ... 40,00.

M. exact.
Sig. « Pommade blanche forte. »

Dans les infiltrations anciennes et rebelles, les papules, les productions squameuses, sans phénomènes inflammatoires aigus pour en obtenir la dessiccation et la desquamation. En frictions 1 — 2 fois par jour.

Les parties enduites doivent être tenues chaudement autant que possible, on les recouvre de tissus imperméables, de caoutchouc ou de gutta-percha, de gants; on enveloppe les pieds, etc.

993. R. Oxychlorure ammoniacal de mercure.   5.
Cérat ou axonge....................   40.
M. Exactissime.
Sig. « Pommade blanche simple. »

Convient en friction dans les accidents inflammatoires bénins, dans les infiltrations, papules, squammes plus récentes et moins résistantes, etc. — En onction une fois, deux fois tout au plus par jour.

994. R. Axonge.....................   30.
Benjoin.....................   3.

Faites digérer au bain de vapeur pendant 24 heures, passez et ajoutez :
Oxyde de zinc pur..............   4.
Sig. Pommade de Wilson.

On peut modifier cette pommade en y ajoutant de l'oxychlorure ammoniacal de mercure. Les deux conviennent très bien pour les crevasses, les fissures, les érosions qui succèdent aux syphilides du scrotum, de l'anus, des grandes lèvres, de la peau et surtout de la tête recouverte de cheveux.

995. R. Protochlorure de mercure (calomel).   5.
Cérat (axonge)....................   35.
M. exact. Sig. Même usage et même emploi que la précédente.

996. R. Oxyde rouge de mercure..... 1 $\frac{1}{2}$ —2.
Cérat (axonge)....................   40.
M. exact. Comme les deux précédentes.

997. R. Biiodure de mercure........... 1,50.
       Cérat (axonge).............. . 40.
       M. exact. Sig. Comme plus haut.
998. R. Oxyde jaune de mercure.......... 3 —5.
       Cérat (axonge)................. 35.
       M. exact. Sig. Comme plus haut.
999. R. Oxychlorure ammoniacal de mer-
       cure .... 0,50.
       Carmin pur.. .... 0,05.
       Cérat....................... 10,00.
       M. exact. Sig. Pommade labiale.

Pour les érosions, les papules, les crevasses, les ulcérations superficielles des lèvres, de la muqueuse, des joues, les bords des
narines et les parties roses de la peau. — Il faut préalablement
bien dessécher les endroits qu'on doit enduire.

1000. R. Proto-iodure jaune de mercure. 4.
       Cérat (axonge) .... 35.
       M. exact. Sig. Pommade. Emploi et indica-
       tion comme n° 1348.
1001. R. Iodure de plomb jaune........ 5.
       Cérat (axonge)................ 40.
       M. exact. Frictionner lentement avec gros
       comme un pois ou une noisette jusqu'à dis-
       parition du corps gras.

Dans les cas d'inflammations torpides des lymphatiques, des
glandes, des testicules, etc., on n'obtient pas plus d'effet en y ajoutant des narcotiques tels que : opium, morphine, belladone, ciguë, etc.

1002. R. Bichlorure de mercure........, 0,32.
       Eau distillée........... ......, 32,00.
       Sig. Injection.

Pour injections méthodiques sous-cutanées dans les diverses
affections syphilitiques, à l'aide de la seringue appropriée. En y
ajoutant une égale quantité de chlorhydrate de morphine (0,32 cen-

tigr.), on peut diminuer la douleur et diminuer les phénomènes inflammatoires; mais on n'a pas de preuve certaine qu'on obtienne
ce résultat, et, pour les éviter, il faut avoir soin d'observer toutes les
précautions voulues dans le mode opératoire. Il faut surtout choisir
avec soin les plaies où l'on pratique l'injection, et donner plutôt de
petites doses qu'on renouvellera davantage (les abcès ne se produisent que rarement). — Il faut pratiquer l'opération avec beaucoup de soin et maintenir le malade au repos après l'opération.

On fait de préférence l'injection au tronc ou à l'avant-bras et du
côté où le malade n'a pas l'habitude de se coucher, et plutôt du côté
gauche que du côté droit. Il y a donc des places qui sont spécialement indiquées. Sur le côté de la poitrine et de la paroi abdominale, depuis les aisselles jusqu'à une distance de 3 — 4 centimètres
de la crête iliaque; sur le devant de la poitrine et de la paroi abdominale en exceptant les mamelons et le nombril; sur le dos et
les lombes, en exceptant l'épine dorsale et les omoplates. On fait
régulièrement une injection par jour.

1003. R. Calomel porphyrisé........ .,...... 1,50.
       Mucilage de gomme........... 6,00.
       M. Sig. Pour injections méthodiques sous-
         cutanées (pour les accidents syphilitiques).

Il faut pratiquer une injection avec une seringue contenant
2gr., 2 ou 3 fois tous les 8 jours.

Mais on peut tout de même produire des abcès avec ce mode
d'administration.

1004. R. Cinnabre artificiel........... .., 8.
       ou calomel....:............. .... 4 gr.
       Sig. Pour fumigations méthodiques.

On peut aussi faire faire des clous fumants (lege artis).

1005. R. Iodure de potassium. 1,50 — 2 — 3 — 4.
       Eau distillée................... 100.
       Sig. Une cuillerée le matin, à midi et le soir,
        à employer en 2 jours.

Correctifs le rendant plus agréable : eaux distillées de menthe
poivrée ou crépue, de cannelle ou sirop d'écorces d'oranges ou sirop
d'écorces d'oranges amères (Pharmacopée française), ou teinture

d'écorces d'oranges, 20 gr. — Dans les inflammations syphilitiques aiguës et chroniques de n'importe quel endroit, dans le gonflement syphilitique des glandes lymphatiques, surtout dans les gommes, dans les ulcérations syphilitiques de la peau et des muqueuses, dans les affections syphilitiques du nez, du pharynx, des amygdales, dans les douleurs rhumatismales et articulaires.

Pour aider le traitement mercuriel en alternant avec les médicaments internes ou en accompagnant les médicaments externes surtout dans les affections scrofuleuses et les douleurs ostéocopes.

Le coryza, le catarrhe, l'exanthème produits par l'iode disparaissent généralement très vite.

On administre la préparation une heure avant qu'on ne prenne des aliments et on a bien soin de n'en prendre que modérément, en évitant les amylacées. Il ne faut pas en administrer aux tuberculeux et aux malades sujets aux hémoptysies.

De toute façon il ne faut débuter qu'à la dose de 1,50 et n'augmenter que de 40 — 80 centigrammes tous les deux jours.

Pour augmenter l'effet de l'iodure de potassium, on y ajoute de 4 à 8 centigrammes d'iode pur, mais toujours avec circonspection.

1006. R. Iodure de sodium....... 1,50 — 2 — 4.
Eau distillée...................... 100.
Sig. 3 cuillerées tous les jours (une à chaque repas).

Est plus facilement supporté que l'iodure de potassium par les estomacs susceptibles, mais est certainement bien moins actif.

1007. R. Bromure de potassium (ou de sodium). 4 — 8.
Eau distillée.................... 140.
Teinture d'écorces d'oranges... 40.
Sig. 2 — 4 cuillerées par jour.

Dans la syphilis avec complication du cerveau et de la moelle accompagnée d'hyperesthésies du système articulaire, d'insomnie et spécialement d'excitation cardiaque nerveuse.

1008. R. Iodure de potassium (ou de sodium). 4.
Poudre et extrait de racine d'acore
ãa, q. sat.
P. f. s. l'art 30 pilules de 0^{gr},25.
Sig. 3 fois par jour 2 — 3 — 4 pilules.

Augmenter les doses d'après les indications.

Préparation que les malades supportent le plus facilement et qui ne produit pas autant que les solutions, le coryza, la gastralgie et les catarrhes.

1009. R. Iodoforme pur................. 5.
   Poudre et extrait de racine d'acore ãã q. s.
   P. f. s. l'art 60 pilules de 0^{gr},25 enrobées de lycopode.
   D. Sig. 2 pilules matin et soir.

On augmente d'une pilule tous les 2 jours, mais sans dépasser 10 par jour.

1010. R. Chlorure d'or et de sodium..... 0,40
   Poudre et extrait de racine d'acore ãã q. s.
   P. f. s. l'art 60 pilules de 0,25 enrobées de lycopode.
   D. Sig. Une pilule le soir. Augmenter d'une pilule tous les 2 jours jusqu'à 18 par jour.

Dans les syphilis anciennes, dans les gommes, en cas d'infiltrations rebelles et répétées de la muqueuse buccale et de la langue. Enfin en cas d'infiltration de l'utérus et de ses annexes qu'on soupçonne être de nature syphilitique. Après un emploi prolongé de cette préparation, la muqueuse buccale prend une couleur rouge-pourpre.

1011. R. Chlorure d'or et de sodium.... 1.
   Alcool fort................... 2.
   Eau distillée................. 2.
   D. Sig. Pour boucher ou badigeonner.

A employer dans les excoriations, érosions, ulcérations, les hypertrophies papillaires, les hyperkératoses, les kératoses (taches laiteuses) de même origine.

Il ne faut l'employer pour les lèvres qu'avec la plus grande réserve, car, quand on en fait un long usage, elles acquièrent une coloration pourpre très désagréable.

N. B. — Quand on veut pratiquer des cautérisations dans la muqueuse buccale, il faut d'abord dessécher la place qu'on veut cautériser avec du linge ou du papier de soie, puis placer un peu de coton autour de la partie cautérisée, de façon à l'isoler ainsi des parties saines.

1012. R. Acide phénique pur (acide salicylique). 4.
    Poudre et extrait de racine d'acore āā q. s.
    P. f. s. l'art 30 pilules de 0,30 enrobées de lycopode.
    Sig. 3 fois par jour 2 — 4 pilules.

1013. R. Iodure d'arsenic............... 0,16.
    Poudre et extrait de racine d'acore āā q. s.
    P. faire s. l'art 60 pilules de 0,25 enrobées de lycopode.
    Sig. Prendre une pilule le soir et augmenter d'une pilule tous les 3 jours.

Mais il ne faut pas dépasser 5 pilules par jour. — Emploi : dans la syphilis ancienne de la peau, dans les gommes des os, des muscles et de la peau, dans les productions gommeuses du système nerveux, du foie, de la rate et des reins.

1014. R. Liqueur arsenicale de Fowler. 1.
    Teinture d'iode............... 4.
    Teinture de noix vomique..... 1.
    D. Sig. Prendre 5 gouttes le soir.

On augmente tous les 3 jours jusqu'à 15 gouttes. à employer surtout dans la syphilis compliquée de scorbut, dans les accidents du lupus lorsque l'on soupçonne une diathèse syphilitique.

1015. R. Teinture de racine de pyrèthre. 4 — 12.
    Eau de fontaine..... .... 400.
    M. Sig. Solution pour laver la bouche, le gosier et les fosses nasales.

1016. R. Teinture de Spilanth. olerac. (cresson de Para)..................... 4 — 12.
    Eau de fontaine................ 400.
    M. Sig. Usage externe.

La teinture d'eucalyptus globulus a la même action.

1017. R. Teinture d'opium................   4.
      Teinture de noix de galle (ou de
        ratanhia).. .... 40.

Pour badigeonner la muqueuse excoriée, exulcérée, douloureuse, ramollie, saignant facilement, surtout aux gencives, à la gorge et aux amygdales.

1018. R. Chloroforme pur..... ...., 4 — 12.
      Mucilage de gomme arabique..., 40.
      M. Sig. Comme plus haut.

Douloureux au début, mais ensuite très calmant.

1019. R. Acide phénique............,...   2,50.
      Alcool rectifié...............   4,00.
      Mucilage de gomme arabique..   40.
      M. Sig. Pour usage externe.

On peut employer de même l'acide salicylique et l'acide thymique.

1020. R. Sirop d'iodure de fer........ .. 2 — 5,
      Teinture ou sirop d'écorces d'oran-
        ges.......................... 20.
      Sig. Une cuillerée à café 2 — 3 fois par jour,

Doit toujours être prescrit en petite quantité.
Surtout pour les chlorotiques et les anémiques. La meilleure manière d'administrer le sirop frais de proto-iodure de fer seul est de le donner à la dose de 10, 20 ou 30 gouttes 2 ou 3 fois par jour. Ce médicament produit souvent des troubles gastriques et, administré pendant longtemps, n'est pas toujours supporté.

1021. R. Iodure de fer............. 0,10 — 0,80.
      Poudre et extrait de racine d'acore āā q. s.
      P. f. s. l'art 20 pilules de 0,25 enrobées de
        lycopode.
      Sig. Matin et soir 1 — 2 — 3 pilules.

On prescrit le fer et l'iode séparément en alternant dans la journée, et on en obtient de bons résultats, mais on donne la préférence au pyrophosphate de fer.

1022. R. Iodure de potassium...... ....   4,00.
Chlorhydrate de quinine.......   1,50.
Poudre et extrait de racine d'acore ãã q. s.
P. f. s. l'art 40 pilules de 0,25 enrobées de lycopode.
Sig. Matin et soir 1 à 3 pilules.

Surtout en cas de dilatation de la rate, chez les chloro-anémiques et chez les sujets prédisposés à la diarrhée. L'administration alternée du chlorhydrate de quinine et de l'iodure de potassium donne de très bons résultats.

1023. R. Huile de foie de morue....... ...   40,00.
Iode métallique pur...........   0,10.
M. Sig. Une à 2 cuillerées à café matin et soir.

Correctif : Mâcher quelques grains de café noir, une écorce de citron ou d'orange, des pastilles de menthe, etc., etc. Si l'huile de foie de morue n'est pas supportée, on lui substitue la glycérine.

Pour les syphilitiques qui sont scrofuleux ou tuberculeux et qui sont affectés d'accidents chroniques ou torpides. On peut encore alterner avec la quinine ou le fer. Plus agréable :

1024. R. Glycérine pure.. ....   40,00.
Iode métallique pur...........   0,08.
M. Sig. Comme plus haut.

1025. R. Racine de salsepareille........   40.
Carbonate de potasse..........   5.
Eau bouillante.................   400.
Faites macérer 24 heures, évaporez pour obtenir une colature de 200, exprimez et passez.
D. Sig. A prendre dans l'après-midi 2 fois.

Formule d'un usage commode, mais trop vantée. Préparation

consacrée par la tradition et qui, donnée seule, n'a aucune action contre la syphilis ; très coûteuse et dont la principale action est d'être diurétique et diaphorétique. C'est un expédient temporaire et c'est une concession aux préjugés ; de toute façon utile dans les affections rhumatismales et articulaires chroniques.

1026. R. Bois de gaïac râpé.
 Racine de salsepareille.
 Racine de squine ãã........... 20.
 Eau bouillante............... 400.

Active comme diurétique et diaphorétique dans les affections rhumatismales et articulaires des syphilitiques, laisse après elle un chatouillement à la gorge qui dure peu.

1027. R. Racine de salsepareille.
 Feuille et racine de bourrache.
 Pétales de roses.
 Feuilles de séné.
 Anis étoilé ãã................ 12.
 Eau commune q. s. Pour faire 2000 de
  sirop.
 Sig. 6 — 3 cuillerées par jour.

Rob Laffecteur. — Formule simplifiée de ce médicament secret, ayant les mêmes vertus et le même emploi que l'avant-dernière formule, mais qui devient, grâce au séné, légèrement laxative. Préparation fort coûteuse.
Formule magistrale de la décoction forte de Zittmann :

1028. R. Racine de salsepareille fendue... 40.
 Faites digérer 24 heures dans eau q. s.
 Ajoutez un sachet contenant :
 Poudre de sucre, poudre d'alun ãã 24.
 Calomel...................... 16.
 Cinnabre artificiel............ 4.

Après avoir ajouté q. s. d'eau, faites bouillir 2 heures. A la fin de la coction, ajoutez :

> Fruits d'anis.
> Fruits de fenouil ãã............ 16.
> Fruits de séné................. 100.
> Racine de réglisse............. 50.

Exprimez et passez.

> Sig. A prendre 400 grammes tièdes avant
> midi.

(Exceptionnellement les plus fortes doses se donnent en plusieurs fois dans l'espace d'une heure, et une heure après on fait déjeuner.)

Formule magistrale de la décoction faible de Zittmann :

1029. R. Racine de salsepareille fendue.. 200.

Ajoutez les substances de la décoction forte et faites-les bouillir 2 heures avec :

> Eau quant. suffisante.

A la fin de la décoction ajoutez :

> Ecorce de citron.
> Semences de cardamome.
> Ecorce de cannelle.
> Racine de réglisse. Sing. consc. et contus.
> ãã 12.

Exprimez et passez.

> Sig. A prendre l'après-midi (5 heures après
> avoir pris la décoction forte) 400 à 800
> grammes froid dans l'espace d'une demi-
> heure.

Formule de la décoction de Pollini :

1030. R. Racine de salsepareille........ . 16.
> Racine de squine......   .... 16.
> Brou de noix............,........ .... 48.
> Pierre ponce.

Sulfure d'antimoine enfermé dans un sa-
chet ãã................... 8.
Faites bouillir dans eau....... 1200.
Pour une colature de........ 400.

Sigmund depuis mars 1872 a acquis à Milan la conviction *de visu*
que le médicament secret qui se vend sous ce nom contient toujours du cuivre.

1031. R. Sulfate d'atropine............. 0,08.
Eau distillée.................. 8,00.
D. Sig. pour être instillé dans l'œil.

Pour dilater la pupille dans les affections de l'iris (comme agent
de diagnostic et de thérapeutique).

1032. R. Sulfate d'atropine............. 0,10.
Cérat....................... 10,00.
M. exactissime.
Sig. Pour frictions sur le front et les tempes.

A employer 2 fois par jour comme la précédente. En frictions
sur les tempes et la partie du front qui avoisine les yeux avec gros
comme un pois, quand on ne peut instiller de liquide dans les
yeux.

1033. R. Extrait de belladone.......... 0,50.
Cérat....................... 5,00.
M. exactissime.
D. Sig. Pommade.
1034. R. Emplâtre mercuriel.
Emplâtre de savon ãã......... 10.
M. s. l'a. exact. P. f. un emplâtre.
Sig. Emplâtre gris.

Au moment d'en faire l'application, on étend cet emplâtre sur de
la toile fine, souple (non empesée) et qui a déjà servi (chiffon)
Pour faciliter la résorption en cas d'infiltrations syphilitiques, en
cas de manifestations cutanées, pour la cicatrisation des excoriations et des ulcérations qui produisent du pus de bonne nature ; à
appliquer sur les papules, les végétations, etc. ; en cas de douleurs

rhumatismales et goutteuses, sur les plaques bien limitées, sur les plaques de psoriasis, sur les gerçures excoriées et l'onyxis; pour envelopper les ongles, les doigts, les orteils; sur les testicules malades (indurés), etc. En application sur le bas-ventre en cas de syphilis viscérale (du foie et de la rate), etc., etc. L'emplâtre mercuriel ordinaire est trop peu flexible, n'adhère pas suffisamment et produit facilement de l'eczéma.

On peut employer l'emplâtre mercuriel dans bien des cas comme agent thérapeutique; on place la masse emplastique seule directement dans les ulcères profonds (après l'avoir fait ramollir), on la façonne pour la placer, soit en forme de crayons de suppositoires et on les place en cas d'indurations syphilitiques, soit dans l'urèthre, soit dans le rectum, le nez, les oreilles, etc., etc.

1035. R. Oxychlorure ammoniacal de mer-
　　　cure......................... 2.
　　　Emplâtre de savon........... 16.
　　　M. exactissime.
　　　Sig. Emplâtre. Employez suivant avis.

En cas de desquamations, d'infiltrations syphilitiques, d'érosions et d'exulcérations. Il ne faut étendre l'emplâtre qu'immédiatement avant l'emploi. (Voyez la note de l'avant-dernière formule.)

1036. R. Oxyde rouge de mercure..... 2.
　　　Emplâtre de savon........ .... 12.
　　　M. exactissime.
　　　Sig. Emplâtre.

Même emploi et indications que les deux précédentes formules.

1037. R. Carbonate de plomb............ 5.
　　　Amidon en poudre ou lycopode. 50.
　　　M. exactissime.
　　　Sig. Pour saupoudrer.

Dans l'intertrigo, les excoriations syphilitiques des grandes lèvres, du scrotum, des cuisses, de l'anus, des orteils, des doigts, des oreilles, du nombril, des aisselles, etc., etc., et à employer après les badigeonnages de solution de sublimé. De même :

1038. R. Oxyde de zinc................. 5.
         Amidon ou lycopode........... 50.
         M. exactissime.
         Sig. Pour saupoudrer.

Surtout en cas d'excoriation au visage, derrière les oreilles, au cou, aux plis de la peau, etc., notamment chez les enfants. De même :

1039. R. Alun en poudre fine.......... 5.
         Carbonate de chaux........... 5.
         Amidon ou lycopode.......... 50.
         M. exactissime.
         Sig. Pour saupoudrer.

Surtout en cas d'excoriations saignant facilement, de gerçures, de fissures, etc., de la peau.

1040. R. Semences de cévadille en poudre
         fine....................... 40.
         Axonge q. s. Pour faire un onguent épais.

A employer pour les pediculi pubis (morpions), comme l'onguent mercuriel; ou une des 3 formules suivantes :

1041. R. Oxychlorure ammoniacal de mer-
             cure....................... 5.
         Axonge ou cérat.............. 35.
1042. R. Onguent gris.............. 5 — 10.

Avant l'emploi de ces pommades, on fait raser ou tailler les poils. On fait alors faire une friction énergique avec 2 ou 4 grammes de pommade et le lendemain matin on fait pratiquer un lavage avec de l'eau de savon. Il faut souvent pratiquer ces frictions 2 ou 3 soirées consécutives. Ou :

1043. R. Bichlorure de mercure........ 0,20.
         Alcool fort................. 40,00.

Le baume du Pérou, le pétrole, l'onguent de styrax, l'infusion de feuilles de tabac, la poudre de fleurs de pyrèthre ou de semences de cévadille, de staphysaigre agissent de même. On emploie ces poudres après avoir mouillé les poils.

1044. R. Charbon végétal pulv... ... ... 40.
Sig. Poudre à dents.

A employer au moins 3 fois par jour, le matin, à midi et le soir, c'est la poudre à dents la plus usuelle et la plus efficace. Lorsque les gencives se décolorent et que cette poudre parait trop simple à certain malade, alors, d'après l'effet qu'on veut obtenir et d'après les circonstances, on y fait ajouter des substances aromatiques ou autres, comme cela est indiqué dans les formules suivantes, ou :

1045. R. Charbon végétal prép......... 40.
Poudre fine de racine d'iris... 4.
M. Sig. Poudre à dents.
1046. R. Charbon végétal prép........... 40.
Carbonate de chaux pulv...... 4.
Essence de menthe poivrée.... 2 gouttes.
M. exactissime.
Sig. Poudre à dents.

Surtout en cas de salivation acide et de ramollissement des gencives. On peut substituer à l'essence de menthe une autre essence en se rapportant au goût des malades (essence d'écorces d'oranges, de cannelle, etc.), ou toute autre substance aromatique telle que écorce de cascarille, écorce de cannelle, etc., etc. (gr. 4). On emploie de même :

1047. R. Os de sèche (ou Ostracoderm.
præp.) .... 40.
Poudre de racine d'iris .... 5.
M. exactissime.
Sig. Poudre à dents.
1048. R. Os de sèche............... 40.
Alun....................... 5.
M. exactissime.
Sig. Poudre à dents.

Surtout lorsque les gencives sont gonflées, ramollies, saignantes

on emploie en même temps les rince-bouche appropriés. On ajoute
à ces dernières formules 5 à 10 centigrammes de carmin pour leur
donner une couleur rose agréable.

1049. R. Extrait de ratanhia (de tormen-
       tille ou de quinquina)....... 4.
    Ostracoderm. præp. (os de sèche). 40.
    M. exactissime.
    Sig. Poudre à dents.

N. B. — Toutes les substances qui contiennent du carmin se
déposent sur les dents aux endroits qui sont rugueux, après un
usage prolongé, les salissent et les colorent.

Contre la chute des cheveux, en cas de productions squameuses
après les pustules, les papules, le psoriasis, etc.

1050. R. Potasse caustique............... 0,50.
    Eau distillée.................... 200,00.
    D. Sig. En lotions.

On lotionne énergiquement le soir le cuir chevelu avec une petite
éponge ou un linge et le matin on l'enduit avec soin avec la pommade suivante :

1051. R. Teinture de cantharide........ 5.
    Teinture de benjoin........... 5.
    Cérat (ou onguent populeum)... 40.
    Misce exactissime.
    Sig. Pour frictions.

A employer comme l'avant-dernière formule dans ce groupe de
maladies, on l'emploiera aussi pour le cuir chevelu lorsqu'il est
anémique, sec et très sensible.

1052. R. Teinture de capsicum annuum.. 10.
    Alcool fort.................... 100.
    D. Sig. Pour lotions.

Au lieu de capsicum on peut employer de même et aux mêmes
doses les teintures de veratrum, de cantharides, d'arnica, de pyrèthre ; si l'on veut parfumer ces préparations, on remplace l'alcool
ordinaire par de l'esprit d'anthos ou de lavande.

1053. R. Teinture de capsicum............ 5.
Teinture de benjoin............ 5.
Onguent populeux............ 40.
M. exact.
D. Sig. Pommade.

Même emploi et même indication qu'à l'avant-dernière formule.

1054. R. Oxychlorure ammoniacal de
mercure.................... 5.
Teinture de benjoin........... 4.
Cérat....................... 40.
M. exact.
D. Sig. Pommade. En frictions le soir.

On emploie aussi cette dernière dans les desquamations syphilitiques du cuir chevelu, et surtout dans les cas de papule et de psoriasis.

1055. R. Alun en poudre impalpable.... 5.
D. Sig. Pour insufflation.

Peut être employé seul ou mélangé à parties égales de sucre en poudre. On peut encore ajouter cette poudre avec le liquide destiné à faire des inhalations, en tenant compte des proportions nécessaires à chaque cas.

1056. R. Teinture d'opium simple...... 5.
Sig. Ajouter 5 à 10 gouttes pour inhalations.
1057. R. Teinture d'iode.............. 5.
Sig. 5 à 10 gouttes pour inhalations.

On peut l'ordonner seul en inhalation ou mélangé avec de la teinture d'opium.
Les cigarettes iodées n'ont aucune qualité pratique.

1058. R. Sublimé corrosif............ 5,00.
Eau distillée................ 20,00.
D. Sig. 5 — 10 — 15 gouttes.

Pour être ajoutée au liquide d'une inhalation dans les cas d'ulcérations syphilitiques du pharynx ou du larynx.

VI

MALADIES DE LA PEAU

FORMULES

DE M. LE PROFESSEUR FERDINAND HEBRA

Séborrhée, sébacée fluente.

Continuer la nourriture habituelle, amers : infusions de mille-
feuilles, de trèfle d'eau, de calamus aromaticus, de gingembre,
quinine, fer, arsenic. En cas de complication, anémie, chlorose :

    1059. R. Vin martial .... 50.
          Sirop simple .... 10.
          Solution d'arséniate de potasse. 10.
          Eau distillée................... 80.
          Sig. Une cuillerée 3 fois par jour (après ou
               à égale distance des repas).
    1060. R. Teinture de malate de fer.. .. 100.
          Eau de cannelle............... 100.
          Liqueur de Fowler............ 5.
          Sig. Tous les jours une cuillerée avant le
               repas.

Le professeur Hebra prétend que l'administration des laxatifs et des infusions de racines, ainsi que les décoctions dites dépuratives du sang, sont nuisibles. Il faut veiller à ce que le malade prenne une bonne nourriture.

Enlever les petites tumeurs graisseuses, frictionner les croûtes avec une éponge trempée dans l'huile, on passe par dessus une flanelle (quand on a affaire à des croûtes très sèches, on imbibe aussi cette flanelle avec de l'huile), puis on recouvre le tout d'une feuille de taffetas gommé. Après deux heures, on enlèvera les croûtes ramollies avec de l'eau de savon et on enduira la peau avec de la graisse. On recommence l'opération toutes les 24 heures. Si, après avoir enlevé les croûtes, il se produit des démangeaisons :

1061. R. Acide phénique............... 5.
        Glycérine..................... 20.
        Alcool....................... 200.
        D. Sig. En frictions.
1062. R. Huile de cade................. 50.
        Alcool........................ 50.
        D. Sig. Pour badigeonner.

Quand les croûtes sont peu épaisses, les frictions avec de l'huile suffisent. S'il se forme des vésicules après l'enlèvement des croûtes, on fera des lavages avec du savon, une onction avec du cérat, ou :

1063. R. Blanc de baleine.
        Huile d'olives .... āā. Q. S.
        Pour un onguent.
        D. Sig. En onction.

Dans les cas opiniâtres :

1064. R. Savon vert................... 80.
        Alcool rectifié .... 40.

Filtrez et ajoutez :

        Alcool de lavande............ 10.
        D. Sig. Pour lavage externe.

On procédera au lavage sous la douche froide ; quand la chevelure est abondante, on le fera à l'aide d'une éponge trempée dans de l'alcool ou de l'esprit-de-vin.

1065. R. Éther sulfurique.................... 25.
Alcool rectifié.................... 50.
Teinture de benjoin (eau de Cologne).................... 5.
Sig. Pour lavages.

Contre l'infiltration de la peau : pommade avec 50 gr. d'axonge et 5 grammes d'oxyde de zinc, de carbonate de plomb ou de précipité blanc.

1066. R. Oxyde de zinc.................... 5.
Carbonate de plomb.................... 5.
Blanc de baleine.................... 50.
Huile d'olives, Q. S.
Pour faire une pommade molle.
Sig. Pommade à employer selon avis.

Dans la séborrhée des parties génitales : saupoudrer avec : amidon, lycopode, talc de Venise, oxyde de zinc, alun de plume.

Comédons.

En cas de diathèse (scrofule, tuberculose), la prendre en sérieuse considération.

On exprimera le comédon avec une clef de montre. Bains sulfureux, bains de mer, bains salés. Lavages au savon de soude ou de potasse dans le bain de vapeur. On peut aussi employer le savon sulfureux dont on laisse la mousse sur la peau pendant la nuit, et qu'on enlève au matin.

1067. R. Carbonate de potasse.................... 5.
Eau distillée.................... 500.
Sig. Eau pour laver.

1068. R. Carbonate de potasse.................... 5.
Eau distillée.................... 10.

Sig. Pour toucher les efflorescences à l'aide
d'un pinceau de blaireau.

Dans les cas opiniâtres :

1069. R. Soufre précipité.
Glycérine.
Esprit-de-vin.
Carbonate de potasse.
Éther sulfurique............... ãã P. É.
D. Sig. Pour badigeonner à l'aide d'un blai-
reau le soir et laver le matin.

Strophulus. Millium.

Percer l'épiderme, extraire le petit grain avec l'extracteur à comédon (clef de montre). On fait aussi des fomentations de lait,
d'eau de son et par dessus des lavages au savon, en outre les formules n° 1060 ou n° 1066.

Molluscum contagiosum.

Les petites tumeurs seront exprimées, les plus fortes liées et ex-
cisées.

Hyperhydrose.

Dans l'hyperhydrose généralisée, contre les démangeaisons, laver
avec des alcooliques, esprit-de-vin, saupoudrer avec amidon, alun
de plume ; il faut défendre les frictions avec des corps gras, huile,
glycérine, pommades, etc.
Dans l'hyperhydrose des aisselles ou des parties génitales :

1070. R. Tannin....................... 5.
Alcool rectifié................. 200.
Sig. En frictions.

On fera plusieurs frictions dans la journée et on saupoudrera les parties avec de l'alun de plume.

Dans l'hyperhydrose des pieds : changer fréquemment de chaussures, nettoyer les pieds avec un linge sec; *pas de bains* (Hebra a horreur des bains chauds). Saupoudrer l'intérieur des chaussettes de crême de tartre, amidon, lycopode, poudre d'alun de plume, de poudre de tourteau d'amandes; en général faire porter des chaussures légères. Quand la transpiration des pieds a une odeur nauséabonde :

1071. R. Emplâtre de diachylon simple.
  Huile de lin.................   ãã P.
  Faites fondre.
  Sig. A renouveler toutes les 12 heures pendant 14 à 21 jours.

Cette pommade sera étendue sur un morceau de toile, puis on l'appliquera sur les pieds, préalablement lavés et séchés avec soin, de façon à ce qu'ils soient complètement recouverts. On placera entre les orteils des plumasseaux également enduits des deux côtés de cette pommade.

1072. R. Emplâtre de diachylon simple.
  Emplâtre de litharge brûlé.
  Huile de lin...... ....   ãã Q. S.
  Faites fondre.
  M. D. Sig. A étendre épais comme le dos d'un couteau, sur de la toile.

On le renouvellera tous les 3 jours pendant 9 jours. Il se formera alors une couenne d'épiderme épaisse de un demi-millimètre. On n'emploiera qu'après qu'elle sera tombée les bains de pieds et les poudres sus-nommées.

Morbilli, Rougeole.

Défendre tous les moyens sudorifiques ou altérants, repos, température régulière de la chambre (18° à 20° C.), pas de séjour prolongé au lit; comme boisson, de l'eau, du potage, du lait, change fréquemment de linge. Dans le cas de forte chaleur et de sécheresse de la peau, lotions à l'eau froide ou frictions avec de la graisse, le quinzième jour un bain. Surveiller attentivement toutes les complications, sans se préoccuper des médicaments qui pourraient être employés contre le processus de l'exanthème.

Scarlatine.

Isoler le malade le plus tôt possible des personnes bien portantes, donner d'abondantes et de fréquentes boissons rafraîchissantes, limonade, eau avec des sucs de fruits acides, bouillon, potages mucilagineux, lait, fruits cuits. La chambre du malade devra être plutôt fraîche que chaude (20° C.) et l'air devra être renouvelé au moins 2 fois par jour. On fera garder le lit au malade, mais il ne devra être couvert que juste pour qu'il ne souffre pas du froid; on ne négligera pas les soins habituels de propreté, on changera le linge de corps et le coucher du malade aussi souvent que cela sera nécessaire, le malade pourra se peigner et se laver les mains et la figure à l'eau de savon tous les jours. On ne permettra au malade de quitter le lit que lorsque le pouls sera redevenu normal depuis plusieurs jours, que lorsque la soif inusitée aura disparu, que la peau sera redevenue molle et moite, que le cours de l'urine sera régulier.

Dans les cas normaux, on ordonnera un bain tiède vers la fin de la troisième semaine, et on le renouvellera tous les 3 jours; si rien ne s'y oppose, le malade pourra sortir vers le commencement de la quatrième semaine. Le traitement sera plutôt diététique que médicamenteux, cependant il faut surveiller avec grand soin toutes les complications qui peuvent se présenter.

Variole.

Il faut distinguer le traitement de l'éruption variolique de celui des autres maladies qui peuvent accompagner la variole.

La maladie elle-même suit généralement son cours d'une façon favorable sans aucun traitement.

On n'administre ordinairement aucun médicament quand il n'y a pas d'indication spéciale, sauf des émollients, des mucilagineux ou des émulsions huileuses qui servent à humecter les muqueuses. Il n'y a pas d'inconvénient à administrer des bains tièdes et même des douches froides pendant la période d'éruption. (Le professeur Hebra recommande dans ses ouvrages les bains chauds en temps opportun, déjà vers le onzième jour de la maladie.) Quand la maladie se prolonge et qu'il y a des frissons, on donne de la quinine, des acides minéraux. On veillera surtout aux complications, on évitera l'air frais, on admettra tout au plus l'air tiède (18° à 20° C.), et on veillera surtout aux soins assidus de propreté et au renouvellement du linge de corps ou de lit. Quand la desquamation est terminée et que le malade a été lavé, a pris un bain, on peut alors abandonner le traitement. Il est cependant nécessaire que le patient reste isolé au moins 15 jours après la disparition des pustules.

Pustule maligne.

Tant que l'affection sera limitée à une petite surface, la portion infiltrée sera cautérisée avec le fer rouge ou avec la potasse caustique. Excision.

Érythème.

L'érythème disparaît le plus souvent spontanément. Mais dans l'érythème noueux : position horizontale des extrémités, compresses froides d'eau pure ou d'eau de Goulard, compresses tièdes quand les compresses froides ne sont pas supportées. Ne jamais employer la teinture d'arnica.

S'il y a fièvre, quinine ; quand il y a inappétence, amers ; en cas d'insomnie, des narcotiques.

Dans l'intertrigo, saupoudrer avec du lycopode, de l'amidon, de l'alun de plume, etc.

1073. R. Onguent mercuriel............ 10.
   Onguent de genièvre.......... 10.
   M. D. Sig. Pour frictions.
1074. R. Oxyde de zinc................ 5,00.
   Amidon .... 40 — 80.
   D. Sig. Pour saupoudrer 2 fois par jour.

Lorsque l'épiderme est enlevé, compresses froides et applications de blanc de baleine.

Dans la forme pustuleuse, compresses avec :

1075. **R.** Sublimé corrosif.............. 0,08.
      Eau distillée................... 40,00.
      D. Sig. Pour l'usage externe.

Urticaire.

Pas de mercure, pas d'iode, pas d'arsenic : des bains froids, douches, ablutions avec des acides dilués. Contre les démangeaisons : lotion — sans frictionner — avec de l'alcool.

Quand les plaques sont produites par la piqûre d'insecte, on emploie avec succès les lotions ammoniacales ou l'ammoniaque liquide.

Si la maladie dépend d'un embarras gastrique, on ne s'occupera que de cette dernière affection.

Dans l'affection chronique, urticaire papuleuse, l'application pendant la nuit seulement d'emplâtre mercuriel est très efficace.

Érysipèle.

En cas de fièvre intense, quinine, boissons acidulées, tant qu'il y a gonflement et douleurs, applications froides (vessies de glace), dès que la maladie est en décroissance, applications chaudes.

La surface rouge, chaude et tuméfiée, sera recouverte de compresses froides ; ces compresses trempées dans de l'eau froide seront recouvertes de compresses mouillées et légèrement exprimées, sur lesquelles on pourra encore placer, si c'est nécessaire, des vessies ou des sacs en caoutchouc à moitié remplis de petits morceaux de glace. On continuera ces applications nuit, et jour jusqu'à ce que la tension, la douleur et l'élévation de la température aient disparu.

Dans l'érysipèle ambulant, on pourra appliquer l'emplâtre mercuriel sur les bords et saupoudrer la surface érysipélateuse avec de l'amidon.

Hebra fait aussi recouvrir complètement les surfaces malades avec des linges enduits d'onguent mercuriel ; sur ce pansement, il fait appliquer des compresses mouillées et par dessus des vessies de glace.

Herpès.

Traitement expectatif. Faciliter la dessiccation spontanée en saupoudrant les places affectées avec de l'amidon, en appliquant du cold-cream, des compresses chaudes d'infusion de plantes narcotiques; des badigeonnages au collodion. Dans les névralgies qui suivent l'herpès zoster : solution de Fowler à doses graduées, ou :

1076. R. Chlorhydrate de morphine..... 0,50.
Eau distillée..................... 10,00.
Sig. 5 à 6 gouttes en injections sous-cutanées.

On voit souvent les douleurs céder à l'emploi des narcotiques seuls ou associés à la quinine.

1077. R. Emplâtre de litharge brûlé.
Emplâtre de mélilot........... ãã 20 gr.
Extrait d'opium............... 5.
Sig. Emplâtre.

Cette préparation sera étendue sur de la peau ou sur un linge, puis maintenue à l'aide d'un pansement approprié sur l'endroit douloureux, et laissé à demeure jusqu'à disparition de la douleur ou jusqu'à ce que l'eczéma produit artificiellement ait disparu.
Dans l'herpès de la bouche :

1078. R. Hypermanganate de potasse. 0,10, — 0,30.
Eau distillée .... 300,00.
Sig. Rince-bouche.

Miliaire (Sudamina).

Température modérée, saupoudrer avec de l'amidon, traitement expectatif. — Hebra évite en toute occasion l'emploi de tout topique irritant.

Eczéma.

Traitement local. Prendre en considération les maladies concomitantes, ainsi : en cas de chlorose, des ferrugineux; chez les individus débilités, une bonne nourriture, de la quinine. Lorsque l'eczéma a un caractère intermittent et si chaque accès de fièvre est accompagné d'éruption de vésicules, dans les cas opiniâtres (eczéma chronique), de l'arsenic (liqueur de Fowler), ou de l'acide phénique. Séjour au grand air.

Le traitement local est bien plus efficace que le traitement interne, et c'est la pommade de diachylon blanc (soit seule ou additionnée de baume du Pérou), le savon vert et le goudron qui y jouent le principal rôle.

Pour faire disparaître les croûtes (surtout chez les personnes à chevelure épaisse, quand l'eczéma donne beaucoup de liquide, et dans l'eczéma du visage chez les enfants), l'huile de foie de morue, l'huile d'amandes, de lin, d'olives, le suif, le cérat, la crème céleste, le blanc de baleine, le cold-cream, l'axonge.

Il est nécessaire que la surface eczémateuse soit continuellement recouverte de corps gras. Hebra emploie pour l'eczéma des personnes fortement chevelues, de l'huile ou de la graisse (environ 40 grammes chaque fois) qu'il fait étendre à l'aide d'une brosse tous les jours sur la tête et qu'il fait ensuite recouvrir d'une coiffe étroite de flanelle. En cas d'eczéma de la face, on y appliquera un morceau de flanelle ou tout un masque de flanelle qu'on posera exactement sur toute la partie malade convenablement imbibée d'huile ou de corps gras. Si l'eczéma s'étend sur tout le corps, on frictionne le malade plusieurs fois par jour avec de l'huile ou de la graisse, et on l'enveloppera d'une couverture de laine et on lui fait garder le lit.

L'eau devra être tiède, elle doit avoir une température entre 20° et 30° C. Hebra recommande l'emploi d'eau de pluie, d'eau distillée ou d'eau de rivière. On peut préparer ainsi l'eau destinée aux compresses, on verse de l'eau chaude sur des sacs contenant de la farine de tourteau d'amandes ou de son, puis on la laisse refroidir.

L'emploi des douches et des bains de vapeur présente de grands avantages dans l'eczéma, surtout quand l'eau peut difficilement pénétrer sur les parties affectées (sur les têtes très chevelues et les parties du corps recouvertes de poils). On administrera 3 ou 4 douches par jour durant 5 à 15 minutes. Ce qui est le plus agréable au malade, c'est d'administrer la première douche de bon matin, la seconde entre 10 heures et midi, la troisième entre 3 et 5 heures, et la dernière le soir. Après chaque douche, le malade se promènera une demi-heure, soit en plein air, soit dans un endroit abrité.

Quoique Hebra n'emploie généralement dans sa pratique que la pommade de diachylon indiquée par lui, cependant nous ne pouvons pas négliger la mention des pommades qu'il indique dans son raité des maladies cutanées.

Formule de Bell :

1079. R. Axonge purifiée.................. 200.
    Benjoin en poudre .... 5.

Maintenez à une douce chaleur pendant 24 heures, dans un vase fermé, ensuite faites passer à travers une étamine et ajoutez :

Oxyde de zinc purifié.......... 40.
Mêlez exactement et passez à l'étamine.

Formule de Wilson :

1080. R. Onguent à l'oxyde de zinc ben-
    zoïné....................... 80.
    Esprit-de-vin rectifié........... 10.
    Mêlez et faites une pommade.

N. B. — Au lieu d'esprit-de-vin, on peut employer l'alcool camphré, la glycérine, le baume du Pérou ou le goudron dans la proportion de 4 parties dans ces médicaments sur 40 grammes de pommade à l'oxyde de zinc benzoïné.

La cure d'eau froide ne peut être employée que pour les eczémas aigus généralisés. Si l'on ne peut aller se soigner dans une maison de santé, on peut installer chez soi cette méthode de traitement de la manière suivante. On étend sur le matelas du lit une grande feuille de taffetas gommé sur laquelle on étend en travers deux draps de lit pliés en deux dans leur longueur ; par dessus les draps, on place une ou deux couvertures de laine, puis, en dernier lieu, deux draps mouillés. On place un urinal entre les jambes du malade. L'un des draps sert à envelopper le tronc et l'autre les extrémités inférieures, l'appareil à douche est placé près du lit ; dès que le malade a pris la douche, on l'enveloppe avec les draps, par dessus les draps on applique les couvertures de laine, qu'on maintiendra solidement autour du corps au moyen des draps pliés en long, on peut encore placer par dessus une autre couverture. Bientôt après l'enveloppement, le malade ressent une chaleur agréable et il s'établit une légère transpiration et les démangeaisons et les cuissons diminuent sensiblement. On recommence cette opération au moins 4 fois dans les 24 heures. La chambre doit être maintenue à une douce température, et le malade doit, après chaque douche, faire un peu d'exercice avant de se recoucher.

Dans l'eczéma des doigts, des mains ou des pieds, on emploiera des doigtiers, des gants ou des chaussettes en caoutchouc, mais il faut les laver tous les jours deux fois à l'eau froide, et bien laver et sécher les extrémités malades avant de remettre l'appareil en caoutchouc.

En cas d'œdème de la peau et d'eczéma humide, on emploie des lavages énergiques avec du savon vert, on sèche bien la partie affectée et on la recouvre d'onguent de diachylon.

Si la peau est rude et recouverte de croûtes, on emploie les préparations au goudron.

1081. R. Emplâtre de diachylon .... 80.
     Huile de lin cuite............... 80.
     Essence de lavande .... 8 gouttes.
     M. f. Onguent.
     D. Sig. Pommade de diachylon.

La manière suivante de préparer cet onguent est préférable :

1082. R. Huile d'olives............ .... 160.
     Litharge .... 40.
     Essence de lavande .... 15 gouttes.
     Mêlez et faites un onguent.
     Sig. A étendre épais comme le dos d'un couteau.

Il est nécessaire que la pommade soit exactement maintenue sur la partie malade à l'aide d'une bande.

On ne peut employer cette préparation pour les endroits recou-

verts de poils, on se sert alors d'une solution de borax, de l'alcoolé
de savon ou de l'acide phénique.

1083. R. Acide phénique............... 5.
         Huile d'olives,............... 200.
         Sig. En frictions.

N. B. — Cette mixture sera mise sur la tête en frictionnant
énergiquement avec un pinceau en soie de porc. Puis on fera un
lavage avec de l'eau de savon tiède.

1084. R. Acide phénique............... 10.
         Glycérine.................... 10.
         Baume du Pérou.............. 10.
         Esprit-de-vin................ 200.
         D. Sig. Pour frictions (à employer comme
            plus haut).
1085. R. Borax de Venise............. 5.
         Alun........................ 5.
         Glycérine.................... 80.
         M. D. Sig. A étendre matin et soir à l'aide
            du pinceau en brosse (Voyez plus haut).

On peut encore employer :

1086. R. Borax de Venise............. 5.
         Glycérine .... 20.
         Suif........................ 20.
         Cire jaune.................. 20.
         Huile d'olives, Q. S.
         Pour faire un onguent mou.

On recommande surtout pour lotionner la tête affectée d'eczéma : l'alcoolé alcalin de savon. On en frictionnera matin et soir
les parties malades (aussi les extrémités) à l'aide d'un morceau de
laine. Dans l'intervalle, on appliquera des compresses froides
avec de l'eau ordinaire. Dans la pratique suivie, on recommande :

1087. R. Savon vert.................. 40.
         Alcool rectifié .... 80.

    Dissolvez et ajoutez :
    Alcoolat de lavande ....   5.
    Sig. Alcoolé alcalin de savon.
1088. R. Lessive de savonnier (den-
        sité 1,333)..................... 100.
    Huile de baleine .... 200.
    D. Sig. Savon vert.

N. B. — On en frictionnera les parties malades, matin et soir, à l'aide d'une flanelle, et elles seront ensuite enveloppées pendant tout le traitement dans des couvertures de laine, ou bien on enlèvera le savon vert après chaque friction avec de l'eau tiède et on recouvrira les parties malades avec des compresses froides.

Dans l'eczéma du nez, nettoyer les fosses nasales en faisant renifler de l'eau tiède ou de l'infusion de sauge, puis introduire dans les narines malades des tampons de charpie recouverts d'onguent de diachylum, ou des suivants :

1089. R. Sulfate de zinc................ 0,50.
    Eau de laurier-cerise.......... 5,00.
    Glycérine..................... 10,00.
    D. Sig. Imbiber avec cette solution des
        tampons de charpie, qu'on introduira dans
        les narines malades.

On peut encore employer les pommades et poudres suivantes :

1090. R. Oxyde de zinc .... 10.
    Glycérolé d'amidon............. 50.
    D. Sig. Pour appliquer en l'étendant sur de
        la toile.

Dans les cas légers, eczéma simple, intertrigo :

1091. R. Oxyde de zinc............... 5.
    Cérat....................... 50.
    Sig. Pour frictions (dans la forme squa-
        meuse).
1092. R. Précipité blanc .... 2.

Oxyde de zinc.................... 2.
Axonge.......................... 40.
Sig. Pour frictions.

1093. R. Oxyde de zinc................ 4.
Amidon...................... 40.
Sig. Pour saupoudrer.
1094. R. Amidon..................... 150.
Poudre d'iris................. 10.
Alun de plume................ 10.
Sig. Pour saupoudrer.
1095. R. Sulfate de zinc.............. 4.
Eau distillée.................. 400.
Sig. Pour compresses.

Pour les eczémas qui sécrètent beaucoup, surtout à la figure.

1096. R. Sulfate de cuivre............. 4.
Eau distillée................. 400.
Sig. Pour compresses.

On peut employer de la même manière :

1097. R. Potasse caustique............. 4.
Eau distillée................. 400.
1098. R. Huile de cade................ 20.
Savon vert................... 20.
Alcool rectifié............... 150.
D. Sig. Pour étendre deux fois par jour à
l'aide du pinceau en brosse.

On peut l'ordonner aussi dans le pityriasis rubra, l'eczéma squamosum, le faire renouveler selon le besoin, et faire saupoudrer ensuite avec les poudres indiquées plus haut.
Avec cela des bains continus.

1099. R. Huile de cade................ 8.
Huile de foie de morue......... 80.
D. Sig. En frictions.
1100. R. Huile de cade................ 8.

>   Glycérine...................... 80.
>   D. Sig. Pour frictions.

N. B. — L'application et la friction énergique de ces préparations empyreumatiques à l'aide d'un pinceau en brosse ne doivent
être faites que lorsque les parties malades auront été lavées avec
du savon vert et de l'eau tiède.

1101. R. Potasse caustique.............. 5.
>   Eau distillée................... 10.
>   Sig. A appliquer avec un pinceau de charpie
>   et à laver avec de l'eau tiède (en savon-
>   nant).

N. B. — A n'employer que pour les eczémas graves et de longue
durée (papuleux), surtout pour ceux des extrémités inférieures,
mais ne l'employer que 1 a 2 fois dans une semaine. Pour calmer
lés douleurs et pour empêcher la sérosité qui s'écoule de se dessécher, on applique, après chaque emploi du médicament, des
compresses trempées dans l'eau froide, puis on les recouvre de
taffetas gommé ou de feuilles de gutta-percha.

De même :

1102. R. Sublimé corrosif.............. 5.
>   Ether sulfurique.............. 10.
>   Collodion...................... 20.
>   Sig. A étendre avec un pinceau de charpie
>   (après un bain).

Eczéma marginatum (Parasitaire).

Il est d'abord nécessaire de s'informer si la situation qu'occupe
le malade lui permet de consacrer tout son temps au traitement,
ou bien s'il peut ou s'il veut, pendant le traitement de l'eczéma,
vaquer à ses affaires.

Dans le premier cas, on emploiera soit le savon vert ou la pommade de Hebra modifiée par Wilkinson, ainsi composée : soufre et
goudron ãã 100 gr., savon vert et cérat ãã 200, et craie, 10.

Chacun de ces médicaments sera employé six jours soir et matin;

à l'aide d'un pinceau en brosse ou d'une brosse, pour frictionner énergiquement la partie malade, puis elle sera recouverte d'un morceau de flanelle.

Après la douzième friction, on laissera encore le morceau de flanelle 3 jours en place, puis on ordonnera des ablutions quotidiennes tièdes ou des bains chauds.

Si le malade veut cependant vaquer à ses occupations pendant le traitement, on arrive à atténuer les démangeaisons au moyen : du savon vert, de l'alcoolé alcalin de savon, d'une dilution d'ammoniaque dans l'eau (1 sur 100), de sublimé dans l'alcool (1 sur 250), d'acide phénique dans l'eau, l'alcool ou l'huile (1 sur 10). Ces solutions servent, soit à mouiller, soit à frictionner, 2 fois par jour, la partie malade, puis elle doit rester couverte.

Pemphigus.

Bains de cuve continus, douches, enveloppement dans le drap mouillé, badigeonnage au goudron, bains au goudron, pommade au diachylon, saupoudrer avec de l'amidon ; à l'intérieur, quinine.

Acné.

Prendre en considération l'étiologie. Dans l'*acné pustuleuse* et dans l'acné rosacée, on fait des scarifications, puis on frictionne la peau avec de l'alcoolé alcalin de savon, du savon à la glycérine ou de la crème de potasse. On fera le soir un lavage à l'aide d'une flanelle. L'emplâtre mercuriel suffit quelquefois, on le laisse nuit et jour, ou bien la nuit seulement. On se sert quelquefois de la solution de Vlemingk, de lotions au sublimé (5 sur 40), ou d'iodure de soufre (1 sur 4). On emploie aussi les douches et les bains de vapeur. L'application sur la figure d'un masque enduit de savon mou donne souvent de bons résultats.

1103. R. Soufre précipité .... 10.
Glycérine..................... 10.
Alcoolé de savon............... 10.
Carbonate de potasse........... 10.

La partie liquide sera décantée avant de s'en servir, puis on touchera 2 à 3 fois par jour les parties malades avec la portion épaisse de cette préparation.

Quand les lavages au savon ne suffisent pas, on frictionne après les lavages avec la pâte soufrée suivante à l'aide du pinceau :

1104. R. Soufre précipité.
Carbonate de potasse.
Glycérine.
Esprit-de-vin .... ãã 10.

On laissera cette pâte sur la peau pendant la nuit, le lendemain matin on lavera et on frictionnera la place avec de la pommade à l'oxyde de zinc ou de la glycérine.

1105. R. Sublimé corrosif .... 0,10.
Teinture de benjoin............. 10,00.
Eau de roses................... 200,00.
Sig. Liquide pour lotions.

1106. R. Sublimé corrosif .... 0,10.
Émulsion d'amandes amères... 400,00.
Teinture d'ambre gris......... 10,00.
Sig. Liquide pour lotions.

1107. R. Borax de Venise.............. 5.
Glycérine..................... 50.
Alcool....................... 50.
Eau de fleurs d'oranger .... 50.
Sig. Pour lotions.

1108. R. Sous-nitrate de bismuth....... 5.
Précipité blanc............... 5.
Cérat .... 50.
Sig. En frictions 2 ou 3 fois par jour, selon avis.

Sykosis (Acné mentagra).

Faire raser tous les jours, ramollir les croûtes avec des compresses d'huile, par-dessus lotionner avec de l'alcoolé alcalin de savon, du savon mou, du savon à l'iodure de soufre ou de la pâte

oufrée, douches, bains de vapeur et épiler tous les jours les poils
qu'on peut saisir facilement à l'aide de la pince à cils.

1109. R. Onguent diachylon (ou savon
vert)........................... 20.
    Sig. En étendre l'épaisseur d'un dos de cou-
teau sur de la toile et couvrir la partie
épilée.

1110. R. Précipité blanc................. 5.
    Axonge (ou cérat)............. 50.
    Sig. Comme la précédente.

1111. R. Précipité rouge................ 1.
    Onguent rosat................. 2.
    Sig. Comme plus haut.

1112. R. Précipité rouge............... 0,60.
    Cérat........................ 40,00.
    Sig. Comme plus haut.

N. B. — Ces pommades peuvent être appliquées pendant
3 heures par jour, puis on les enlèvera à l'aide de lotions au savon
et on saupoudrera avec de l'amidon. Généralement on applique le
soir et on laisse pendant la nuit, sur le visage, un masque formé
d'onguent de diachylon et d'emplâtre de savon à parties égales.
Le matin, on fait une lotion au savon et on procède à l'épilation.
Il est clair qu'en présence d'une forte réaction, on n'emploiera pas
de préparations mercurielles.

1113. R. Iodure de soufre.............. 4.
    Cérat....................... 40.
    Sig. A employer 1 fois par jour.

1114. R. Aloès socotrin................ 2.
    Extrait de malate de fer....... 5.
    Poudre de rhubarbe........... 5.
    Faites 60 pilules.
    Sig. 2 à 3 pilules par jour.

Impetigo. Ecthyma.

Enlever les croûtes à l'aide de bains, de compresses d'huile, ensuite appliquer l'onguent de diachylon, l'emplâtre de mélilot ou l'emplâtre brûlé.

Percer les pustules avec un crayon pointu de nitrate d'argent.

Psoriasis.

A. Traitement local.

Bains chauds (30° à 35° C.). Enveloppement d'après la méthode de Priessnitz. Douches et frictions énergiques avec du savon ou de la pierre ponce. Pour obtenir promptement la chute et la macération des squames, on se servira de gants (et même de vêtements) en caoutchouc ou en gutta-percha et on en revêt le malade avant qu'il se couche après le bain, et il doit les porter plusieurs heures et même des jours entiers.

1115. R. Lessive caustique saturée (densité, 1,333) .... 1 partie.
Huile de baleine (ou axonge, ou huile de foie, ou beurre de cacao) .... 2 parties.
M. D. Sig. Savon mou.

Si les douleurs s'étendaient, on ordonnera en plus le repos au lit ou les frictions en cycle au savon mou. Les malades seront enveloppés de couvertures de laine ou revêtus d'une chemise et d'un caleçon de laine, après avoir été frictionnés de savon mou à l'aide d'une flanelle ou d'une brosse. Les frictions seront renouvelées les six premiers jours 2 fois par jour, les septième, huitième et neuvième jours une fois par jour et on fera prendre un bain le quinzième jour.

Au lieu de savon mou, on emploie, en cas de psoriasis des têtes chevelues et du visage, l'alcoolé alcalin de savon.

1116. R. Savon vert.................. 2 parties.

Dissolvez dans :
Alcool........................ 1 partie.
Filtrez et ajoutez :
Alcoolat de lavande .... 1 partie.
Sig. A employer à l'aide d'une flanelle ou d'une
étoffe grossière de lin sous la douche tiède .

Ensuite on saupoudre avec de l'amidon et on enveloppe le malade
dans des couvertures de laine.
Solution de Vlemingkx (modifiée par Hebra) :

1117. R. Chaux vive................... 1 partie.
Fleur de soufre................ 2 parties.
Faites bouillir dans : Eau..... 20 parties.
Jusque réduction à............. 12 parties.
Puis filtrez.
Sig. Pour l'usage externe, selon avis.

On frictionnera vigoureusement une partie de la peau à l'aide
d'un morceau de flanelle ; après chaque friction, un bain tiède d'une
heure, puis on saupoudre avec de l'amidon.
N. B. — Ce traitement est très douloureux, on ne frictionnera
qu'une petite partie du corps et on attendra quelques jours.
Onguent de Rochard :

1118. R. Calomel....................... 1,50.
Iode métallique................ 0,50.

Faites fondre à une douce chaleur et ajoutez :

Onguent rosat................. 80,00.
D. Sig. Pour frictions.

On frictionne matin et soir la partie malade, on enveloppera le
malade dans une couverture de laine, puis on lui fera prendre un
bain.
N. B. — Se recommande surtout pour les cas où il y a des efflorescences seulement autour des articulations.

1119. R. Deutoiodure de mercure....... 2.
Axonge .... 40.

On emploiera la pommade de Helmondi dans le psoriasis des têtes chevelues.

1120. R. Précipité blanc .... 10.
        Axonge .... 50.

Pour agir promptement :

1121. R. Précipité blanc .... 5.
        Sous-nitrate de bismuth....... 5.
        Cérat .... 80.
        M. f. Onguent.
        Sig. En frictions avec gros comme un pois.
1122. R. Précipité blanc............... 4.
        Acide phénique .... 2.
        Glycérolé d'amidon .... 40.
        D. Sig. Pour frictions.
1123. R. Huile de cade (ou essence pyro-
            génée de bouleau ou de hêtre.   Q. S.
        Sig. En frictions avec un morceau de flanelle
            ou un pinceau en brosse.

On saupoudre le malade avec de l'amidon, puis on l'enveloppe dans une couverture de laine.

On peut çà et là, pendant l'application des médicaments ci-dessus, permettre, soit des bains de cuve, soit des bains de vapeur, et, selon la réaction, en suspendre l'emploi pendant un ou plusieurs jours.

Si le malade ou son entourage ne peuvent supporter l'odeur du goudron, on emploiera la préparation suivante :

1124. R. Huile de bouleau................ 40.
        Alcool....................... 4.
        Éther sulfurique............... 4.
        Essence de lavande .... 20 gouttes.
        Essence de rue .... 20 —
        Essence de romarin........... 20 —
        M. D. Sig. Etendre avec un pinceau en brosse,
            surtout pour les parties poilues.

On emploie aussi le goudron sous forme de bain: on enduit tous les jours la partie malade de goudron à l'aide du pinceau en brosse, puis on place le malade dans un bain chaud de 2 à 4 heures de durée. Après cela, le malade sera enveloppé d'un drap et de couvertures de laine.

On peut aussi, à l'occasion, employer les préparations suivantes :

1125. R. Acide phénique................ 4.
      Glycérine .... 40.
      D. Sig. En frictions 2 fois par jour à l'aide d'une flanelle.

1126. R. Acide phénique................ 5.
      Glycérine...................... 10.
      Alcool rectifié................. 50.
      Sig. Comme la précédente.

1127. R. Savon vert... .... 50.
      Huile de cade................. 50.
      Alcool........................ 100.
      Sig. Comme la précédente.

N. B. — Ces 3 dernières méthodes de traitement sont fort douloureuses.

B. MÉDICAMENTATION INTERNE.

Pour seconder le traitement local, on emploie une série de médicaments internes qui donnent peu de résultats, et avant tout :

1128. R. Liqueur de Fowler............ 6 gouttes.
      Eau distillée.................. 80 gr.
      Sig. A prendre dans la journée.

On augmente d'une goutte tous les 4 jours, jusqu'à ce que l'on arrive à 29 gouttes, on diminue ensuite tous les 4 jours d'une goutte jusqu'à ce qu'on soit revenu à 6 gouttes.

1129. R. Liqueur de Fowler................ 2.
    Teinture de malate de fer....... 150.
    Sirop de menthe poivrée ...... 150.
    D. Sig. Une cuillerée à bouche 2 fois par jour.

Solution de Pearson :

1130. R. Arséniate de soude .... 0,25.
    Eau distillée................... 150,00.
    Sig. 15 gouttes 3 fois par jour.
1131. R. Solution de Donovan.......... 5.
    Sirop de gingembre............ 20.
    Sig. 3 cuillerées 3 fois par jour.
1132. R. Liqueur de Fowler............ 60 gouttes.
    Infusion de menthe poivrée.... 10 sur 200.
    M. D. Sig. Pour 10 jours.

On peut donner graduellement jusqu'à 30 gouttes par jour, pour diminuer ensuite.

Pilules asiatiques :

1133. R. Acide arsénieux............... 5.
    Poivre noir en poudre......... 35.
    Gomme arabique............. 10.
    Eau et gomme................ Q. S.
    Pour faire 1000 pilules.
    Sig. De 1 à 3 pilules par jour.
1134. R. Acide arsénieux.............. 0,10.
    Mucilage de gomme........... Q. S.
    Pour faire 15 pilules.
    Sig. Une pilule tous les jours.

N. B. — Il convient de faire prendre ces pilules avant le repas, on augmente régulièrement (toutes les semaines) jusqu'à 12 pilules, et on diminue ensuite de même jusqu'à 1 pilule.

1135. R. Acide phénique............... 4.
    Extrait et poudre d'acore....... ãã Q. S.

Pour faire 60 pilules enrobées.

D. Sig. 3 ou 6 pilules tous les jours avant les repas.

1136. R. Arsenic blanc.................... 0,10.

Opium pur..................... 0,30.

Savon médicinal.............. Q. S.

Pour faire 20 pilules de 0,20 chaque.

Sig. Tous les jours 2 pilules, le matin et le soir.

Lichen.

En cas de *lichen scrofuleux*, on frictionne 2 fois par jour avec de l'huile de foie de morue et on enveloppe le malade dans des couvertures de laine ; à l'intérieur, de 20 à 60 grammes d'huile de foie de morue brune claire tous les jours, viande. A la consultation externe des hôpitaux et dans la pratique privée, on conseille au malade de porter sous ses vêtements ordinaires un tricot ou une fine flanelle directement serrée sur la peau et par-dessus les vêtements ordinaires.

Lichen exsudativus ruber. — A l'intérieur : Liqueur arsénicale de Fowler ou pilules asiatiques (Voir l'article Psoriasis) d'une façon continue pendant 6 à 18 mois. Le professeur Hebra donne en commençant les pilules asiatiques à la dose de 3 par jour, et augmente graduellement jusqu'à 12 par jour, puis fait diminuer jusqu'à 6.

Et de temps en temps localement :

1137. R. Emplâtre de diachylon.

Huile de lin.................... ãã P. É.

M. D. En frictions.

Contre les démangeaisons qui empêchent le sommeil, l'élixir parégorique pris à l'intérieur donne de bons résultats ; à l'extérieur, les badigeonnages à l'alcool, à l'éther, des ablutions froides, des douches.

Contre la tension de la peau, on emploie les frictions d'axonge ou de glycérine, ou bien les revêtements de caoutchouc.

Prurigo.

Chez les nourrissons ou chez les enfants plus âgés, on ordonne des frictions journalières au savon vert suivies d'un bain (de 1 à 2 heures), puis le malade est séché avec soin et enduit d'axonge ou d'huile de foie de morue.

S'il y a beaucoup de croûtes ou de pustules, frictions à l'huile de foie de morue, au savon vert par la méthode en cycle (Voyez Psoriasis). Dans la forme sèche du prurigo, on frictionnera le malade pendant le bain avec la solution de Vlemingkx, on l'enduira de préparation à base de goudron et on le saupoudrera d'amidon. De temps en temps des bains de goudron ou de sublimé (Voyez plus haut), et à l'intérieur, des pilules d'acide phénique.

Brûlures.

En cas de brûlures au premier degré, des compresses froides seulement. En cas de brûlures au second degré, on cherchera à conserver les ampoules le plus longtemps possible, et en tous cas on ne les percera qu'à leur base pour faire écouler la sérosité. Si le derme est mis à nu :

1138. R. Eau de chaux.
   Huile de lin .... ãã P. É.
   D. Sig. Pour compresses.

On peut aussi le cautériser à l'aide d'un pinceau de charpie trempée dans une solution à parties égales de nitrate d'argent, on essaiera aussi les pansements avec de la ouate et des bains d'huile.

Au troisième degré, en cas de brûlures locales : l'irrigation continue. Dans les brûlures généralisées, le bain continu (appelé lit d'eau de Hebra).

Gelures.

Dans le cas de gelures aiguës, compresses d'eau froide, d'eau de Goulard et par-dessus pansement par occlusion avec des bandes de sparadrap.

Dans la gelure chronique, applications de glace ou de neige, cautérisation au crayon de nitrate d'argent, pommade à l'oxyde de zinc. En cas de gelures au troisième degré, on enlèvera la partie sphacélée le plus vite possible.

1139. R. Sous-nitrate de bismuth....... 5.
      Précipité blanc............... 4.
      Cérat...................... 50.
      D. Sig. En étendre l'épaisseur d'un dos de couteau sur de la toile et renouveler le pansement toutes les 24 heures.

1140. R. Précipité blanc .... 5.
      Oxyde de zinc................. 5.
      Axonge...................... 50.
      D. Sig. Comme la précédente.

Dans les tylomas et les cors, ainsi que les traitements suivants.

      Emplâtre mercuriel.
      D. Sig. A étendre sur de la toile, renouveler le pansement tous les jours et au bout de quelques jours enlever l'épiderme ramolli à l'aide des ciseaux ou du bistouri.

1141. R. Potasse caustique............ 5.
      Eau distillée................. 10.
      Sig. A étendre à l'aide d'un pinceau sur les portions dures.

1142. R. Acide acétique cristallisable... 10.
      D. sub sigill. Sig. A employer avec une baguette de verre.

Lupus.

Lupus érythémateux. — Faire des piqûres à l'aide d'une aiguille à inoculation ou tout autre instrument, puis cautériser avec une solution à parties égales de nitrate d'argent. Souvent on réussit en enduisant les parties avec du goudron.

Lupus vulgaire. — Il faut avant tout détruire les parties indurées et infiltrées, on y arrive à l'aide de divers procédés de cautérisation : potasse caustique et pâtes caustiques. Ce qui réussit le mieux, c'est le crayon de nitrate d'argent taillé en pointe qui sera introduit en le faisant tourner sur lui-même dans la partie indurée. On y fera des cautérisations horizontales et verticales. Quand l'infiltration est étendue, on enlèvera d'abord l'épiderme en cautérisant avec une solution de potasse caustique (1 : 2) puis immédiatement après, avec une solution de nitrate d'argent (1 : 1). Les parties cautérisées seront ensuite recouvertes avec de l'emplâtre mercuriel. En dernier lieu, on enlève les parties atteintes de lupus avec la cuiller à gratter. On peut aussi macérer la peau infiltrée avec du savon mou étendu sur un morceau de flanelle, qu'on applique sur la partie malade et qu'on maintient solidement avec un pansement, ce traitement sera continué plusieurs jours et même plusieurs semaines.

On emploie aussi la pâte de Vienne et la pâte de Cosme dans le lupus serpigineux. Plus tard :

1143. R. Iode métallique................ 5.
Iodure de potassium........... 5.
Glycérine..................... 10.

Cette solution sera appliquée tous les 2 ou 3 jours à l'aide d'un pinceau sur les parties malades qu'on recouvrira ensuite pendant 24 heures avec une feuille de gutta-percha. On appliquera ensuite des compresses froides pendant 24 heures. (A employer dans le cas de lupus serpigineux situé sur les parties du corps recouvertes de vêtements, car ce traitement laisse des cicatrices difformes. Galvano-caustique. A l'intérieur, huile de foie de morue.

Gale.

Hebra professe que le meilleur traitement est celui qui détruit le sarcopte et ses œufs sans irriter la peau et qui permet à l'efflorescence produite par la gale de suivre son évolution.

Dans la gale peu grave présentant peu de pustules et peu de craintes, et quand il faut guérir promptement le malade, on le place dans un bain, on le frictionne à l'aide d'un morceau de laine rude avec du savon ordinaire, puis de temps en temps, en le laissant dans le bain, on le frictionne sur tout le corps avec le morceau de laine trempé dans une solution de sulfure de chaux. Par là-dessus, bain, douches ou ablutions froides.

On employait autrefois la solution de Vlemingkx qui a été modifiée par le professeur Schneider et qui est employée maintenant par Hebra.

La formule primitive de cette solution est la suivante :

1144. R. Chaux vive...................... 200.
Fleur de soufre................ 400.
Faites bouillir avec :
Eau de fontaine............... 2000.
Dans un vase de fer en agitant avec une spatule de bois jusqu'à ce que la réaction soit terminée.

La formule a été modifiée ainsi :

1145. R. Chaux vive..................... 400.
Eau de fontaine................... Q. S.
Pour éteindre la chaux et en faire une poudre homogène.
Ajoutez :
Fleur de soufre................ 800.
Faites bouillir dans :
Eau........................... 8 kilogr.
Jusqu'à réduction de 8 kilogrammes.
Filtrez et délivrez.

S'il y a des complications cutanées, on emploiera la pommade de Wilkinson modifiée par Hebra :

1146. R. Fleur de soufre................ 200.
Huile de bouleau (huile de cade). 150.
Craie blanche..................... 400.
Savon vert (ou alcool).
Axonge........................... 400.

Les malades seront enduits 4 fois dans les 48 heures avec cette pommade, puis ils resteront enveloppés dans des couvertures de laine pendant tout ce temps, ou bien (dans la clientèle des cliniques) seront saupoudrés d'amidon. Quand l'irritation aura disparu (vers le septième ou huitième jour), on enverra le malade au bain.

Pour les enfants et quand la gale est peu étendue :

1147. R. Styrax liquide................... 50.
       Baume du Pérou................. 50.
       D. Sig. Pour frictions selon avis.
1148. R. Soufre ordinaire............... 5.
       Cérat............................ 50.
       Sig. Comme la précédente.
1149. R. Styrax liquide................... 20.
       Fleur de soufre................... 20.
       Craie blanche..................... 20.
       Savon vert........................ 40.
       Axonge............................ 40.
       D. Sig. Deux frictions.
1150. R. Soufre ordinaire................ 10.
       Baume du Pérou................. 10.
       Cérat............................ 100.

Quand on craindra qu'il ne se produise un eczéma et quand on traitera des malades ayant la peau très sensible, on ne donnera le bain de propreté que 3 ou 4 jours après la friction.

1151. R. Potasse caustique.............. 5.
       Eau distillée.................... 400.
       Sig. Pour l'usage externe.

En fomentation, s'il subsiste des indurations.

1152. R. Sublimé corrosif............... 5.
       Eau distillée................... 400.
       Sig. Pour l'usage externe.

N. B. — A n'employer qu'en fomentation quand il subsiste des indurations et mélangé à 3 litres d'eau pour bains de mains, si les pustules sont nombreuses.

On peut se servir de la pommade de Bourguignon à cause de sa bonne odeur; à employer surtout dans la clientèle riche. Elle se compose de :

1153. R. Essence de lavande.
— de menthe.
— de girofle.
— de cannelle ãã .... 1,50.
Gomme   adragante........... 5,00.
Carbonate de potasse........ , 40.
Fleur de soufre............. 100.
Glycérine.................... 200.
M. f. Sig. Onguent.

Pommade de Bourguignon simplifiée par Hebra :

1154. R. Essence de lavande........... 1,50.
— de girofle............. 1,50.
Carbonate de potasse........ 40.
Soufre précipité............. 1,50.
Axonge q. s. Pour faire un onguent.
Sig. Pommade.

Les personnes dont les occupations ne leur permettent pas de traiter leur gale pendant le jour feront ce traitement la nuit.

On frictionne le malade après un bain d'une demi-heure avec une des pommades citées plus haut, puis il passera la nuit dans son lit, enveloppé de couvertures de laine. Le lendemain matin, il prendra un bain, ou bien il se lavera simplement les parties enduites de pommade avec de l'eau et du savon, il peut alors vaquer à ses affaires. Ce traitement sera renouvelé pendant 3 ou 4 soirs consécutifs, jusqu'à ce qu'on remarque que la maladie et les efflorescences aient disparu, puis on termine le traitement par quelques bains simples.

Si ce procédé est impraticable, on guérira le malade en deux heures, soit chez lui, soit dans un établissement de bains. Pour cela, le malade, placé dans un bain, se frictionnera énergiquement la peau avec du savon pendant la première demi-heure ; pendant la deuxième demi-heure on laissera la peau se ramollir sous le savon et dans le bain et on fera une nouvelle friction. Pendant la troisième demi-heure, il se frictionnera énergiquement avec une des pommades formulées plus haut (formules de Bourguignon, Hebra ou d'Helmerich, aromatisée avec essence d'anis et de romarin). Pendant la quatrième demi-heure, il nettoiera la peau de toute la pommade dont elle pourra être enduite.

Outre les pommades, on peut aussi employer les frictions et les lotions alcooliques.

La pommade de Vezin est digne de mention :

1155. R. Fleur de soufre................. 200.
      Savon ordinaire................ 200.
      Axonge....................... 200.
      Poudre d'ellébore............ 8.
      Nitre......................... 0,80.
      M. f. Onguent.

Pommade de Jasser : Fleur de soufre, baies de laurier, sulfate de zinc, parties égales, huile d'olive. Q. s. p. f. onguent.

1156. R. Chlorure de chaux............ 80.
      Eau.......................... 800.
      Sig. Agiter et lotionner 6 fois par jour pour les parties malades de toute la superficie du corps.

Alcoolat de Léonard :

1157. R. Carbonate de potasse.......... 10.
      Nitrate de potasse............ 10.
      Esprit-de-vin (ou de grain)...... 200.
      Eau.......................... 200.
      Sig. Comme la précédente.

La pommade soufrée de *Helmerich* se compose de fleur de soufre, 2 parties; sous-carbonate de potasse, 1 partie; axonge, 8 parties.

Celle de *Joseph Franck* se compose de fleur de soufre et de beurre.

Pommade d'*Adolph* : fleur de soufre, baies de genièvre, baies de laurier en poudre, axonge. De chaque, 40.

Burchard recommande : laver le corps (matin et soir) avec du savon vert, prendre un bain, et dans les 24 heures on fait 4 ou 5 onctions de baume du Pérou.

Decaisne. — Le malade doit être frictionné 3 fois dans les 24 heures avec du pétrole, puis prendre un bain le lendemain.

La pommade soufrée de Maysel se compose de 400 gr. de savon qu'on découpe et qu'on fait bouillir avec 850 gr. de soufre dans de l'eau. Lorsque le tout aura pris la consistance d'une bouillie, on ajoutera 1,600 gr. d'axonge pour former une pommade.

Savons : Le plus employé est le savon mou : R. chlorhydrate d'ammoniaque 1 partie, fleur de soufre 6 parties, savon vert 16 parties. D. s. savon.

Pour préparer instantanément le savon sulfureux, on prend parties égales de fleur de soufre et de savon en poudre et on le réduit en pâte avec quantité suffisante d'eau.

Le savon sulfureux ordinaire.

Le savon ordinaire de toilette additionné de pierre ponce en poudre.

Souvent le professeur Hebra recommande le traitement suivant : Le galeux, placé dans un bain, se frictionnera énergiquement avec un morceau de linge dur enduit de savon ordinaire ou de savon vert, il restera une heure dans le bain, puis il se frictionnera avec la pommade de Wilkinson modifiée par Hebra.

Il renouvellera ce traitement le lendemain, et le surlendemain prendra un bain de propreté. S'il subsiste des indurations ou de l'eczéma, les différentes affections seront traitées à la suite.

Favus. Teigne.

On enlève les croûtes faveuses avec de l'huile, et de suite après, ce qui est très important, on fait faire une friction d'un quart d'heure avec un pinceau en brosse ; ou bien, on les fait recouvrir d'un morceau de flanelle trempé dans de l'huile et on le laisse 24 heures en place, puis on les râcle avec soin. Quand elles sont enlevées, on fait épiler les cheveux et on fait frictionner les places malades 2 fois par jour avec du savon vert, puis on les recouvre avec des compresses trempées dans du pétrole. Et mieux encore :

1158. R. Acide phénique................ 5.
Glycérine...................... 50.
Alcool. .... 50.
M. D. Sig. pour compresses.

Ou bien on lotionne les croûtes faveuses avec de l'alcool, ce qui les dessèche et les fait tomber. Ce dernier traitement est plus long.

Puis on nettoie la tête avec du savon et de l'eau, et on fait épiler la tête du malade.

1159. R. Vératrine.................... 0,80.
Esprit-de-vin rectifié........ 80,00.
D. Sig. Pour l'usage externe selon indication.

On lotionne les parties malades avec cette solution après avoir fait tomber les productions parasitaires avec de l'huile de foie de morue ou des compresses d'eau chaude.

Angiome. Teleangiektasie.

Extirpation à l'aide du bistouri, de la galvano-caustique, acupuncture, ligature. Pour les tumeurs molles :

1160. R. Emplâtre adhésif............ 10.
Tartre stibié................ 1.
D. M. Sig. A étendre sur de la peau et appliquer pendant 8 jours.

Injections avec une solution de 1 partie de perchlorure de fer liquide et 1 partie d'eau; inoculation de vaccin, frictions d'huile de croton tiglium. Cautérisations avec acide sulfurique ou acide nitrique (acide chlorhydrique dans les nœvi materni).

Epithélioma.

Dans les cas peu graves et au commencement de la maladie : Pierre infernale, solution de nitrate d'argent à parties égales. Pâte de Landolf.

1161. R. Chlorure de brome............ 13.
  Chlorure de zinc............... 6.
  Beurre d'antimoine............ 5.
  Poudre de racine de réglisse q. s. Pour faire
   une pâte épaisse.
  Sig. Pâte caustique.

On enduira des bandelettes de toile d'un mélange de 5 grammes de chloroforme et de 50 grammes d'onguent rosat. Ces bandelettes serviront à recouvrir les parties saines sur une largeur de 2 à 5 centimètres. Puis on étendra sur un morceau de toile la pâte caustique, on lui donnera 5 millimètres d'épaisseur et on l'appliquera solidement sur la partie malade, on laissera en place durant 3 jours. (On peut aussi employer ce traitement pour le lupus, mais on ne laisse le caustique en place que de 6 à 24 heures.)

1162. R. Arsenic blanc .... 0,40.
  Cinabre artificiel .... 1,00.
  Cérat .... 10,00.
  Sig. Pâte caustique.
1163. R. Arsenic blanc .... 0,20 — 0,40.
  Calomel .... 5,00.
  Gomme arabique............ 10,00.
  Eau q. s. Pour faire une pâte molle.

Renouveler le pansement après 8 ou 10 jours.

On peut employer de même la pâte de Vienne en protégeant les parties voisines avec des bandes de sparadrap; ainsi que la pâte de Canquoin qui se compose de poudre de guimauve et chlorure de zinc (1 : 1 ou 1 : 2) qu'on ramollit au moment de l'emploi avec un peu d'eau ou d'alcool.

Herpès tonsurant et Pityriasis versicolor.

Dans toutes ces affections, le meilleur traitement est : Pommade contre la gale (Voyez plus haut une des formules préconisées par Hebra), on en fait une friction tous les jours pendant 3 ou 4 jours. Pas de bains !

On fait pendant 6 jours 2 frictions par jour avec du savon vert, on laisse le savon en place jusqu'à ce qu'il sèche et se détache, puis on donne un bain tiède.

Onychomykosis.

Faire tomber les débris des ongles à l'aide de bains avec potasse caustique; sublimé (0,15 sur 40), frictions à l'essence de térébenthine.

Pediculi, Poux.

Enlever les lentes avec des lotions à l'esprit-de-vin rectifié, saupoudrer avec de la semence de cévadille, puis frictions avec onguent gris, enfin lotions chaudes d'eau de savon.

On emploie maintenant surtout l'huile de pétrole qui, dans la pratique, peut être aromatisée avec du baume du Pérou. On répand environ 80 grammes de cette préparation sur la tête et on frictionne à mesure avec une brosse à cheveux. On recouvre la tête ainsi imprégnée avec une coiffe de flanelle, de préférence un fez, on la laisse 12 à 24 heures sans y toucher; puis on fait, comme avec le pétrole, une friction avec 40 grammes d'alcoolé de savon en se servant d'une brosse à cheveux. Enfin on fait une lotion avec de l'eau. Les lentes attachées aux cheveux seront enlevées mécaniquement à l'aide du démêloir ou du peigne fin. On peut aussi les détacher avec de l'acide acétique dilué (ou du vinaigre) ; on lotionnera avec soin les cheveux de façon à pénétrer jusqu'à la racine avec le mélange suivant : pétrole ordinaire, 100 ; huile d'olive, 5 ; baume du Pérou, 10. Recouvrir la tête d'une coiffe de flanelle. Lotions à l'alcoolé de savon.

Pommade pour les cheveux.

1164. R. Baume du Pérou............. 2.
      Cérat.......................... 80.
      D. Sig. Pommade.

Pour la chute, on recommande :

1165. R. Essence de macis............. 5.
      Huile d'olives...............,... 50.
      D. Sig. 2 frictions par jour.
1166. R. Baume du Pérou............., 5.
      Esprit-de-vin rectifié.........,. 200.
      Sig. 2 frictions par jour.

VII

MALADIES DES YEUX

CLINIQUE

DU PROFESSEUR FERDINAND DE ARLT

I. Conjonctivite catarrhale.

Pendant la période aiguë, écarter toute influence nuisible, laver les yeux soigneusement avec des infusions diverses. Pas d'applications froides. (Au besoin recommander aux fumeurs des pipes à longs tuyaux.)

Contre les douleurs violentes et la photophobie :

1167. R. Précipité blanc............... 0,80.
       Extrait de belladone.......... 1,00.
       Cérat....................... 3,00.
       M. D. Sig. Toutes les deux heures une friction avec gros comme un pois sur le front et les tempes.

Quand les douleurs sont très violentes et que la température s'élève : 6 — 8 sangsues à la région temporale.

1168. R. Nitrate d'argent cristallisé. 0,40 — 0,80.
       Eau distillée.................... 40.

D. Dans un flacon coloré.
Sig. Pour être employé par le médecin.

Toucher à l'aide d'un pinceau (tous les jours ou tous les 2 jours) la conjonctive et le cul-de-sac de la paupière inférieure, puis bien laver à l'eau claire.

Tant que les fortes douleurs persistent, le malade doit appliquer des compresses d'eau froide ou se baigner fréquemment les yeux dans l'eau froide.

Si le médecin ne peut suivre le malade comme il serait utile, il ordonnera les collyres ci-après et les fera employer de la façon suivante :

Tremper des compresses dans le collyre, les bien exprimer, puis en faire 2 ou 3 fois par jour des applications de $1/_2$ heure à 1 heure de durée ; ou bien encore verser du collyre dans le creux de la main gauche et, avec un doigt de la main droite trempé dans ce collyre, frictionner légèrement l'œil malade de façon à ce que quelques gouttes y pénètrent.

1169. **R.** Tannin pur... 0,15 — 0,45 — 0,60.
Eau distillée............... 40 — 60.
Sig. Collyre.

1170. **R.** Sulfate de zinc........ 0,10 — 0,20.
Eau distillée............... 40 — 60.
Sig. Collyre.

1171. **R.** Acétate de plomb..... 0,30 — 0,50.
Eau distillée............... 30 — 50.
Sig. Collyre.

Eau de Conrad :

1172. **R.** Sublimé corrosif....... 0,02 — 0,04.
Eau distillée............. 70 — 140.
Laudanum de Sydenham 8 — 10 — 12.
Mucilage de semences de coings 2.
Sig. Mouiller (avec le liquide tiède) les pau-
pières 3 fois par jour.

1173. **R.** Collyre astringent............ 50.
Eau distillée.................. 50.
Sig. Comme le précédent.

1174. R. Pierre divine................ 1.
Eau distillée................ 150.
Teinture d'opium............. 5.
Sous-acétate de plomb liquide, 5 gouttes.
Sig. Eau pour les yeux.

Le professeur von Arlt ne confie qu'à regret le collyre suivant au malade pour qu'il s'en serve lui-même :

1175. R. Nitrate d'argent cristallisé 0,10 — 0,20.
Eau distillée................ 50.
Sig. Introduire toutes les 4 heures 1 à 3 gouttes de ce liquide dans le cul-de-sac de la paupière.

Si l'affection atteint les glandes de Meibomius ou si le malade ne supporte pas le collyre ci-dessus, on se sert dans ce cas spécial de la formule suivante :

1176. R. Précipité rouge (ou blanc) 0,10 — 0,20.
Cérat...................... 5,00.
Sig. Avant de se coucher, frictionner le bord des paupières avec gros comme une lentille.

Lorsqu'il y a coïncidence de kératite ou d'iritis, ni caustiques ni astringents. (Voyez plus loin Iritis.)

II. Conjonctivite blennorrhagique aiguë.

Repos au lit, lumière modérée, garantir l'autre œil avec un épais bandeau, et prendre les précautions nécessaires pour préserver l'entourage de la contagion ; laver l'œil malade avec de l'eau tiède tous les quarts d'heures ou toutes les demi-heures, ordonner des purgatifs salins. A l'apparition d'inflammation très vive, ordonner des applications de glace souvent renouvelées, des sangsues au niveau de l'arcade sourcilière, et :

1177. R. Nitrate d'argent cristallisé 0,80 — 1,50.
Eau distillée................ 50,00.

Sig. Toucher légèrement le bord libre et le cul-de-sac conjonctival des paupières 1, 2, 3 fois par jour (aussi souvent que la sécrétion se reproduit).

En cas de très fortes douleurs :

1178. R. Onguent mercuriel............ 5.
Extrait d'opium.............. 0,8.
S. En friction avec gros comme une noisette sur le front et les tempes.

Dans le cas de sécrétion abondante et de rougeur vive de la conjonctive.

1179. R. Nitrate d'argent cristallisé.... 5.
Nitrate de potasse............ 5.
Mêlez et faites fondre et coulez en crayons.
S. Pour cautériser (crayons mitigés forts).

Après la cautérisation au crayon mitigé, on conseille de badigeonner la surface cautérisée avec une solution de sel de cuisine ou avec du lait.

1180. R. Nitrate d'argent cristallisé.. 1 — 2.
Nitrate de potasse.......... 3 — 4.
Mêlez, faites fondre et coulez en crayons.
Sig. Pour cautériser (crayons mitigés faibles).

S'il se forme un abcès qui tend à gagner l'iris, instiller dans l'œil.

1181. R. Sulfate d'atropine............ 0,10.
Eau distillée................ 10,00.
S. A employer par le médecin.

III. Conjonctivite blennorrhagique chronique.

Même traitement que pour la forme aiguë; emploi du crayon

comme ci-dessus. En cas de fongosités, crayon de nitrate d'argent pur, répéter la cautérisation après la chute des eschares.

1182. R. Cristal de sulfate de cuivre.... 10.
   Sig. Pour toucher.

En faire des applications tant qu'il subsiste des traces de fongosités ; (il est bon d'alterner ces deux procédés de cautérisation).
Même traitement dans le pannus.

IV. Conjonctivite diphthéritique.

Dans le stade d'infiltration, pas de collyres irritants : antiphlogistique, glace (la proscrire chez les enfants faibles), sangsues.
Dans le stade de suppuration, toucher avec le crayon mitigé ; en cas d'affection simultanée de la cornée, instillations d'atropine.

V. Conjonctivite membraneuse.

Pendant le stade d'infiltration, agir comme dans la forme diphthéritique ; à l'intérieur, hydromel des enfants, électuaire lénitif, eau laxative de Vienne.
Ou bien :

1183. R. Calomel...................... 0,50.
   Sucre blanc............... 5,00.
   Divisez en 6 doses.
   Sig. 3 doses par jour.

Traitement local.

1184. R. Onguent mercuriel........ 4 — 5.
   Extrait de belladone...... 40 — 50.
   Mêlez exactement.
   Sig. En frictions toutes les deux heures avec gros comme un pois, sur le front.

Ensuite cautérisation, instillations d'atropine ou bien :

1185. R. Nitrate d'arg. cristall.   0,15 — 0,25.
Eau distillée......... 40,00 — 50,00.
Sig. Pour instiller dans l'œil.

Cependant ne pas l'employer longtemps parce que l'on voit souvent survenir de l'argyrose.

VI. Conjonctivite scrofuleuse.

1186. R. Calomel porphyrisé........... 5.
D. Dans un flacon bouché à large ouverture.
Sig. Pour être employé par le médecin.

En saupoudrer, à l'aide d'un pinceau en poils de blaireau, la conjonctive bulbaire et le cul-de-sac oculo-palpébral après avoir abaissé d'une manière bien égale la paupière inférieure. — Le calomel est indiqué dans tous les cas, à moins d'un abcès profond de la cornée. Habitatio à l'abri de l'humidité. Veiller au régime (viande, œufs).

1187. R. Précipité jaune............ 0,60.
Cérat. .... 16,00.
Mêlez exactement.

N. B. — Cette formule et l'eau de Conrad ne doivent être employées que lorsque le malade ne peut aller trouver le médecin.

1188. R. Précipité blanc........ 0,80 — 0,90.
Extrait de belladone... 1,00.
Onguent émollient.... 10,00.
M. D. Sig. Des frictions sur le front et les tempes.

N.B. — Quand on ne peut trouver les n⁰ˢ 1186 et 1187, on prescrit à l'intérieur de l'huile de foie de morue ou bien :

1189. R. Iode métallique....... 0,15 — 0,30.
Huile de foie de morue. 150,00.
Sig. Une cuillerée matin et soir.

1190. R. Carbonate de magnésie........ 1 — 2.
Poudre de rhubarbe........ 1 — 2.
Extrait de ciguë........... 1 — 2.
Mêlez et divis. en 20 paquets..
Sig. 2 ou 3 paquets par jour.

1191. R. Iodure de potassium......... 2.
Eau distillée............... 150.
Sirop d'écorces d'oranges amè-
res...................... 30.
M. Sig. Une cuillerée matin et soir.

En cas de constipation persistante, employer les purgatifs salins ou hydromel des enfants, eau laxative de Vienne, ou bien :

1192. R. Extrait de malate de fer..... 5.
Extrait d'aloès socotrin..... 5.
Masse pilulaire de Ruffius.... q. s.
Mêlez et faites 60 pilules de 0,20.
Enrobez de poudre d'iris.
Sig. Pilules purgatives.

En cas d'anémie simultanée.

1193. R. Sirop d'iodure de fer.......... 2.
Sirop d'écorces d'oranges amè-
res...................... 20.
Sig. A prendre par cuillerée à café.

1194. R. Saccharure de carbon. de fer 3,00.
Poudre de rhubarbe......... 3,00.
Poudre d'écorce d'orange.... 4,00.
Extrait de ciguë........... 1,50.
Mêlez et faites une poudre à diviser en 20 pa-
quets.
Délivrez dans du papier ciré.
Sig. 2—3 paquets par jour.

VII. Trachoma.

Dans la diathèse scrofuleuse, améliorer la nutrition, insufflation de calomel, cautérisation au sulfate de cuivre, ou bien :

1195. R. Sulfate de cuivre........... 0,20.
Glycérolé d'amidon......... 5,00.
Sig. Enduire les conjonctives palpébrales avec gros comme la tête d'une forte épingle.

Dans le *pannus charnu.* Cautérisation à la pierre infernale. On a soin de tailler le crayon afin de pouvoir cautériser le pourtour de la cornée.

VIII. Conjonctivite traumatique.

Enlevez les corps étrangers, antiphlogistiques puissants. En même temps applications de glace fréquemment renouvelées (dans le cas de brûlures par la chaux vive, pas d'eau, employer de l'huile). Pour éviter les symblépharons, faire couler dans le cul-de-sac oculo-palpébral, à l'aide d'un tuyau de plume, de l'huile ou de la glycérine.

Dans certains cas, le bandeau contentif est le meilleur procédé.

IX. Œdème et ecchymose de la conjonctive.

Contre l'œdème faire des applications de linges chauds et secs ou de sachets de plantes aromatiques. L'ecchymose guérit généralement spontanément, on peut cependant employer :

1196. R. Teinture d'arnica............. 5.
Esprit de lavande, ou esprit de romarin, ou esprit-de-vin... 50.
M. Sig. Une cuillerée de mélange dans un demi-verre d'eau pour faire de fréquentes compresses.

X. Blépharite.

Prendre en considération l'état général, entretenir les yeux avec une grande propreté, enlever les croûtes et furfures. Toucher le bord libre des paupières avec une solution concentrée de nitrate d'argent (1 sur 40) ou bien avec le crayon de nitrate.

1197. R. Précipité rouge....... 0,10—0,20.
     Onguent rosat........ 5,00.
     Mêlez exactement.
     Sig. Frictionner le soir, avant de s'endormir, les paupières avec gros comme la tête d'une forte épingle.
1198. R. Précipité rouge...... 0,15—0,20.
     Laudanum de Sydenham, 5 gouttes.
     Onguent rosat........ 5,00.
     Sig. Comme ci-dessus.

Dans la forme exulcérative :

1199. R. Précipité blanc............... 0,15.
     Oxyde de zinc............... 0,15.
     Onguent émollient.......... 5,00.
     M. Sig. Comme le n° 1182.
1200. R. Précipité blanc............... 0,25.
     Onguent émollient.......... 5,00.
     M. Sig. Comme le n° 1182.

XI. Ptérygion.

Si le ptérygion est encore peu développé, cautériser la pointe avec le crayon argentique ou cuprique. Instiller dans le cul-de-sac oculo-palpébral :

1201. R. Laudanum de Sydenham....... 16.
     Sig. Pour l'usage externe.

XII. Kératite scrofuleuse (lymphatique).

Même traitement général que dans la conjonctivite lymphatique. Localement : instillations d'atropine jusqu'à large dilatation de la pupille.

Il est bon de recommander surtout l'emploi de l'atropine sèche, qu'on introduit dans le cul-de-sac oculo-palpébral au moyen du tuyau de plume. Intérieurement : opiacés ou injections sous-cutanées de morphine. Dans les cas douloureux, avec spasme des paupières :

    1202. R. Précipité blanc..............   0,80.
          Extrait de belladone........   1,00.
          Axonge......................   10,00.
          Sig. En frictions toutes les 2 heures.

Applications de sangsues dans le cas de forte hypérémie et d'élévation de la température. Lorsque les symptômes inflammatoires décroissent, faire saupoudrer du calomel tous les jours (mais avec précaution). On peut donner en outre une solution étendue de tartrate de potasse, de la rhubarbe, etc.

Contre l'opacité de la cornée : cataplasmes de feuilles de mauves, insufflations de calomel.

    1203. R. Précipité jaune............   0,50.
          Axonge.....................   10.
          M. Sig. Introduire de cette pommade gros
                  comme une lentille une fois tous les jours
                  dans le cul-de-sac oculo-palpébral.
    1204. R. Carbonate de potasse......   0,15.
          Iodure de potassium.......   0,80.
          Onguent émollient.........   10,00.
          Sig. En friction, avec gros comme un pois ou
                  un haricot, sur le front.

En cas d'abcès de la cornée, bandage compressif. Instillation d'atropine, paracentèse.

20

XIII. Kératite spécifique.

Même régime que dans la conjonctivite lymphatique. Traitement anti-syphilitique (frictions mercurielles ; à l'intérieur calomel, sublimé). (Voyez *Iritis spécifique*.)

1205. R. Huile de foie de morue.　　　150,00.
　　　　Iode métallique.. ...　　0,15 — 0,20.
　　　　Sig. 2 ou 3 cuillerées à bouche par jour.
1206. R. Iodure de potassium......　　0,80.
　　　　Eau distillée ....　100,00.
　　　　Sig. A prendre dans les 24 heures.

Traitement local. — Instillation d'atropine ; contre la photophobie, pommade au précipité et en même temps des opiacés.

XIV. Kératite rhumatismale.

Repos au lit, température égale, favoriser la transpiration au moyen d'infusions de tilleul ou de sureau. Placer le malade dans l'obscurité ; à l'intérieur : légères purgations, antiphlogistiques locaux. Aux malades vigoureux, appliquer 6 ou 8 sangsues, aux tempes ou derrière les oreilles. — Contre la douleur, prescrire les narcotiques. — Si on craint l'iritis, instiller de l'atropine toutes les 2 ou 3 heures.

1207. R. Onguent simple.... ....　5,00.
　　　　Extrait gommeux d'opium..　0,80.
　　　　Sig. En friction sur les tempes et sur le front.
1208. R. Chlorhydrate de morphine..　0,40.
　　　　Eau distillée...............　10,00.
　　　　Sig. Pour injections hypodermiques.
1209. R. Tartre stibié..............　0,05.
　　　　Eau distillée..............　150,00.
　　　　Sig. Une cuillerée à café 5 à 6 fois par jour.

XV. Ulcérations de la cornée.

Dans la période de progrès, éviter les moyens irritants, pas de compresses froides. — Contre les fortes douleurs, appliquer des sangsues aux tempes et derrière les oreilles. Instillation d'atropine, bandages compressifs. Lunettes conserves.

1210. R. Onguent mercuriel......... 4,00.
   Extrait gommeux d'opium.. 0,80.
   (ou extr. de belladone. 0,40 — 0,80.
   Sig. En friction sur le front ou sur les tempes.
1211. R. Chlorhydrate de morphine... 0,16.
   Onguent rosat............... 8,00.
   Sig. Comme précédemment.

Dans le cas d'ulcérations torpides, employez avec précaution des compresses humides et chaudes d'infusion de camomille ou de décoction de mauves. (Cependant il ne faut pas s'en servir longtemps.)

1212. R. Laudanum de Sydenham... 1,50.
   Eau distillée............... 10,00.
   Sig. Pour instiller dans les yeux.
1213. R. Précipité rouge...... 0,10—0,20.
   Onguent émollient... 10,00.
   Sig. En introduire gros comme la tête d'une
     forte épingle dans le cul-de-sac oculo-pal-
     pébral.

XVI. Opacité de la cornée.

Pour éviter une modification de la trame de la cornée et pour en faciliter l'absorption, on emploie la vapeur d'eau salée seule ou accompagnée d'insufflation de poudre d'yeux d'écrevisse ; les insufflations de calomel, d'un mélange de sucre et de crème de tartre ou de borax, de poudre de limaille de zinc ; solution de sulfate de zinc, ou de sel ammoniac, ou de chlorure de baryum (faible) ; pommade au précipité blanc, rouge, ou jaune, et encore ;

1214. R. Huile de foie de morue....... 10.
   Sig. En introduire sur la cornée 2—4 fois par
    jour et l'étendre en frottant avec la pau-
    pière supérieure.
1215. R. Huile d'amandes douces........ 1.
   Essence de térébenthine......... 5.
   Sig. comme précédemment.

Le professeur Von Arlt se sert avec une préférence toute particulière des formules suivantes :

1216. R. Laudanum de Sydenham...... 5.
   Sig. Pour instiller dans l'œil.
1217. R. Extrait aqueux d'aloès....... 0,80.
   Extrait de chélidoine........: 0,80.
   Eau distillée................ 10,00.
   Sig. Pour instiller dans l'œil.
1218. R. Sulfate de cadmium........ 0,05.
   Eau distillée............... 5,00.
   Sig. Pour instiller.
1219. R. Térébenthine............... 1,50.
   Essence de térébenthine...... 5,00.
   Glycérine.................. 5,00.
   Sig. Instiller 1 ou 2 fois par jour 1 goutte
   dans l'œil.

En employant les moyens ci-dessus, il faut prendre garde que la
réaction ne soit trop forte, et alterner souvent avec les différentes
formules.

XVII. Sclérite.

Traitement symptomatique. En cas de forte injection du bord ci-
liaire et de photophobie : atropine, pommade mercurielle ou iodurée, purgatifs rafraîchissants. Surveiller le régime, eaux salines ;
Egerer, Marienbad-Kreuzbrünn ou enfin toute autre eau minérale
appropriée.

XVIII. Iritis.

Il faut avant tout se préoccuper des indications symptomatiques, en tous cas enlever les corps étrangers s'il y en a. Instillations d'atropine, les renouveler toutes les demi-heures ; si les synéchies sont nombreuses, modérer l'accès de la lumière. Conserves, large abat-jour, ménager l'œil sain. Si les douleurs deviennent vives : sangsues.

En cas d'iritis rhumatismale : repos au lit, température égale dans la chambre, diaphorétiques. Dans l'iritis spécifique :

1220. R. Sublimé corrosif............. 0,20.
Dissolvez dans éther sulfur.. q. s.
Poudre et extrait de réglisse. q. s.
M. Faites 60 pilules de 0,20 chaque.
Sig. Selon avis.

Prendre 3 pilules chaque jour, les 3 premiers jours, 4 pilules les quatrième, cinquième et sixième jours. Se reposer le septième, continuer à prendre 5 pilules les huitième, neuvième et dixième jours et augmenter progressivement jusqu'à 16 pilules et revenir à l'inverse jusqu'à 3 pilules.

Puis ordonner, si c'est nécessaire, le traitement par les frictions ; préparations iodurées ou décoction de Zittmann.

En cas d'iritis scrofuleuse, traiter le malade par les antiscrofuleux (préparations iodurées, iodure de fer, etc.), et s'il y a simultanément anémie, prescrire immédiatement le fer.

XIX. Mydriase.

Instillation de teinture d'opium, cautérisation au sulfate de cuivre, cautérisation au nitrate d'argent de la conjonctive et du pourtour de la cornée par place, fève de Calabar, électricité, bains de vapeur.

1221. R. Vératrine............. 0,40 — 0,50.
Axonge................. 5,00.
D. Sig. En frictions 3 — 4 fois par jour sur le front et les tempes.
1222. R. Esérine..................... 0,05.
Eau distillée................. 5,00.
Sig. Instiller 6 à 8 gouttes tous les jours.

La gélatine calabarinée est préférable au papier calabariné. Pour employer cette préparation on en coupe une petite lamelle de 1 millimètre carré qu'on place dans le sac conjonctival.

Dans le myosis : instillation d'atropine.

XX. Choroïdite.

Ménager les yeux, les garantir de l'éclat de la lumière, exercice modéré, pas de boissons alcooliques, eaux minérales d'Egerer, Marienbad-Kreuzbrünn ou toute autre équivalente.

XXI. Glaucome.

Ici l'iridectomie est la seule ressource. On expérimente depuis cinq mois à la clinique les instillations quotidiennes d'ésérine (voyez *Mydriase*). [L'esérine et la physostigmine sont les alcaloïdes et les principes actifs de la fève de Calabar.] Bien que le professeur von Arlt ne paraisse pas jusqu'à présent très satisfait du résultat de ce traitement, les expériences ne peuvent pas être considérées comme entièrement terminées, et dans la prochaine édition la question sera traitée d'une façon plus décisive.

XXII. Rétinite.

Repos, conserves, exercice matin et soir. — Prendre en considération les indications symptomatiques du moment (syphilis, mal de Bright). En cas d'hypérémie, appliquer des sangsues, après la disparition des symptômes inflammatoires et la diminution des exsudats : traitement par les frictions ; à l'intérieur, sublimé ou préparations iodurées.

XXIII. Nyctalopie.

Repos des yeux. Chambre obscure ; conserves, en cas d'hypérémie, saignées locales, purgatifs salins, traitement par les frictions, par le sublimé (voyez *Iritis*). Plus tard traitement par les iodures.

En cas d'héméralopie, modérer la lumière, améliorer l'alimentation. Quinine à haute dose.

XXIV. **Paralysie des muscles de l'œil.**

Prendre en considération les indications symptomatologiques. En cas de paralysie rhumatismale, prescrire la chaleur sèche. Produire une légère irritation de la peau au moyen de la pommade à la vératrine (voyez n° 1206). Bains de vapeur lorsqu'il n'y a pas d'affections organiques ; ou bien on conseille un vésicatoire et on fait saupoudrer la place dénudée avec 3 milligrammes de strychnine. Courants continus.

CLINIQUE

DU PROFESSEUR ÉDOUARD JÆGER DE JAXTHAL

---

1. Conjonctivite catarrhale.

Dans cette forme d'affection palpébrale, pas de compresses froides si ce n'est pendant les premiers jours. Combattre les causes déterminantes. Si c'est nécessaire des sangsues à la région temporale, aux fosses canines ou aux gencives ; outre cela des laxatifs. (Voyez aux *formules générales*.)

1223. **R.** Nitrate d'argent...... 0,10—0,50.
Eau distillée............... 50,00.
D. ad. vitr. nigr. Sig. 1 goutte 1 à 2
fois par jour dans l'œil.

Dans le chémosis, chaleur sèche, laxatif. Si le malade ne peut se rendre chez le médecin :

1224. **R.** Collyre astringent............. 50.
Eau distillée.................. 50.
Sig. Collyre.

1225. R. Sublimé çorrosif...... 0,02—0,05.
Eau distillée.......... 150,00.
Mucilage de semences
de coings.......... 5—10.
Laudan. de Sydenham. 4 à 12 gouttes.
D. Sig. Instiller quelques gouttes tièdes
3 ou 4 fois par jour.

1226. R. Sulfate de zinc........ 0,10—0,20.
Eau distillée.......... 50,00.
D. Sig. Pour boucher la paupière à l'aide
d'un pinceau (et éventuellement à instiller).

1227. R. Pierre divine......... 0,50—1,00.
Eau distillée.......... 150,00.
Sous-acétate de plomb
liquide............... 10 à 20 gouttes.
Laudan. de Sydenham. 5 à 15 —
S. Sig. A employer comme la précédente
3 à 6 fois par jour.

Cette dernière formule réussit surtout dans les cas chroniques.

1228. R. Borate de soude......... 1—2.
Eau distillée............. 150.
Teinture d'opium compos. 5 à 15 goutt.
Sig. Comme la précédente.

Après la conjonctivite, quand il subsiste de la rougeur et de la flaccidité des paupières.

1229. R. Décoction de mauve.. 10 sur 200.
Sucre de Saturne..... 0,40.
Laudan. de Sydenham. 10 gouttes.
D. Sig. Pour laver les yeux plusieurs fois
par jour.

II. Ophthalmie blennorrhagique.

On placera des sangsues derrière les oreilles ou près des ailes du nez. Laxatifs, compresses d'eau glacée (fréquentes). — Enlever les produits inflammatoires qui ont envahi la cornée. Instillations d'atropine (voy. *Formules générales*). S'il y a hernie de la cornée et iritis, nettoyer l'œil 2 à 4 fois par heure avec un jet d'eau à 12° ou 14° C. qu'on fera couler à travers les paupières à l'aide d'une éponge. — *Garantir l'œil sain de la contagion.* — Mais ne se servir que rarement d'un bandeau protecteur, son emploi n'est pas toujours avantageux.

1230. R. Nitrate d'argent crist.. 0,20—1,00.
　　　　Eau distillée................ 50,00.
　　　　D. ad vitr. nig. Pour toucher à l'aide du pinceau 1 à 3 fois par jour la conjonctive.
1231. R. Onguent mercuriel.......... 10.
　　　　Extrait de belladone.......... 1—2.
　　　　D. Sig. En friction plusieurs fois par jour avec gros comme un pois sur le front et les tempes.

III. Ophthalmie granuleuse, opth. d'Egypte, Thracoma.

Pendant la période aiguë, on emploie les compresses glacées, les laxatifs, les sangsues, — les instillations d'atropine (voy. n° 1238); Quand on craint l'inflammation de l'iris, ou si l'abcès de la cornée menace de s'ouvrir, pendant cette période, on emploie aussi le nitrate d'argent (voy. n° 1208).

Quand la période aiguë est passée, on emploie, selon les circonstances, le crayon de sulfate de cuivre ou le nitrate d'argent (voy. n° 1214).

Quand on a fait usage quelque temps d'un remède, on peut le changer. Contre les opacités de la cornée, on fait usage du laudanum de Sydenham ou des insufflations de calomel.

Dans les conjonctivites caractérisées par des granulations en frai de grenouille (ophthalmie thracomateuse), le professeur V. Jaeger emploie, outre les antiphlogistiques usités pour la conjonctivite catarrhale en particulier, la formule n° 1229 et les collyres qui suivent.

En cas de fort développement des granulations thracomateuses et d'apparition d'inflammation simultanée, on fend les granulations thracomateuses à l'aide d'une lancette ou d'un bistouri.

1232. R. Sulfate de cuivre crist......... 5.
   D. Sig. (pour être employée par le médecin)
   une fois par jour.

On nettoie une fois par jour d'abord l'intérieur des paupières avec un morceau de linge, puis on les cautérise avec un cristal de sulfate de cuivre taillé en pointe. Après la cautérisation on essuie de nouveau les paupières avec un morceau de linge fin.

1233. R. Sucre de Saturne.....   0,40—1,00.
   Eau distillée..........   40,00.
   D. Sig. Instiller une goutte une fois par jour.

S'il reste des opacités de la cornée :

1234. R. Laudanum de Sydenham....   5,00.
   Eau distillée..............   5—10.
   D. Sig. Instiller une goutte une fois par jour.

Quand la maladie touche à sa fin :

1235. R. Sucre de Saturne...   0,50—0,80.
   Laud. de Sydenham.   0,50 à 10 gouttes.
   Eau distillée............   150,00.
   D. Sig. Pour laver l'œil 3 fois par jour.

IV. Ophthalmie pustuleuse (scrofuleuse).

Viande, bière, lait, pas de farineux, séjour à la campagne, propreté rigoureuse, logement sec, laver les yeux avec de l'eau tiède ou avec une décoction de mauve ; à l'intérieur : fer, quinine, huile de foie de morue, iodure de potassium (à moins d'indication contraire pour ce dernier médicament), bandage compressif.

1236. R. Calomel porphyrisé............ 5.
   D. Sig. A insuffler légèrement entre les paupières avec un pinceau.

Le professeur V. Jæger emploie souvent, au lieu de calomel, de la brique pilée en poudre très fine, ou toute autre substance finement pulvérisée, car l'efficacité de cette poudre est toute mécanique.

1237. R. Borate de soude.....   0,10—0,50.
         Eau distillée.........   50,00.
         D. A employer comme le n° 1235.

Ce collyre et les suivants sont à employer quand le calomel ne peut être employé, soit à cause de la présence d'un abcès de la cornée, ou de tout autre motif.

1238. R. Alun..................   0,10—0,50.
         Eau distillée.........   50,00.
         D. Sig. A employer comme le n° 1235.
1239. R. Nitrate d'argent......   0,05—0,30.
         Eau distillée.........   50,00.
         D. ad vitr. nigr.
         D. Sig. Comme le n° 1235.
1240. R. Laud. de Sydenham.......   5.
         Eau distillée.............   5—10.
         D. Sig. Comme le n° 1235.

Contre les douleurs ciliaires :

1241. R. Huile d'olives................. 2 — 5.
         Chlorhydrate de morphine. 0,15 — 0,40.
         D. Sig. Agiter, puis faire plusieurs fois par
             jour une friction sur le front et les tempes.

Quand cette affection se transforme en blépharadénite, on emploie le précipité blanc ou le précipité rouge. (Voyez n°ˢ 1242-1243).

Quand l'impression de la lumière devient douloureuse dans cette affection, on ordonne les frictions sur le front et les tempes (n°ˢ 1259 et 1263), ou bien on place le malade dans l'obscurité, ou on protège les yeux (dont les paupières sont entr'ouvertes) contre les rayons du soleil.

On cautérise les pustules avec des crayons pointus de borate de soude, d'alun.

S'il subsiste de l'opacité de la cornée, employer les médicaments déjà indiqués dans l'ohphtalmie granuleuse. Voyez plus haut.

1242. R. Précipité rouge............ 0,10 — 0,15.
        Cire blanche.................   2,00.
        Axonge......................   5,00.
        D. Sig. Introduire gros comme la tête d'une
            forte épingle de cette pommade entre les
            paupières.
1243. R. Précipité jaune............... 0,60.
        Cérat.....................   10,00.
        D. Sig. Introduire dans l'œil avec un pinceau
            (pommade de Pagenstecher).

N. B. — On peut aussi l'employer dans le blépharospasme, même dans les formes anciennes.

1244. R. Précipité blanc.......... 0,10 — 0,15.
        Huile d'amandes (ou huile d'oli-
            ves)........................   5,00.
        D. Sig. Introduire 1 à 2 fois par jour 1 goutte
            entre les paupières.
1245. R. Nitrate d'argent............... 0,10.
        Précipité rouge................ 0,20.
        Sucre de Saturne.............. 0,40.
        Cire blanche.................. 2,00.
        Axonge....................... 4,00.
        M. exact. D. Sig. Employer comme le
            n° 1242.

Dans la forme exulcérative de la blépharite, cautérisation avec le crayon de nitrate d'argent, épilation des cils.

V. Opacité de la cornée.

Instiller tous les jours 1 à 2 gouttes de laudanum de Sydenham, soit pur, soit dilué à partie égale d'eau distillée, ou 2 à 4 gouttes d'huile de noix.

1246. R. Essence de térébenthine......   5.
         Glycérine pure..................   5.
         M. Sig. Instiller tous les jours de 1 à 5 gouttes.

1247. R. Essence de térébenthine.......   5.
         Térébenthine de Venise........   2.
         Glycérine....................   3.
         M. Sig. Comme la précédente.

1248. R. Carbonate de potasse..........   0,10.
         Iodure de potassium...........   0,50.
         Onguent rosat.................   10,00.
         M. Sig. En friction sur le front.

1249. R. Carbonate de potasse..........   0,10.
         Sulfate d'atropine..............   0,10.
         Iodure de potassium...........   0,50.
         Cérat........................   10,00.
         M. Sig. Employer sur le front et les tempes.

N. B. — A employer dans les cataractes au début.

VI. Iritis.

Prendre en considération la cause occasionnelle. Conserves, repos au lit, légers laxatifs, instiller tous les jours de l'atropine. A l'intérieur : du calomel au début, plus tard de l'iodure de potassium ; rincer fréquemment la bouche avec du vinaigre, de l'alun, du chlorate de potasse, du tannin (5 sur 100), de la teinture de ratanhia (quelques gouttes dans un verre d'eau), ou :

1250. R. Teinture de ratanhia...........   5.
         Teinture de myrrhe...........   5.
         Eau distillée..................   400.
         D. Sig. Pour rince-bouche.

1251. R. Calomel.....................   0,50.
         Sucre blanc..................   2,00.
         En 6 doses.
         Sig. 2 doses par jour.

1252. R. Iodure de potassium..........   5.

Eau distillée..................... 150.
Sig. Une à 2 cuillerées par jour.

VII. Blennorrhée du sac lacrymal.

Lorsque l'ouverture du sac lacrymal n'est pas indiquée ou lorsqu'on doit l'éviter, on prescrit au malade d'exprimer tous les jours le sac lacrymal en lui recommandant de tenir bien propres les yeux et les joues, de peur qu'il ne se produise de l'eczéma.

En cas de catarrhe chronique de la conjonctive, on prescrit les collyres (voyez n° 1225, etc.), on y joint, mais plus rarement, l'emploi des médicaments destinés à être prisés, tels que :

1253. R. Calomel..................... 2.
     Précipité rouge................ 2.
     Herbe de marjolaine........... 5.
     Sucre blanc.................... 5.
     M. f. Poudre.
     D. Sig. Priser de cette poudre plusieurs fois par jour.

On recommande aussi de faire priser soit du tabac, soit du sucre en poudre fine.

Comme dernière ressource héroïque pour le traitement de cette affection, il reste à pratiquer l'ouverture du sac lacrymal ; on fait alors des injections d'eau tiède, de nitrate d'argent, de teinture d'opium et enfin le cathétérisme avec des sondes molles ou métalliques ; en même temps, on fera employer les collyres appropriés, ou bien l'incision des conduits lacrymaux d'après la méthode de Bowmann ; il est rare que ce procédé donne de bons résultats, on le réserve pour les cas exceptionnels.

VIII. Formules générales.

1254. R. Sulfate d'atropine............ 0,05.
     Eau distillée................... 5,00.
     D. Sig. Instiller 1 à 2 gouttes dans le cul-de-sac de l'œil.

Dans tous les cas où il est indiqué de dilater la pupille ou d'augmenter la tension de l'œil.

1255. R. Huile de foie de morue........ 5.
    D. Sig. Pour enduire le fond des paupières collées à l'aide du doigt ou d'un pinceau.

Dans les cas d'opacité de la cornée (rarement employé).

1256. R. Fleurs de mauve.............. 10.
    Faites avec eau bouillante q. suf. une inf. de..................... 150,00.
    Sucre de Saturne....... 0,40 — 0,60.
    Laudanum de Sydenham..... 5 à 15 gouttes.
    D. Sig. Pour laver les yeux 3 à 4 fois par jour.

Surtout en cas de conjonctivite chronique légère.

1257. R. Acétate neutre de plomb. 0,80 — 1,50.
    Laudanum de Sydenham.... 16 à 20 gouttes.
    Eau distillée.............. 150,00.
    D. Sig. Comme la précédente.

Dans la conjonctivite chronique avec sécrétion abondante sans autre phénomène inflammatoire.

1258. R. Tannin................ 0,80 — 1,40.
    Eau distillée................ 50,00.
    D. Sig. A employer comme le n° 1223.

Dans la conjonctivite chronique avec céphalalgie.

1259. R. Baume de vie de Hoffmann.. 10,00.
    Ether sulfurique............ 2,00.
    Laudanum de Sydenham..... 2,00.
    D. Sig. En frictions plusieurs fois par jour sur le front et les tempes.

1260. R. Onguent mercuriel........... 10,00.
    Opium en poudre...... 0,80 — 1,00.
    D. Sig. A employer comme le n° 1259.

1261. R. Teinture d'opium.............. 5.
       Chloroforme................... 5.
       Huile d'olives................ 5.
       D. Sig. A employer comme le n° 1259.

1262. R. Huile de jusquiame............ 2.
       Chlorhydrate de morphine.... 0,20.
       D. Sig. En frictions sur le front et sur les tempes.

1263. R. Onguent mercuriel............ 10.
       Extrait de belladone........... 2.
       D. Sig. Comme la précédente.

1264. R. Liniment savonneux camphré. 10.
       D. Sig. Comme le n° 1259.

1265. R. Ether sulfurique.............. 2.
       Teinture d'opium.............. 2.
       Liniment savonneux camphré. 10.
       D. Sig. Comme le n° 1259.

Traitement interne.

Dans les affections du nerf optique et de la rétine, une des 4 formules suivantes :

1266. R. Liqueur arsenicale de Fowler.. 2.
       Eau de cannelle................ 80.
       Sig. Une demi ou une cuillerée à café 2 fois par jour.

1267. R. Sulfate d'atropine............. 0,10.
       Eau distillée.................. 5,00.
       Sig. 1 à 2 gouttes tous les jours.

1268. R. Teinture de noix vomique...... 5,00.
       Sig. 2 à 3 gouttes 2 fois par jour.

1269. R. Poudre de racine d'arnica...... 0,80.
       Sucre blanc................... 2,00.
       Divisez en 6 doses.
       Sig. 1 dose 3 fois par jour.

Huile de foie de morue.......... 150.
D. Sig. 1 cuillerée 1 — 2 fois par jour.

(On ajoute 0,08 d'iode métallique à cette formule pour les scrofuleux et dans les affections des glandes).

1270. R. Saccharure de carbonate de fer..   0,80.
Sucre en poudre...............   2,00.
M. f. Poudre à diviser en 6 doses égales.
D. Sig. Une dose 2 fois par jour.

Dans la scrofule et l'anémie :

1271. R. Saccharure de carbonate de fer..   0,80.
Sulfate de quinine..............   0,50.
Sucre en poudre................   2,00.
M. f. Poudre à diviser en 6 doses égales.
D. Sig. Prendre une dose 2 fois par jour dans
une hostie.

1272. R. Protoiodure de mercure..........   0,05.
Sucre en poudre...............   2,00.
Diviser en 6 doses.
D. Sig. Prendre 2 doses par jour.

1273. R. Carbonate de magnésie.........   1,50.
Poudre de rhubarbe...........   2,00.
Poudre de racine de jalap......   5,00.
M. f. Poudre.
D. ad scutulam.
Sig. Prendre de cette poudre matin et soir
$^1/_2$ cuillerée dans de l'eau.

1274. R. Poudre de séné (privé de résine).   5.
Poudre de rhubarbe (ou phos-
phate de soude ou sulfate de
magnésie)...................   5.
Extrait d'aloès................   5.
Extrait de pissenlit q. s.
Mêlez f. s. a. des pilules de 0,25.

Enrobées de lycopode. D. Sig. 2 — 4
— 6 pilules par jour.

On ajoute à cette masse pilulaire 0,45 de calomel, quand on veut agir contre des phénomènes inflammatoires (ou encore avec l'addition de la même quantité de tartre stibié quand on veut employer la méthode altérante).

1275. R. Carbonate de magnésie.
Tartrate acide de potasse.
Fleur de soufre ....āā   5.
M. D. Sig. Prendre 2 fois par jour $1/2$ — 1 cuillerée à café de cette poudre dans un verre d'eau.

Poudre minorative à administrer aussi quand il y a complication d'hémorrhoïdes.

1276. R. Acide sulfurique dilué..........   5.
Sulfate de magnésie............   50.
Eau de fontaine.............. 150.
D. Sig. Une cuillerée dans un verre d'eau ou deux cuillerées dans deux verres d'eau (ou infusion de séné).

Laxatif rafraîchissant :

1277. R. Iodure de potassium...........   5.
Eau distillée..................... 150.
D. Sig. Prendre tous les jours 1 — 2 — 3 cuillerées.

On ajoute à cette formule 0,10 d'iode métallique, quand on veut la rendre résolutive.

1278. R. Extrait d'aconit..............   2.
Extrait de ciguë................   2.
Vin antimonial d'Huxham.......   50.
D. Sig. 10 gouttes 2 — 3 — 4 fois par jour.

Dans l'arthritisme et les affections de l'œil qui en dépendent. Chez les individus scrofuleux, sans réaction.

1279. R. Fleurs de bouillon blanc ou ra-
    cine de calamus aromat...... 100.
    Faites une infusion avec eau q.
    s. pour colature de.......... 150.
    Esprit de Mindererus........... 20.
    Sirop de sureau............... 20.
    D. Sig. Une cuillerée toutes les 2 heures.

Dans l'ophthalmie pustuleuse des scrofuleux.

1280. R. Extrait de ciguë............. 2.
    Eau de laurier-cerise.......... 2 — 5.
    Eau de cerises noires.......... 20.
    D. Sig. 10 à 20 gouttes 3 fois par jour.

Contre les névralgies :

1281. R. Bromure de potassium.......... 2.
    Iodure de potassium........... 2.
    Eau distillée................. 400.
    Sig. Une cuillerée 2 fois par jour.
1282. R. Teinture d'écorces d'oranges... 20.
    Teinture amère................. 60.
    S. Sig. Prendre tous les jours une cuillerée
    à café ou cette quantité dans une cuillerée
    d'eau.

Lorsque les forces déclinent chez les individus âgés ou débilités.

1283. R. Chloral hydraté............... 5.
    Sirop d'écorces d'oranges....... 50.
    Sig. A prendre 2 fois.

Dans les affections très douloureuses.
Dans les maladies des yeux d'origine syphilitique, donner
0,04 de calomel 2 fois par jour, ou :
Traitement cyclique par les frictions :
Après 2 ou 3 bains, on fera tous les 2 jours une friction avec
2 grammes d'onguent mercuriel, on fera cette opération 4 fois.
Puis on fera 4 frictions avec 4 grammes d'onguent, puis 4 avec
6 grammes, enfin 4 avec 8 grammes; Après le dernier cycle on
ordonnera de nouveau 2 ou 3 bains.

VIII

MALADIES DES OREILLES

CLINIQUE

DU PROFESSEUR-DOCTEUR JOSEPH GRUBER

Maladie du conduit auditif externe.

A. Othæmatome, tumeur sanguine de l'oreille.

1284. R. Eau végéto-minérale de Goulard. 400.
Sig. Pour compresses.

N. B. — Quand il se produit une forte inflammation, après l'évacuation du contenu de la tumeur, par une ponction faite avec un trocart :

1285. R. Teinture d'iode................ 10.
Sig. Pour badigeonner.

N. B. — En cas qu'il faille encore obtenir la résorption d'une partie de la tumeur (on peut aussi employer un mélange à parties égales de teinture de noix de galle et de teinture d'opium).

B. Eczema de l'oreille, eczema du conduit auditif externe.

1286. R. Glycérine..................... 50.

D. Sig. Tremper de la charpie dans le liquide et en recouvrir la partie malade.

Suffisant pour les enfants délicats.

1287. R. Glycérine...................... 50,00.
Sulfate de zinc................... 0,25.
Sig. Pour l'usage externe.

A employer comme la formule précédente. Pour les eczémas
humides. De même :

1288. R. Huile de foie de morue......... 50,00.
Iode métallique.................. 0,05.
D. Sig. Pour l'usage externe.

Aux enfants faibles, on donnera à l'intérieur des médicaments
appropriés tels que ferrugineux et iodiques.

1289. R. Onguent émollient............. 10,00.
Précipité rouge.................. 0,25.
M. f. Pommade.
D. Sig. Pour l'usage externe.

En étendre gros comme la lame d'un couteau sur de la toile et
en recouvrir la partie malade.

1290. R. Onguent diachylon blanc (Hebra). 30.
D. Sig. Recouvrir le pavillon de l'oreille d'un
linge enduit de cette pommade.

C. Prurit du conduit auditif externe.

1291. R. Huile de foie de morue......... 20.
D. Sig. Introduire le matin 5 gouttes dans
l'oreille.

Ce médicament donne d'excellents résultats dans les démangeaisons incommodes du conduit externe.

1292. R. Nitrate d'argent crist............. 0,80.

Eau distillée...................... 20,00.
D. Sig. Pour badigeonner le conduit externe.

D. Otite externe (furonculeuse), inflammation de la partie molle du conduit auditif externe.

1293. R. Capsules de pavot............ 10.
Faites infuser dans de l'eau bouillante pendant $1/2$ heure pour faire une colature de 80 grammes.
Teinture d'opium................ 2.
D. Sig. Remplir toutes les $1/2$ heures le conduit externe avec ce liquide tiède.
1294. R. Cérat..................... 20,00.
Chlorhyd. de morphine........ 0,20.
M. f. Onguent, frictionner le pavillon de l'oreille avec gros comme un pois.

Dans l'otite externe accompagnée de fortes douleurs,— également:

1295. R. Glycérine.................. 10.
Chloroforme................... 2.
M. D. Sig. Pour enduire le pourtour de l'oreille à l'aide d'un peu de ouate.
1296. R. Glycérine................. 20,00.
Vératrine...................... 0,15.
D. Sig. Pour enduire le pourtour de l'oreille à l'aide d'un peu de ouate.

Comme calmant.

1297. R. Sulfate de zinc................ 0,50.
Eau dist. de cerises noires..... 50,00.
D. Sig. Introduire 10 gouttes 3 fois par jour.

En cas de ramollissement considérable du tissu du conduit auditif externe et d'exsudation profuse.

1298. R. Sulfate de zinc................ 0,50.

Alun calciné.................... 0,50.
Eau distillée..................... 50,00.
D. Sig. Après avoir soigneusement nettoyé le conduit auditif externe, on y introduira quelques gouttes, puis un bourdonnet.

Dans le cas de forte suppuration produite par l'inflammation du conduit auditif externe.

1299. R. Onguent émollient............. 5.
Onguent de céruse............. 5.
M. f. un onguent.
D. Sig. Pommade pour enduire à l'aide d'un pinceau dans le conduit auditif, en cas de gonflement considérable.

1300. R. Onguent de céruse............. 10,00.
Acétate de morphine...... 0,20 — 0,30.

Dans le gonflement des parties molles en cas d'otite en général, on enduit de bourdonnets de cette préparation et on les laisse à demeure dans le conduit auditif.

1301. R. Glycérine pure.................. 50,00.
Iodure de potassium dissous.... 0,50.
Iode métallique.:............... 0,02.
D. Sig. Instiller matin et soir 10 gouttes dans le conduit externe.

En cas d'épaississement du tissu des conduits auditifs externe et du tympan.

1302. R. Cérat simple.................. 10.
Tartre stibié.................. 4.
Mêlez exactement et f. un onguent.
D. Sig. En onction 3 fois par jour avec gros comme un point, sur la peau qui recouvre les apophyses mastoïdes.

En cas d'inflammation chronique opiniâtre, surtout en cas d'abcès fréquents, pour éviter les récidives. — Il faut attentivement surveiller l'évolution des pustules. — Comme dérivatif dans les inflammations chroniques ou la carie :

1303. R. Cérat...................... 25.
Poudre de sabine............ 10.
Mêlez exactement et f. un onguent.
D. Sig. Après l'application d'un vésicatoire pour maintenir la suppuration de la plaie.

E. Myringite, inflammation du tympan.

1304. R. Acétate de plomb............... 0,15.
Eau distillée.................... 50,00.
Teinture anodyne.............. 20 gouttes.
D. Sig. 10 gouttes dans l'oreille 3 fois par jour.

En cas d'hypérémie douloureuse du tympan et des parties voisines. Avec cela des antiphlogistiques.

1305. R. Acétate de plomb.............. 0,10.
Chlorhyd. de morphine........ 0,10.
Eau distillée.................. 50,00.
D. Sig. 20 gouttes dans l'oreille 3—6 fois par jour.

1306. R. Sulfate de zinc............... 0,50.
Eau distillée.................. 25,00.
D. Sig. Introduire 3 fois par jour 10 gouttes dans le conduit auditif interne et les laisser 10 minutes.

En cas d'exsudation profuse de la surface externe du tympan.

1307. R. Glycérine pure............... 50.
D. Sig. 5 gouttes 3 fois par jour comme plus haut.

Quand l'inflammation a cessé et que les débris d'exsudation recouvrent la surface du tympan. Injecter le soir de l'eau tiède avec précaution.

1308. R. Sulfate de zinc..................... 0,50.
      Eau distillée..................... 50,00.
      D. Sig. A employer comme la formule
          n° 1290.

Quand, après la cessation de l'inflammation, le tympan se trouve
fortement ramolli.

1309. R. Cérat......................... 5,00.
      Oxyde de zinc.................. 0,20.
      M. f. onguent.

D'après le professeur Gruber, on fait un tympan artificiel avec de
la toile, on l'enduit avec cette pommade, et à l'aide d'une pince on le
place sur le tympan. On emploiera de même :

1310. R. Cérat......................... 5,00.
      Précipité rouge................. 0,10.
      M. f. onguent.
1311. R. Cérat......................... 5,00.
      Nitrate d'argent........... 0,10 — 0,30.
      M. f. onguent.
      D. Sig. Pommade.
1312. R. Huile d'amandes douces récente. 10.
      D. Sig. Instiller 10 gouttes tièdes, 2 fois par
          jour dans le conduit auditif.

En cas d'opacité récente du tympan à la suite d'exsudation entre
ses couches pour en faciliter la résorption.

1313. R. Sulfate de cuivre.............. 0,10.
      Eau distillée................. 50,00.
      D. Sig. 10 gouttes dans l'oreille 2 — 3 fois
          par jour.

En cas d'ulcérations syphilitiques :

1314. R. Sublimé corrosif............... 0,10.
      Eau distillée................. 50,00.

> D. Sig. En imbiber des bourdonnets, les introduire dans le conduit auditif.

1315. R. Glycérine pure................... 50.
> D. Sig. Comme la formule précédente.

1316. R. Huile de foie de morue........ 10,00.
Iodure de potassium dissous.... 0,50.
Iode métallique................. 0,05.
> D. Sig. Pour badigeonner le tympan.

En cas d'opacité ancienne, on fera tous les jours un badigeonnage à l'aide d'un pinceau doux et en s'éclairant suffisamment jusqu'à ce qu'il se produise une forte réaction ; on cessera pendant quelques ours et on injectera de l'eau tiède dans le conduit auditif. On renouvellera ce traitement tant qu'il sera nécessaire.

1317. R. Teinture de thuya occidentalis. 10.
Laudanum de Sydenham ...... 20 gouttes.
> D. Sig. Pour l'usage externe.

Pour badigeonner les bourgeons qui envahissent le tympan et le conduit auditif externe.

1318. R. Alun calciné..................... 5.
Sulfate de zinc................. 5.
> M. f. Poudre. D. Sig. Pour saupoudrer.

Pour recouvrir à l'aide d'un pinceau la racine des polypes qu'on vient d'extirper, pour faciliter la cicatrisation et pour éviter les récidives.

Affections de la partie moyenne de l'oreille. Catarrhe de la muqueuse.

1319. R. Sel ammoniac............ .... 5,00.
Eau distillée.................. 400,00.
Teinture de belladone......... 0,80.
Sirop d'écorces d'oranges...... 20,00.
> D. Sig. Gargarisme (à employer toutes les 2 heures).

Dans les cas de fort gonflement de la gorge.

1320. R. Borax de Venise............... 2 — 5.
      Eau distillée...................... 400.
      Alcool de grain................... 50.
      D. Sig. Gargarisme (à employer toutes les
         2 heures).
1321. R. Bichlorure de mercure......... 0,10.
      Eau distillée..................... 400,00.
      Sirop d'écorces d'oranges........ 50,00.
      D. Sig. Gargarisme de l'ouverture pharyngée
         de la trompe.

En cas d'ulcérations syphilitiques, outre cela traitement général antisyphilitique (voir plus loin).

1322. R. Alun pulvérisé................. 5.
      Eau distillée.................... 400.
      Eau de fleur d'oranger.......... 2.
      D. Sig. Pour l'usage externe. Selon avis.

D'après Gruber, on peut introduire des substances médicamenteuses dans la caisse du tympan sans employer le cathéter. En cas de gonflements simultanés des muqueuses nasales et pharyngiennes.

1323. R. Acide salicylique............... 0,20.
      Chlorate de soude.............. 0,60.
      Eau distillée................... 80,00.
      D. Sig. Pour l'usage externe.

Pour le même usage :

1324. R. Sulfate de zinc................ 5.
      Alun calciné.................... 5.
      D. Sig. Pour l'usage externe.

Pour être porté à l'aide d'une éponge trempée dans ce liquide et maintenue par la pince en caoutchouc durci de Gruber, sur le bord postérieur des fosses nasales. On pratiquera ce badigeonnage tous les 2 ou 3 jours. — Ce procédé est surtout recommandable dans le cas d'hypertrophie des amygdales, quand la tonsillotomie ne peut être pratiquée.

Dans les cas de catarrhes naso-pharyngiens, quand les injections ne pourront être supportées, le professeur Gruber a recours aux bougies médicamenteuses en gélatine.

1325. R. Sulfate de zinc................ 0,30 — 0,60.
Eau distillée...................... 50,00.
D. Sig. Us. externe.

On instille 5 gouttes dans l'oreille interne par la trompe d'Eustache à l'aide d'un cathéter. Quand le gonflement sera considérable, les injections peuvent être renouvelées tous les jours sans inconvénients.

1326. R. Nitrate d'argent................ 0,10.
Eau distillée...................... 50,00.
D. Sig. Pour instiller dans l'oreille.

1327. R. Iodure de potassium............ 0,80.
Eau distillée...................... 40,00.
D. Sig. Pour instiller dans l'oreille.

1328. R. Sel ammoniac.................. 0,60.
Eau distillée...................... 40,00.
D. Sig. Pour l'usage externe.

N. B. L'emploi et l'application de ces 3 dernières formules sont les mêmes que n° 309.

Affections du labyrinthe.

1329. R. Éther sulfurique (ou chloroforme)........................ 20.
D. Sig. Selon avis.

On versera 15 à 20 gouttes dans la poire et on fera insuffler l'air chargé de vapeur d'éther dans l'oreille moyenne à travers le cathéter.

En cas de surdité simplement nerveuse.

1330. R. Teinture de belladone.......... 5.
Teinture d'aconit.............. 5.

    Teinture d'opium................ 5.
    D. Sig. Introduire 5 gouttes matin et soir
        dans le conduit auditif externe.

Pour les bourdonnements d'oreille. S'il se produit une réaction inflammatoire dans le conduit auditif externe, on suspendra pendant quelques jours.

1331. R. Huile de jusquiame........... 20.
       Extrait d'aconit................ 0,20.
       D. Sig. 5 gouttes 2 fois par jour dans l'o-
           reille.

1332. R. Cérat..... .... 20,00.
       Iodure de potassium............ 2,00.
       Iode métallique................ 0,05.
       Vératrine...................... 0,60.
       Mêlez exactement pour faire un onguent.
       D. Sig. Frictionner 3 fois par jour avec gros
          comme un pois pendant 10 minutes, sur
          les apophyses mastoïdes.

En cas de dureté de l'ouïe provenant d'exsudation dans le labyrinthe ; quand la peau rougit, on suspendra les frictions pendant 1 ou 2 jours.

1333. R. Huile d'amandes douces........ 10,00.
       Camphre...................... 0,10.
       D. Sig. 5 gouttes le soir sur du coton dans
          l'oreille.

En cas de dureté de l'ouïe nerveuse.

1334. R. Teinture d'arnica............... 10.
       D. Sig. Prendre 6 à 10 gouttes dans le cou-
          rant de l'après-midi sur du sucre.

En cas de bourdonnements nerveux ou de douleurs névralgiques de l'oreille.

1335. R. Bromure de potassium........ 5.
      Eau distillée.................. 100.
      D. Sig. Prendre à l'intérieur en 2 jours.
1336. R. Bromure de sodium........... 5.
      Eau distillée.................. 100.
      D. Sig. Par cuillerée à bouche. (Pour deux
      jours.)

IX

LARYNGOSCOPIE

CLINIQUE

DU PROFESSEUR LÉOPOLD-CH. DE SCHROTTER

Angine catarrhale.

Applications locales du froid :

1337. R. Décoction de guimauve........ 200.
Teinture d'opium........... 5 — 10.
Sirop diacode.................. 20.
Sig. Gargarisme.

1338. R. Hypermanganate de potasse. 0,10 — 0,20.
Eau distillée.................... 300,00.
Sig. Gargarisme.

Angine phlegmoneuse — tonsillaire.

Froid à l'extérieur. Pilules de glace.
Gargarismes à l'hypermanganate de potasse.
Injections sous-cutanées de morphine dans le voile du palais, dans les piliers ou au niveau des ganglions engorgés de la région maxillaire.

1339. R. Chlorhydrate de morphine...... 0,20.
Eau distillée.................... 10,00.
D. Sig. Injection.

Scarifications, oncotomie.

Catarrhe pharyngé chronique.

1340. R. Alun (ou acide tannique)....... 5.
Eau distillée.................... 200.
Sirop diacode.................. 20.
Sig. Gargarisme.
1341. R. Alcool de grain.............. 40—100.
Alun........................ 5.
Eau de fontaine............ .. 100—200.
Sirop diacode........... ... 20.
Sig. Gargarisme.
1342. R. Alcool de grain................ 40.
Teinture d'opium.............. 4.
Eau.. .... 180.
Sirop diacode.... .... 20.
Sig. Gargarisme.
1343. R. Alcool de grain....... .... 40—80.
Chloroforme.................. 10—25.
Teinture d'opium............. 5.
Eau distillée.................. 200.
Sig. Gargarisme.

Badigeonnage avec :

Nitrate d'argent................... 2—4.
Eau distillée.................... 50.

N. B. — Quand la maladie a envahi les parties voisines.
Cautérisation à l'aide du crayon de nitrate d'argent, en cas de pharingite granuleuse.
Badigeonnage avec :

1344. R. Iode métallique............. 0,15 — 0,20.
      Iodure de potassium............. 0,50.
      Eau distillée.................... 50,00.
      D. Sig. Pour badigeonner.

Angine croupeuse et diphtéritique.

Froid. Dans les cas légers, gargarisme à l'hypermanganate de potasse. — Cautérisation avec le crayon de nitrate d'argent ou :

1345. R. Acide chlorhydrique.............. 5.
      Eau distillée.................... 50.
      D. Sig. Pour badigeonner.

Ulcération pharyngienne.

Gargarismes à l'hypermanganate de potasse ou au chlorate de potasse. — Cautérisation au crayon de nitrate d'argent. — Cautérisation avec la glycérine iodée ou la teinture d'iode pure (voy. plus haut).

Hyperesthésie pharyngée.

Gargarisme ou badigeonnage avec alcool de grain et teinture d'opium ou alcool de grain et chloroforme (v. plus haut).

Coryza.

Après avoir fait convenablement nettoyer les fosses nasales, faire renifler :

1346. R. Sublimé corrosif.............. 0,02.
      Eau distillée.................. 150,00.
      Teinture d'opium............. 6 gouttes.
      Eau de laurier-cerise......... 10,00.

En même temps, faire pencher la tête de l'un et l'autre côté.

Ozenne.

Faire un examen profond à l'aide d'une sonde et d'un miroir, enlever le « séquestre » — s'il y en a un ; faire renifler ou injecter avec solution d'hypermanganate de potasse ou :

1347. R. Acide phénique........... 0,15 — 0,80.
Glycérine..................... 5 — 10.
Eau distillée................. 200,00.
   ou :
1348. R. Iode métallique........... 0,10 — 0,15.
Iodure de potassium........... 0,40.
Glycérine..................... 5,00.
Eau.......................... 200,00.

Traitement général de la diathèse : Scrofules ou syphilis (voy. *Braun, Sigmund, Zeissl*).

Catarrhe laryngé aigu.

1349. R. Chlorhydrate de morphine...... 0,10.
Sucre en poudre............... 5,00.
M. f. Pulv. Diviser en 10 doses.
Sig. Prendre 2 — 4 doses tous les jours.

Inhalations de vapeur d'eau.
Inhalation d'eau pulvérisée pure ou mélangée de teinture d'opium dans la proportion de 10 à 30 gouttes de teinture pour 40 grammes d'eau à l'aide de l'appareil à inhalation, modifié par Schrotter (à employer également quand il y a chatouillement, sensations de brûlures ou excoriations dans le larynx. Suivant les cas il faut renouveler les inhalations 2 à 4 fois par jour).

Œdème du larynx.

Fragments de glace et compresses froides.

1350. R. Iode métallique................. 0,20.
      Iodure de potassium............... 0,40.
      Glycérine....................... 40,00.
      D. Sig. En frictions sur le devant du cou.

Ces frictions sont à renouveler fréquemment dans la journée, et la partie frictionnée est ensuite recouverte d'une feuille de gutta-percha.

1351. R. Onguent mercuriel............. 2.
      Donnez 6 doses.
      Sig. Chaque dose pour une friction.

Cette médicamentation est surtout indiquée quand l'œdème accompagne des ulcérations syphilitiques ou des périchondrites syphilitiques.

Scarifications quand l'œdème est très étendu et qu'il y a des accès de suffocation.

Catarrhe laryngé chronique.

1352. R. Chlorhydrate de morphine...... 0,10.
      Bicarbonate de soude........... 5,00.
      D. Diviser en 10 doses.
      Sig. 2 — 4 doses par jour.
1353. R. Alun.................... 0,50 — 1,00.
      Eau distillée............. 50,00
      Sig. Pour inhalations.
1354. R. Acide tannique......... 0,50 — 1,00.
      Eau distillée............ 50,00
      Sig. Pour inhalations.
      Sulfate de zinc.......... 0,05 — 0,15.

Eau distillée............. 5,00.
Sig. Pour inhalations.

N. B. — Au besoin ajouter à tous ces liquides 10 à 30 gouttes de teinture d'opium. Insufflation, à l'aide d'un tuyau de verre, d'alun porphyrisé, ou de tannin, pur ou associé de chlorhydrate de morphine et de gomme arabique ou de sucre en poudre dans la proportion de 3 : 1 ou à parties égales.

1355. R. Nitrate d'argent................. 1 — 5.
Eau distillée................... 50.
Pour usage externe.

Ulcération tuberculeuse du larynx.

Inhalation d'alun, d'acide tannique, de sulfate de zinc (voy. *Catarrhe chronique de larynx*).

En cas de dysphagie, on y ajoute la teinture d'opium et ici surtout on fait des insufflations de chlorhydrate de morphine avec du sucre, soit seul, soit associé à la gomme en poudre à parties égales, on l'emploie $1/2$ heure avant les repas pour faciliter la déglutition des aliments et des boissons et pour la rendre moins douloureuse.

Ulcération syphilitique du larynx.

Dans les cas légers on se contente du traitement général : dans les cas graves, on y ajoute la cautérisation au nitrate d'argent à l'aide du porte-caustique, badigeonnage à la teinture d'iode.

1356. R. Iode métallique................ 0,25.
Iodure de potassium........... 0,50.
Glycérine..................... 50,00.
D. Sig. Pour frictions sur le devant du cou.

Laryngite croupeuse et diphtéritique.

1357. R. Tartre stibié................... 0,15.

Eau distillée.................... 1,50.
Sirop de framboises............ 10,00.
Sig. A prendre la moitié en une fois, puis le
  reste par cuillerées à café tous les $1/4$ d'heures jusqu'à effet.

Badigeonnage avec :

1358. R. Nitrate d'argent............... 5.
  Eau distillée................... 50.
  D. in vitr. nigr.
  Sig. Pour l'usage externe.
1359. R. Bisulfate de quinine............ 4.
  Sucre en poudre.............. 4.
  D. Diviser en 6 doses.
  Sig. 3 doses par jour.

La laryngotomie doit être pratiquée le plus tôt possible quand
a menace d'asphyxie.

X

CLINIQUE

DES MALADIES VÉNÉRIENNES ET SYPHILITIQUES

FORMULES

DE M. LE PROFESSEUR HERMANN ZEISSL

Uréthrite chez l'homme.

En cas de fortes douleurs dans le canal surtout, pendant la mixtion.

1360. R. Extrait de chanvre indien...... 0,30.
Extrait de semences de jusquiame...................... 0,30.
Sucre blanc.................... 3,00.
Divisez en 9 doses égales.
D. Sig. Prendre une de ces doses toutes les 2 heures.

1361. R. Extrait de chanvre indien...... 0,30.
Camphre en poudre........... 0,30.
Sucre blanc................... 0,30.
M. f. P. Divisez en 9 doses.
D. Sig. Une dose toutes les 3 heures.

Ou la *teinture de chanvre indien* à la dose de 10-12 gouttes sur du sucre toutes les 2 heures. Les solutions suivantes employées en injections réussissent très bien à diminuer et enfin à tarir l'écoulement mucopurulent du canal quand l'inflammation est tombée.

1362. **R.** Alun..................... 0,80 — 1,00.
      Sulfate de zinc............ 0,30.
      Eau de fontaine........... 150,00.
      Sig. En injection 4 à 5 fois par jour.

1363. **R.** Acétate de zinc.......... 0,60 — 0,80.
      Eau distillée............. 150,00.
      Sig. Une injection 5 fois par jour.

1364. **R.** Alun...................... 1,50.
      Acide acétique concentré....... 0,80.
      Eau distillée.................. 150,00.
      Sig. Pour injection.

1365. **R.** Extrait de belladone........... 0,08.
      Beurre de cacao. Q. s.
      Pour faire 8 suppositoires.
      Sig. Employer 3 suppositoires par jour.

1366. **R.** Alun......................... 1,50.
      Acétate basique de plomb....... 0,80.
      Eau distillée.................. 150,00.
      Sig. En injection 3 à 5 fois par jour.

1367. **R.** Hypermanganate de potasse................... 0,05 — 0,15.
      Eau distillée............. 150,00.
      Sig. Pour injections.

Est moins recommandable, car elle tache le linge en rouge. L'emploi du camphre dans la chaudepisse cordée, et les erections très douloureuses, ne donne aucun résultat. Ce qui vaut le mieux ce sont des compresses froides au périnée ou sur la verge et si ce n'est pas suffisant des injections sous-cutanées de morphine au périnée :

1368. **R.** Chlorhyd. de morphine....... 0,20.
      Eau distillée................. 10,00.
      Sig. En injecter le soir 10 gouttes.

Si la chaudepisse cordée provient d'une infiltration du voisinage des corps caverneux.

1369. R. Extrait de belladone............ 1,50.
Onguent de céruse............. 15,00.
Sig. En frictions avec gros comme un pois sur les parties infiltrées.

Il faut quand il se produit un écoulement sanguin abondant durant le traitement de l'uréthrite, rechercher si cet écoulement de sang provient de l'urèthre même ou du col de la vessie : si malgré une position favorable donnée à la verge et malgré les compresses froides l'écoulement du sang ne s'arrête pas on prescrit :

1370. R. Perchlorure de fer liquide......   2.
Eau distillée................... 100.
Sirop d'écorces d'oranges........ 20.
Sig. Prendre une cuillerée toutes les heures dans de l'eau.

Quand l'écoulement persiste, outre les injections on prescrit les médicaments internes suivants :

1371. R. Teinture aromatique acide.....   4.
Baume de copahu.............. 12.
D. Sig. Prendre 4 fois par jour 15 à 20 gouttes.
1372. R. Baume de copahu............. 12.
Magnésie calcinée. Q. s.
M. Faites des pilules de 0,30 enrobées de poudre d'iris.
D. Sig. Prendre 4 fois par jour 6 — 8 pilules.
1373. R. Cire blanche...................   4.

Faites fondre à une douce chaleur et ajoutez :

Baume de copahu.............. 12.
Poudre de magnésie, q. s. p. faire une masse pilulaire, dont vous ferez des pilules de 0,30, enrobées de poudre d'iris.
Sig. Prendre 3 fois par jour 8 pilules.

1374. R. Sulfate de zinc pur............ 1.
       Térébenthine du mélèze........ 1.
       Poudre de racine de tormentille, q. s.
       Pour faire 30 pilules.
       Enrobées de poudre de cannelle.
       M. Sig. Prendre une pilule le matin, à midi
          et le soir.
1375. R. Sulfate de fer................. 5.
       Térébenthine du mélèze........ 2.
       Poudre de lycopode, q. s.
       Pour faire des pilules de 0,15.
       Enrobées de poudre de cannelle.
       D. Sig. Prendre 3 à 4 fois par jour 5 pilules.

Dans la chaudepisse chronique :

1376. R. Pierre divine............ 0,20 — 0,40.
       Eau distillée............... 150,00.
       Camphre émulsionné à la
          gomme................. 0,10.
       Sig. Pour injections.

En cas d'ulcérations blennorrhagiques de l'urèthre, introduire tous les jours une bougie et les astringents ci-dessus mentionnés.

1377. R. Perchlorure de fer liquide..... 10 gouttes.
       Eau distillée.................. 100.
       Sig. En injections 3 fois par jour.

Quand il y a des granulations papillaires dans l'urèthre :

1378. R. Magistère de bismuth........ 5 — 10.
       Eau de fontaine.............. 150.
       Sig. Pour injections.
1379. R. Sulfate de zinc................ 1.
       Sous-acétate de plomb......... 1.
       Eau distillée.................. 150.
       Sig. En injections 3 à 5 fois par jour.
1380. R. Sulfate de zinc................ 0,30.

Oxyde de zinc...................... 1,50.
Eau distillée...................... 150,00.
D. Sig. Pour injections. (Bien agiter.)

Si les injections ne donnent pas de résultats, on enduit une bougie de mucilage de gomme, on la roule dans la poudre de bismuth, puis on l'introduit dans le canal en lui faisant dépasser le point où se trouvent les granulations. Dans le cas où il y a des membranes croupales, il est de toute nécessité d'avoir recours à l'emploi fréquent des bougies et ensuite d'injecter les solutions faibles :

1381. R. Chlorure de zinc................ 0,20.
Eau distillée................... 140,00.
1382. R. Acétate de plomb borique...... 1.
Eau distillée................... 150.
D. Sig. Usage externe.

Inflammations des canaux déférents et des testicules.

Repos absolu au lit, faire reposer le testicule en le soutenant, compresses froides ou avec sous-acétate de plomb. Pour calmer les douleurs, injections de morphine, ou :

1383. R. Extrait de belladone........... 4.
Cérat de Saturne.............. 20.
M. D. Sig. En friction, avec précaution 2 à 3 fois par jour, avec gros comme une noisette.
1384. R. Teinture d'iode................. 24.
Teinture de belladone.......... 8.
Sig. Badigeonner avec un pinceau en charpie (sur la partie scrotale correspondante au testicule malade).

Hydrocèle.

Le résultat le plus favorable s'obtient en pratiquant une injection dans la tunique vaginale, avec de la teinture d'iode, ou un autre liquide irritant tel que vin rouge, alcool ou chloroforme.

Formule de Lugol :

1385. R. Iode métallique............... 4.
Iodure de potassium............ 8.
Eau distillée.................. 200.
D. Sig. Pour injection (dans la tunique vaginale).

1386. R. Teinture d'iode................ 80.
Esprit-de-vin rectifié........... 80.
D. Sig. Pour injection.

Prostatite.

Ecarter toutes les causes qui peuvent augmenter l'inflammation de la prostate, en première ligne on proscrira toutes les injections destinées à guérir la blennorrhagie, de même que l'emploi des préparations à base de résineux balsamiques : baume de copahu, cubèbe, térébenthine, etc. Ce sont les cataplasmes, les bains de siège tièdes, ainsi que l'administration à l'intérieur et l'application locale des narcotiques qui produisent le meilleur effet. Zeissl recommande surtout dans ce cas l'emploi à l'intérieur de la *teinture de chanvre indien*, le malade en prend environ 10 gouttes toutes les 3 heures. Quand l'intestin le tolère, on prescrit les suppositoires suivants :

1387. R. Extrait de belladone........... 0,08.
Beurre de cacao. Q. s.
Pour faire 8 suppositoires.
Sig. Suppositoires.

On fait introduire matin et soir un de ces suppositoires bien huilé, dans le rectum. Si la douleur se localise à un point donné du périnée et que l'émission de l'urine soit douloureuse, on se trouvera bien de faire des applications de compresses froides sur la partie douloureuse et les frictions suivantes :

1388. R. Extrait de belladone........ 2 — 5.

Onguent napolitain simple.   50.
Sig. Pommade.

En cas de prostatite catarrhale chronique, perchlorure de fer 3 à 4 fois par jour à la dose de 6 à 8 gouttes pour un quart de litre d'eau sucrée. Veiller à l'évacuation journalière de l'intestin. Il semble que l'emploi des eaux acidules soit très avantageux (Franzenbad, Giesshübler, Rohitsch, Prebla, Kissingen, Selters, Luhatchowitz, etc.). Si, après la disparition des phénomènes inflammatoires, il subsiste un écoulement de l'urèthre purulent et très épais :

1389. R. Iodure de fer.................... 0,10.
    Térébenthine.................... 0,20.
    Extrait de gentiane. Q. s.
    Pour faire 20 bols semblables.
    D. Sig. Prendre un bol le matin, à midi et le
        soir.

Spermatorrhée.

1390. R. Lupulin........................ 0,60.
    Camphre...................... 0,10.
    Sucre blanc.................. 3,00.
    Divisez en 8 doses égales.
    D. Sig. Prendre tous les jours, 2 heures
        avant de se coucher, 1 bol.
1391. R. Saccharure de carbonate de fer.. 2,00.
    Camphre...................... 0,10.
    Poudre d'ergot de seigle........ 4,00.
    Sucre blanc.................. 4,00.
    Divisez en 12 doses égales.
    D. Sig. Prendre tous les jours 3 à 4 doses.

En cas d'érections imparfaites et d'éjaculations précipitées :

1392. R. Teinture éthérée d'acétate de
        fer............................ 2.

Teinture vineuse de quinquina.. 40.
D. Sig. Prendre 4 fois par jour une cuillerée
à café dans de l'eau sucrée.

1393. R. Extrait de quassia............. 20,00.
Sulfate de fer pur.............. 1,50.
Poudre de cannelle............,... 2,00.
M. f. des pilules de 0,15.
D. Sig. Prendre 10 pilules 2 à 3 fois par
jour.

Quand les érections et les pollutions sont rares, mais que l'u-
rèthre est continuellement humide :

1394. R. Acide phosphorique dilué...... 1,50.
Sulfate de quinine................. 1,50.
Camphre....................... 0,40.
Extrait de cascarille. Q. s.
Pour faire des pilules de 0,15.
D. Sig. Prendre 4 à 5 pilules 3 fois par jour.

1395. R. Teinture de digitale............. 10.
Sig. 5 gouttes toutes les 3 heures.

S'il se produit de la céphalalgie, on suspend et on prescrit du
café noir.

1396. R. Bromure de potassium........,..., 2.
Eau distillée................... 150.
Sirop d'écorces d'oranges....... 20.
D. Sig. Prendre matin et soir 2 — 3 cuillerées
à bouche.

1397. R. Glycérine pure................ 40.
Tannin pur.................... 4.
D. Sig. Pour injections.

Catarrhe de la vessie.

1398. R. Feuilles de turquette........... 8.

Feuilles de chenopodium am-
brosioides .... 8.
D. En 8 doses égales.
Sig. Pour tisane.

On fait infuser une de ces doses avec de l'eau bouillante, on y ajoute du lait et du sucre et on le fait boire en 2 ou 3 fois dans la journée.

1399. R. Extrait de semences de jus-
quiame........................ 0,15.
Extrait de chanvre indien...... 0,15.
Sucre blanc.................... 3,00.
Divisez en 8 doses.
Sig. Prendre une dose toutes les 3 heures.

En cas de production considérable de sédiment et de pus provenant de la muqueuse vésicale (et que le cathétérisme n'est pas bien supporté), on peut employer l'irrigateur ordinaire d'Esmarch pour pratiquer le lavage de la vessie.

1400. R. Extrait de belladone.......... 0,08.
Beurre de cacao............... 12,00.
Faites 8 suppositoires.
Sig. Suppositoires.
1401. R. Camphre...................... 0,15.
Extrait de chanvre indien....... 0,15.
Sucre blanc................... 3,00.
Divisez en 8 doses égales.
Sig. Prendre une dose toutes les 2 ou
3 heures.

Marienbal Waldquelle, Franzenbad Franzensquelle, Giesshübler Ottoquelle, Rohitsch, Luhatschowitz, Wildung.

1402. R. Feuilles d'uva-ursi............. 20.
Faites une décoction pendant $1/4$ d'heure avec
eau, q. s.
Ajoutez vers la fin :
Écorce jaune d'oranges.......... 8.

Faites infuser 1/4 d'heure.
Pour obtenir une colature de 300.
Ajoutez :
Sirop de guimauve............ 40.
Sig. Une 1/2 tasse toutes les 3 heures.

On peut employer dans l'uréthrite chronique les bougies en gélatine contenant du sulfate de zinc, de l'acétate de zinc et du tannin. Bien des personnes recommandent les bougies formées de silicate d'alumine et appelées bougies de Caulin.

1403. R. Glycérine .... 20,00.
    Tannin...................... 0,80.
    Eau distillée................... 60,00.
    Sirop d'ononidis............... 20,00.
    Sig. A prendre dans la journée.

En cas de catarrhe des reins consécutif à la blennorrhagie :

1404. R. Tannin pur.................... 1,00.
    Camphre....................... 0,30.
    Sucre blanc................... 4,00.
    M. f. P. Diviser en 12 doses.
    Sig. Prendre 4 doses par jour.

1405. R. Glycérine pure................ 20.
    Tannin pur.................... 1.
    Eau distillée................... 60.
    Sig. A employer pendant la journée.

En cas d'hémorrhagie rénale :

1406. R. Perchlorure de fer liquide...... 2.
    Eau distillée.................. 100.
    Sirop d'écorces d'oranges....... 20.
    Sig. Prendre toutes les 2 heures une cuiller
       à café dans un peu d'eau.

1407. R. Extrait de seigle ergoté........ 5.
    Eau distillée.................. 100.
    Sirop de framboises............ 30.

> Sig. Prendre 3 fois par jour une cuillerée à café.

En cas de paralysie de la vessie et de catarrhe de la vessie :

1408. R. Extrait de seigle ergoté......... 1.
Eau distillée.................... 5.
Glycérine...................... 5.
D. Sig. Pour injections sous-cutanées.

Vulvite.

On placé entre les grandes lèvres des morceaux de toile ou des gâteaux de charpie trempés dans un des liquides suivants :

1409. R. Extrait de Saturne............. 5.
Eau distillée.................... 200.
Sig. Pour usage externe.
1410. R. Chlorure de zinc............... 2.
Eau distillée.................... 200.
Sig. Usage externe.

Vaginite.

Compresses froides, bains de siège froids, douches ascendantes froides, tampons trempés dans une solution ou recouverts d'alun en poudre, sulfate de zinc 5 — 10 pour 500 gr. Isoler les parois du vagin à l'aide de tampons de charpie. Cautérisation du vagin avec le crayon.

1411. R. Teinture de ratanhia........... 50.
Eau de fontaine................ 500.
Alun ordinaire................. 5.
Sig. Pour injections.

On fait avec cette solution des injections dans le vagin atteint blennorrhagie, ou bien on introduit le soir avant le sommeil, un tampon de charpie ou une éponge imbibée de ce liquide.

On emploie de la même façon :

1442. R. Tannin pur............................ 3.
      Glycérine pure..................... 50.
      Eau distillée....................... 300.

Rhumatisme blennorrhagique.

Jets de vapeur ou compresses froides au niveau des articulations gonflées. Injection hypodermique de morphine. On restreint la diète, on prescrit des boissons froides et acidulées telles que limonade, Sodawater, et on veille à ce que les selles soient journalières, température égale et repos absolu.

En cas d'hydartrose de l'articulation du genou :

1413. R. Iodure de plomb.................. 5.
      Extrait de belladone............. 5.
      Onguent de lytharge............ 100.
      Onguent élémi, q. s. pour faire un emplâtre mou.

On étend de cet emplâtre sur de la peau ou sur un linge, épais comme le dos d'un couteau, et on l'applique exactement sur l'articulation et on le laisse en place jusqu'à ce qu'il se détache.

Si sous l'effet de cette médicamentation on ne voit pas le gonflement diminuer rapidement, on obtient souvent de bons résultats dans cette affection avec les appareils à compression, soit qu'ils soient plâtrés, amidonnés ou silicatés, à la condition que les malades les supportent bien.

Condylomes.

Quand les excroissances sont pédiculées, on peut les enlever avec les ciseaux de Cooper ou les lier, en les enlevant avec les ciseaux on tâche d'enlever en même temps les racines de ces excroissances. De toute façon, après les avoir enlevées, on touche les parties saignantes avec du perchlorure de fer dilué. Cautériser avec une solution phéniquée à 6 ou 10 pour 100.

1414. R. Sublimé corrosif................. 0,50.
Alcool rectifié..................... 50,00.
Sig. Pour badigeonner tous les 2 jours les excroissances.

La pâte de Plenk agit bien plus énergiquement que la solution de sublimé.

1415. R. Sublimé. Alun. Carbonate de plomb. Camphre. Alcool. Vinaigre, ãã 4.
Sig. Usage externe.

On dispose sur les condylomes, à l'aide d'un pinceau, une couche assez épaisse de la partie non dissoute de ce mélange.

Pour enlever les condylomes durs et papillaires on les badigeonnera avec de l'huile de cade, ou :

1416. R. Acide arsénieux................ 0,15.
Onguent mercuriel............. 5,00.
1417. R. Iodure d'arsenic................ 0,20.
Onguent mercuriel............. 10,00.
1418. R. Poudre de sabine.............. 5,00.
Axonge......................... 50,00.

On applique sur ces excroissances, plusieurs fois par jour avec de la charpie, une petite quantité d'une de ces pommades, de la grosseur d'une lentille environ.

Chancre mou.

Lorsque le bourgeonnement tarde à se produire ou que la suppuration est peu abondante, on emploie de légers caustiques :

1419. R. Nitrate d'argent................ 0,10.
Eau distillée..................... 100,00.
Ou :

1420. R. Chlorure de zinc................ 0,20.
Eau distillée..................... 40,00.

Ou :

1421. R. Sulfate de cuivre............... 0,20.
Eau distillée.................... 40,00.

On emploie avec avantage dans les ulcères indolents et donnant peu de pus un caustique employé par les anciens :

1422. R. Onguent élèmi (ou basilic)..... 50,00.
Sulfate ou acétate de cuivre..... 0,50.
Opium en poudre.............. 0,50.
1423. R. Nitrate d'argent............... 0,50.
Cérat......................... 50,00.
Baume du Pérou.............. 2,00.

Dans les ulcérations dont la suppuration est trop abondante et trop liquide et que les bourgeons sont mollasses :

1424. R. Tannin pur.................... 2.
Esprit-de-vin.................. 4.
Eau distillée.................. 140.
1425. R. Écorce de chêne.............. 20.
Eau de fontaine.............. 140.

Faites bouillir pour réduire à moitié, passez.

Sig. Pour usage externe.

Dans ce cas, les solutions d'alun, de sels de cuivre ou de zinc sont d'un usage avantageux. Si cette abondante sécrétion a de la proportion à s'altérer et à se putréfier, on emploie un mélange de goudron et de plâtre :

1426. R. Goudron de hêtre (huile de cade
ou de bouleau)........ 20 — 40.
Sulfate de chaux en poudre
fine .... 200.
Mélez exactement pour faire une poudre
homogène.
D. ad scatulam.
Sig. Pour saupoudrer.

1427. R. Acide phénique...........   1.
      Eau distillée............. 50 — 100.
1428. R. Chlorate de potasse.......   1.
      Eau distillée............. 50 — 100.
1429. R. Créosote ....   2 gouttes.
      Eau distillée............ 30 — 40.
1430. R. Créosote ....   5 gouttes.
      Onguent élémi..................   10.
      Graisse de porc...............   10.

Pour pansement des chancres diphthéritiques :

1431. R. Potasse caustique.
      Soude caustique...............   0,10.
      Eau distillée..................   50,00.
1432. R. Chlorure de chaux............   0,80.
      Eau distillée..................   80,00.
1433. R. Extrait de bois de campêche. 2 — 3.
      Eau distillée................   100.

Pour le chancre simple phagédénique et diphthéritique :

1434. R. Extrait de Saturne...........   2.
      Eau distillée................   100.
      Teinture d'opium composée....   4.
1435. R. Citrate de fer...............   1.
      Eau distillée................   100.
      Teinture d'opium composée....   4.
1436. R. Acide phénique...............   3.
      Eau de chaux.................   150.

Bubon.

Avant qu'il ne soit ouvert, repos. Dans tous les cas, l'ulcère qui
l'a produit ne doit pas être irrité. S'il n'y a pas de catarrhe bronchique à craindre, des compresses froides. La compression reste
presque toujours sans résultat. On badigeonnera 5 à 6 fois par jour
avec de la teinture d'iode pure ou mélangée de teinture de noix

de galle (2 : 1) et on interrompt dès qu'il se produit de la rougeur inflammatoire. Pour diminuer l'effet irritant de l'iode, on emploie aussi :

1437. R. Teinture d'iode................. 20.
      Teinture de noie de galle........ 8.
      Sig. En badigeonnage.

1438. R. Teinture d'iode................. 12.
      Teinture de belladone........... 4.
      Sig. Badigeonner 4 fois par jour.

Si ces préparations irritent la peau :

1439. R. Iodure de plomb............... 4.
      Emplâtre diachylon composé.... 40.
      Onguent élémi, q. s. p. faire un emplâtre mou.
      Sig. A étendre de l'épaisseur du dos d'un couteau sur de la peau ou de la toile.

Au lieu de teinture d'iode on applique aussi des compresses trempées dans une solution de :

1440. R. Acétate basique de plomb...... 20.
      Eau de fontaine................ 800.
      D. Sig. Pour compresses.

Quand la fluctuation devient manifeste, on la ponctionne à l'aide d'un bistouri pointu et on la recouvre du pansement désigné plus haut.

Si toute la partie suppure, on l'ouvre largement, et on applique le pansement de Lister :

1441. R. Acide phénique................. 5.
      Huile de lin (ou d'olives)....... 40.
      Craie blanche en poudre, q. s. p. f. une pâte molle.
      Sig. En étendre de 2 à 3^{mm} sur la plaie (et recouvrir d'une feuille de papier d'étain).

Si les glandes enflammées forment ce qu'on appelle un bubon

multiple et qu'il se soit ouvert de lui-même en un ou plusieurs points, on obtient alors un bon résultat en remplaçant les compresses trempées dans l'eau blanche par l'iodure de plomb sous orme d'emplâtre.

1442. R. Iodure de plomb................. 4.
   Extrait de belladone........... 3.
   Emplâtre de diachylon.......... 40.
   Onguent élèmi, quant. suff. pour faire un
    emplâtre mou.
   D. Sig. Emplâtre.

Quand la peau est très mince, on peut employer la pâte de Vienne (Elle est composée de chaux vive et de potasse caustique sèche à parties égales). Ce mélange est difficile à fondre, aussi on le conserve presque toujours en poudre, on en forme une pâte en y mélangeant un peu d'alcool ; on applique cette pâte pendant 10 minutes sur la partie qu'on veut percer.

Scléroses.

On fait les pansements avec les mêmes liquides que ceux employés pour le chancre mou tant qu'il ne se présente pas d'accidents généraux, soit sur la peau, soit sur les muqueuses. Dès qu'un accident syphilitique paraît, on prescrit les préparations iodées (Voyez plus loin : Emploi des préparations d'iode dans la syphilis). On peut y ajouter des amers pour faciliter la digestion.

Traitement interne de la syphilis.

Dans les cas où le médecin n'est pas forcé de porter dans l'organisme, dans un temps très court, de fortes doses de mercure, on fera pénétrer le métal dans l'organisme en employant la méthode des frictions, des fumigations ou des bains.

En cas de syphilides érythémateuses et papuleuses, dans les cas graves, et quand il faut intervenir énergiquement comme dans les cas d'iritis et d'affection syphilitique de la gorge, etc. :

1443. R. Protoiodure de mercure........ 0,80.

Extrait de lactucarium............   1,00.
(Ou opium en poudre)...........   0,20.
Extrait et poudre de réglisse...   Q. S.
P. f. 30 pilules.
D. Sig. Prendre le matin une pilule, et le
   soir 2 pilules.

Chez les individus vigoureux dont les digestions sont bonnes :

1444. R. Bichlorure de mercure..........   0,08.
   Dissolvez dans une petite quantité d'éther
      sulfurique.
   Et ajoutez : amidon en poudre, q. s.
   P. f. 16 pilules enrobées.
   D. Sig. Prendre une pilule matin et soir.
1445. R. Bichlorure de mercure.........   0,08.
   Eau distillée....................... 280,00.
   D. Sig. Prendre chaque jour un huitième.

Pour prévenir la gastralgie et les coliques que le sublimé produit très facilement, on a soin de ne jamais faire prendre la dose
du matin au malade pendant que son estomac est vide, mais de lui
faire prendre une demi-heure avant un bol de potage ou de lait.
Quand le patient a l'habitude de prendre du thé matin et soir, on
formule :

1446. R. Rhum vieux.................... 20,00.
   Sublimé corrosif................   0,08.
   D. Sig. Faire prendre matin et soir le hui-
      tième de cette dose dans une grande tasse
      de thé.

En cas de complication d'otite et de syphilides de la gorge, etc. :

1447. R. Calomel lavé..................   0,40.
   Opium pulvérisé...............   0,10.
   Sucre blanc...................   5,00.
   M. f. P. Diviser en 15 doses.
   D. Sig. Prendre le matin, à midi et le soir,
      une de ces doses.

Préparation de Hannémann :

1448. R. Mercure métallique............ 8,00.
Conserve de roses.............. 4,00.
Poudre de réglisse...........: 4,00.
Faites des pilules de 0,25.
Sig. Une ou deux pilules par jour.

Traitement par les frictions.

On commence le traitement par les frictions sans autre traitement préalable ; on prescrit pour chaque friction un paquet d'onguent mercuriel contenant 1gr,50 à 2 grammes : *Onguent mercuriel.*

Le malade doit prendre, avant de commencer le traitement, un bain tiède de propreté et employer chaque soir avant de se mettre au lit un de ces paquets. Le patient doit faire les frictions lui-même et ne doit les faire faire par un aide que sur les parties où il ne peut atteindre avec la main.

Elles se pratiquent de la manière suivante : Le malade étend doucement le paquet dans les paumes de chaque main et frictionne légèrement comme s'il voulait se pommader les cheveux, puis il frictionne avec la paume de la main droite le bras gauche, avec la quantité de pommade qui y adhère, et cela d'après les indications données plus loin, et avec la main gauche il frictionne le bras droit ; les jours suivants, il frictionnera les diverses autres parties du corps. La friction faite avec la paume de la main ainsi enduite de pommade doit être continuée jusqu'à ce que la plus grande partie de la pommade ait disparu et ait été absorbée par la peau. Les frictions doivent être faites lentement et méthodiquement, en se basant sur l'intensité des phénomènes et sur la constitution du malade, soit tous les jours, soit tous les 2 jours, sur les parties du corps que nous allons indiquer et dans l'ordre suivant :

Le premier jour du traitement, la surface interne des deux bras. Le deuxième jour, la surface interne des cuisses. Le troisième jour, la surface interne des avant-bras. Le quatrième jour, la surface interne des jambes. Le cinquième jour, les côtés de la poitrine. Le sixième jour, les reins. Le septième jour, on frictionne de nouveau la surface interne des bras et l'on reprend dans le même ordre. Après quatre frictions on peut toutefois suspendre un jour et faire prendre un bain chaud au malade. On évite autant que possible de faire des frictions sur les parties munies de poils, car les gros follicules pileux s'enflamment facilement sous l'influence des frictions mercurielles ; de sorte que sur toute la surface frictionnée, il se produit au niveau de l'ouverture de ces follicules des pustules nombreuses très douloureuses grosses comme des semences de chanvre. Si le malade a la main rugueuse et calleuse, on lui fait revêtir des gants en cuir mou pour faire la friction. Si le malade n'a pas la dextérité ou la bonne volonté voulue, ou si son état maladif, tel que paralysie, ankylose des membres supérieurs, ne lui permettent pas de se frictionner lui-même, et s'il faut employer une personne étrangère, on lui conseillera de faire la friction avec les mains recouvertes de gants de peau pour qu'elle n'absorbe pas elle-même une partie de l'onguent mercuriel.

Pendant ce traitement le malade gardera la chambre, il ne sortira que quelques heures par jour pendant la saison chaude et par un temps favorable, et ne sortira une grande partie de la journée que lorsque les circonstances l'y obligeront. Pendant la mauvaise saison la chambre sera chauffée au moins à 15 — 16° R., et elle sera aérée, autant que faire se peut, au moins 2 fois par jour.

On ne peut pas préciser combien il faut faire de frictions, mais on les continuera, lorsque le malade les supporte bien, jusqu'à ce qu'il y ait l'amélioration désirée ou qu'on ait obtenu la guérison, encore qu'il y ait une contre-indication spéciale qui nécessite d'interrompre ou de suspendre le traitement (12 à 16 comme minimum et 30 comme maximum).

Le médecin aura soin, dès le début du traitement, de porter toute son attention vers l'orifice buccal. C'est pour cela que le malade devra plusieurs fois tous les jours se rincer la bouche et la gorge avec un gargarisme astringent et empêcher le tartre de s'accumuler au collet des dents, dans ce but, on lui fera nettoyer les dents plusieurs fois par jour avec une brosse à dents très douce ou avec un morceau de linge fin, particulièrement les incisives. Comme rince-bouche on prescrit les diverses solutions astringentes de chlorate de potasse, alun, borax, etc., à la dose de 4 grammes pour 400 gr. d'eau avec 20 gr. de sirop de mûres.

Traitement de la syphilis par les injections mercurielles sous-cutanées.

1449. R. Calomel............................ 0,15.
     Eau distillée..................... 2,00.
     Glycérine pure................... 2,00.
     D. Sig. Pour injections sous-cutanées.

On en injectera tous les jours une seringue ordinaire de Pravaz pleine, dans la région des reins ou sur les bords de la poitrine, dans les cas de syphilides sèches ou de syphilides pustuleuses. De cette façon on injectera chaque fois environ 4 centigrammes de calomel. Tout le liquide à injecter indiqué plus haut peut se partager en 12 injections, et Zeissl a remarqué qu'il suffit parfois de 2 ou 3 injections pour voir disparaître les affections cutanées, et qu'il faut environ 30 à 60 centigrammes de calomel pour obtenir la disparition complète de toutes les manifestations externes, ou :

1450. R. Sublimé corrosif............... 1.
     Glycérine pure................. 70.
     Eau distillée.................. 20.
     M. D. Sig. Pour injections sous-cutanées.

Traitement de la syphilis par les bains mercuriels.

On emploiera d'abord aux doses connues les préparations iodées, iodure de potassium, teinture d'iode, iodure de sodium, iodure de lythium, iodoforme, iodure de fer, et si, après en avoir fait usage pendant un certain temps, le malade ne les supporte plus (il peut se produire, mais rarement, des palpitations du cœur et de la gêne de la respiration), ou que l'emploi de cette préparation ne donne pas de bons résultats, on commencera alors un traitement mercuriel doux : 12 et, au maximum, 24 onctions de 1 à 1gr,50.

1451. R. Sublimé corrosif............... 12.
     Chlorhydrate d'ammoniaque.... 6.
     Eau distillée.................. 100.

Délivrez dans un flacon bien bouché.
Sig. Pour être ajouté à un bain.

On versera cette solution de sublimé dans un bain chaud à la température de 27 — 28°R. Le malade reste environ une heure et demie dans le bain, et pendant tout ce temps la cuve sera recouverte d'un drap, de façon qu'il n'y ait que la tête qui soit libre.

Zeissl emploie les bains de sublimé pour les enfants qui sont atteints de syphilis congénitale pustuleuse (pemphigus syphilitique) et, en outre, pour les adultes atteints de syphilides pustuleuses et ulcéreuses, et lorsque les organes digestifs ne peuvent supporter les préparations mercurielles. Mais si les pustules se dessèchent et se recouvrent de croûtes et laissent après elles des infiltrations périfolliculaires et paresseuses, alors Zeissl supprime les bains de sublimé et leur substitue les frictions mercurielles.

Pour les malades dont la situation ne permet pas de faire avec suite le traitement par les frictions :

1452. R. Onguent mercuriel...... 1,50 ou 3.
    Blanc de baleine.........   6.
    Faites 4 suppositoires. D. in charta cerata.
    Sig. Suppositoires.

Le malade s'introduira tous les jours dans l'anus un des suppositoires.

Traitement de la syphilis par les végétaux.

Décoction de Zittmann forte :

1453. R. Racine de salsepareille coupée.. 400.
    Faites infuser dans :
    Eau de fontaine...... ......, 30240.
    Et digérer pendant 24 heures, puis ajouter un
        nouet contenant :
    Sucre en poudre.
    Alun...................... ãã 25.
    Calomel...................... 20.
    Cinabre......................   4.
    Réduisez à une colature de 9600.

A la fin, ajoutez :

> Semences d'anis.
> Semences de fenouil......... ãã 20.
> Feuilles de séné.
> Racine de réglisse....... .... ãã 50.

Exprimez et passez à l'étamine.

> Sig. Prendre tous les jours à jeun 400 gram-
> mes de cette décoction tiède.

La formule de Zittmann faible se compose de :

1454. R. Racine de salsepareille coupée . 200.
> Ayant ajouté les espèces de la décoction forte
> faites bouillir avec :
> Eau de fontaine............... 30240.
> Pour une colature de 10080.

A la fin de la décoction, ajoutez : Écorce de citron, semences de petites cardamomes, écorce de cannelle, racine de réglisse, ãã 12. — Exprimez et passez.

On prend 280 à 400 grammes de la décoction forte tiède le matin, et la même quantité de la décoction faible un peu moins chaude le soir.

S'il survient une diarrhée intense, on supprime l'administration de la décoction pendant quelques jours.

En Italie, une décoction analogue, appelée décoction de Pollini, est devenue populaire :

1455. R. Racine de salsepareille, racine
> de squime, pierre ponce et
> sulfure d'antimoine liés dans
> un sachet de toile......... ãã 2.
> Brou de noix.................... 350.
> Faites bouillir en vase clos avec :
> Eau commune................... 1250.
> Pour la ramener à 400.
> Sig. Pour l'usage interne, selon avis.

Stomatite mercurielle.

1456. R. Teinture d'opium composée.... 4.
      Eau distillée................... 400.
      D. Sig. Gargarisme (se gargariser toutes
      les demi-heures).
1457. R. Glycérine..................... 20.
      Tannin........................ 2.
      Eau commune................. 400.
      Sig. Pour rince-bouche.

On obtient aussi de bons effets avec des rince-bouche contenant
de l'alun, du borax, de la teinture de ratanhia, de la sauge
tormentille, etc., à la dose de 4 — 8 grammes sur 400 gr.
En cas de salivation abondante :

1458. R. Teinture d'iode.............. 4.
      Eau commune................. 350.
      Eau de cannelle............... 50.
      Sirop de cannelle.............. 20.
      D. Sig. Rince-bouche.

Ce sont les préparations à base de chlorure qui enlèvent
la mauvaise odeur de la bouche ; on emploie alors :

1459. R. Eau chlorée................... 10.
      Décoction de guimauve........ 300.
      Miel rosat.................... 40.
      D. Sig. Rince-bouche.
1460. R. Chlorate de potasse.......... 5—10.
      Eau commune................. 300.
      Sirop de mûres............... 20.
      D. Sig. Rince-bouche.
1461. R. Extrait de bois de campêche... 20.
      Eau de fontaine............... 150.
      Eau de sauge................. 150.
      M. Sig. Pour rincer la bouche.

Ou l'émulsion camphrée suivante :

1462. R. Émulsion commune........... 200.
       Camphre en poudre.... 0,50 (jusqu'à 1 gr.)
       D. Sig. Pour gargarisme.

On emploie un mélange de 200 grammes d'émulsion commune et de 3 grammes de camphre pour badigeonner les ulcérations de la muqueuse buccale.

A défaut de cette préparation, on peut employer l'acide pyroligneux et le chlorure de chaux, soit en collutoire, soit en rince-bouche. On applique les narcotiques (opium) à l'intérieur et à l'extérieur pour calmer les douleurs.

Emploi des sels d'iode contre la syphilis.

1463. R. Iodure de potassium ou iodure de
       sodium...................... 1.
       Eau distillée.................. 100.
       Sig. A prendre en un jour.

Au début on fait prendre cette quantité tous les jours, plus tard on peut augmenter jusqu'à ce que le malade prenne 2 grammes par jour.

Si pendant l'emploi de l'iodure il survenait de la constipation, on ajouterait à la solution précitée une certaine quantité de sirop de mauve, et s'il survenait de la diarrhée, environ 20 gr. de sirop diacode. On suspend le traitement pendant plusieurs jours quand il se produit de l'acnée iodique.

1464. R. Iodure de potassium............. 2.
       Extrait et poudre de rac. de gentiane āā q, s.
       P. f. 30 pilules enrobées.
       D. Sig. Prendre 10 pilules par jour.
1465. R. Teinture d'iode................. 2.
       Eau distillée.................... 200.
       Sirop d'écorces d'oranges........ 20.
       D. Sig. Matin et soir une cuillerée à café
       jusqu'à une cuillerée à bouche.

En cas de complication de chlorose ou d'anémie, on administre journellement :

1466. R. Sirop d'iodure de fer............. 2.
Sirop de mûres................ 20.

1467. R. Iodure de fer................. 1,50.
Extrait et poudre de trèfle d'eau ãã q. s.
P. f. 20 pilules enrobées.
M. Sig. 3 — 4, jusqu'à 5 pilules par jour.

1468. R. Iodoforme.................... 1,50.
Extrait de quassia q. s.
P. f. 20 pilules.
D. Sig. Matin et soir ou 3 fois par jour 1 pilule.

On peut toucher 1 ou 2 fois par jour les plaques muqueuses avec le crayon, ou bien :

1469. R. Glycérine.................... 100.
Iodure de potassium........... 20.
Iode métallique............... 10.

Les papules cutanées humides (condylomes mous) seront d'abord badigeonnées avec du chlore liquide, puis on les recouvrira d'amidon additionné de calomel, il se forme alors du sublimé à l'état naissant. On peut employer aussi la pâte caustique de Plenk modifiée de la manière suivante :

1470. R. Sublimé corrosif, camphre, alun, céruse, alcool, vinaigre ãã 4 grammes.
Sig. On étend la partie solide de la préparation sur la partie à cautériser avec un pinceau.

1471. R. Nitrate d'argent cristallisé...... 0,15,
Cérat........................ 10,00.
Baume du Pérou.............. 2,00.

A employer dans les ulcérations profondes de la peau ; on étend cette pommade sur des gâteaux de charpie dont on recouvre la plaie; faire de même plusieurs fois des lavages avec de l'eau tiède, du thé, une solution de chlorate de potasse; emplâtre de Vigo.

En cas d'ozène syphilitique, le malade gardera la chambre et devra plusieurs fois par jour se laver les fosses nasales avec une solution de chlorate de potasse, d'hypermanganate de potasse ou d'acide salicylique, etc. A l'intérieur, huile de foie de morue avec iodure de potassium.

Pour faire tomber les séquestres nécrosés du nez, on fait des injections 4 — 5 fois par jour avec :

1472. R. Acide chlorhydrique dilué.. ...   5.
     Eau dist. simple.............. 300.
     Eau de sauge.................. 150.
     D. Sig. Pour aspirer avec le nez.

1473. R. Chlorure de chaux...........   5.
     Eau dist. simple.............. 350.
     Eau de roses.................. 20.
     D. In vitro charta nigra involuto.
     Sig. Injection nasale.

1474. R. Acide salicylique..............   2.
     Alcool rectifiée................ 20.
     Eau distillée.................. 400.

En cas de sarcocèle syphilitique, emplâtre mercuriel, bandage compressif de Fricke, ponction à l'aide d'un trocart, puis pousser dans la canule une injection de teinture d'iode diluée.

La formule de Lugol est :

1475. R. Iode métallique................   4.
     Iodure de potassium...........   8.
     Eau distillée.................. 100.

Syphilis congénitale.

1476. R. Calomel porphyrisé (ou proto-
       iodure de mercure).......... 0,15.
     Sucre blanc................... 5,00.
     Div. en 12 doses.
     Sig. Une dose matin et soir.

S'il survient de la diarrhée, on prescrit entre les doses de l'opium :

1477. R. Sublimé corrosif.... .... 0,05.
      Eau distillée................... 2,40.
      D. Sig. A prendre en 8 jours.
1478. R. Sublimé corrosif............. 2,00 — 4,00.
      Chlorhyd. d'ammoniaque....... 1,50.
      Eau de fontaine .... 80,00.
      D. Sig. Pour être versé dans un bain.

On peut aussi faire tous les jours de petites frictions avec 0,40 — 0,60 d'onguent mercuriel simple.

Pour plus de détails sur le traitement de la syphilis congénitale, voyez pages 180 et suivantes.

XI

CLINIQUE GYNÉCOLOGIQUE

FORMULES

DE M. LE PROFESSEUR-DOCTEUR CH. BRAUN CHEVALIER DE FEINWALD

Métrite aiguë.

1479. R. Sangsues, n° 6.

A appliquer au col et à renouveler si la douleur continue. — En outre on emploie les douches utérines ascendantes d'eau tiède (25° R.) pendant 1/4 d'heure 3 fois par jour.

1480. R. Laudanum de Sydenham...... 10.

Lorsque, malgré l'application de sangsues, la douleur de l'utérus persiste, on verse le laudanum sur le col en se servant du spéculum, on y ajoute de l'amidon avec une spatule de façon à en faire une bouillie épaisse ; ce mélange devra rester dans le vagin pendant quelques heures.

Métrite chronique.

1481. R. Liqueur de Belloste.......... 40.
   Ou acide pyroligneux .... 40.
   Sig. A employer par le médecin.

Après avoir pris le col dans le spéculum de verre, on y verse
4 grammes de ce liquide, puis, à l'aide d'un pinceau, on touche la
muqueuse du canal cervical.

En cas de blennorrhée provenant de toute la cavité utérine, on
injectera directement dans la matrice la liqueur de Belloste à l'aide
d'une sonde utérine.

Lorsque le liquide se sera écoulé dans le spéculum, on fera dans le
vagin une injection d'eau tiède et on appliquera un tampon de coton
qu'on y laissera 24 heures.

Ce traitement sera renouvelé selon l'intensité de la sécrétion
(4 — 15 jours).

1482. R. Crayon de nitrate d'argent...   5 grammes.

On introduira le crayon dans la cavité utérine au moyen du porte-
caustique de Chiari et on le laissera en place pendant 2 à 4 minutes pour qu'il se dissolve complètement ; on fera ensuite une injection d'eau froide dans le vagin et on y appliquera un tampon de
coton. Si la sensibilité persistait, on aurait recours aux douches
froides.

1483. R. Tannin........................ 10.
Mucilage de gomme adragante.   2.
Mie de pain q. s. pour faire un petit crayon.

En cas de blennorrhée limitée à la muqueuse cervicale, on introduira un de ces crayons dans le canal cervical et on le laissera
à demeure, on renouvellera ce pansement tous les 3 jours ou tous
les 8 jours selon l'intensité de la sécrétion.

Ulcération du col.

Cautérisation avec le crayon de nitrate d'argent, avec la liqueur
de Belloste qu'on versera sur le col à l'aide d'un spéculum de verre
et qu'on laissera en contact de 3 à 5 minutes avec l'acide pyroligneux, avec le caustique de Filhos (pâte de Vienne coulée en
crayons). Ce dernier caustique sera employé spécialement pour les
ulcérations rebelles. Il est utile de faire suivre la cautérisation de
plusieurs injections d'eau froide dans le vagin, puis d'y introduire
un tampon de coton.

Végétation fongueuse de la cavité cervicale.

Cautérisation énergique avec la pierre infernale, et si on s'aperçoit que c'est insuffisant, on se servira du caustique de Filhos ou de l'acide chromique. Après chaque cautérisation, on enlèvera l'excès de caustique, et en pratiquant une injection d'eau froide.

Carcinome de l'utérus.

1484. R. Chlorure de chaux......... 2 — 10.
      Eau distillée.................... 400.

En injection dans le vagin pour diminuer la fétidité de l'écoulement :

1485. R. Goudron de hêtre.............. 20.
      Mucilage de gomme........... 20.
      Eau distillée................. 400.

A employer comme le précédent. Moyen certain pour calmer les douleurs :

1486. R. Chlorhydrate de morphine. 0,10 — 0,30.
      Beurre de cacao q. s.
      P. f. s. a. 6 suppositoires.
      Sig. Employer 1 à 3 suppositoires dans la journée.

Métrorrhagies.

1487. R. Perchlorure de fer liquide...... 10.
      Eau distillée................. 400.
      Sig. Pour l'usage externe.
1488. R. Perchlorure de fer liquide...... 40.
      Eau distillée................. 400.
      Sig. En injection dans la cavité utérine.

On peut aussi l'employer dans les hémorrhagies des accouchées. En cas d'hémorrhagies abondantes, on trempera dans le liquide ci-dessus des bourdonnets de coton ou de charpie à l'aide desquels on pratiquera le tamponnement vaginal en se servant d'un spéculum, mais on aura soin de ne pas laisser en place le tampon trop longtemps.

1489. **R.** Perchlorure de fer liquide...... 80.

Dans les hémorrhagies foudroyantes provoquées par une perte de substance dans les carcinomes du col, où l'on aura reconnu l'insuffisance de la solution martiale indiquée ci-dessus, on versera le liquide sur le col en se servant d'un spéculum, on le laissera en contact pendant plusieurs minutes et on appliquera par dessus un tamponnement vaginal à l'aide de bourdonnets de coton.

On pourra aussi pratiquer la cautérisation de la muqueuse utérine avec la pierre infernale à l'aide du porte-caustique de Chiari (en cas d'hémorrhagie de la cavité utérine).

1490. **R.** Extrait de seigle ergoté........ 2.
      Eau distillée.................. 140.
      Sirop de cannelle.............. 10.
      Sig. 2 cuillerées toutes les heures.

En cas d'hémorrhagie à la suite de couche, quand les contractions de la matrice sont insuffisantes.

Catarrhe vaginal chronique.

1491. **R.** Alun.................... .... 5 — 10.
      Eau distillée............. .... 400.
      Sig. Pour injections.
1492. **R.** Alun......................... 20.
      Amidon....................... 20.
      D. Mêlez exactement.
      Sig. Poudre.

On remplira complètement le fond du vagin avec cette poudre en s'aidant d'un spéculum, puis on placera par dessus un tampon de coton.

1493. R. Alun........................... 10.
     D. Det. ad scatulam.
     Sig. Employez selon avis.

On remplira complètement le vagin avec des bourdonnets de ouate saupoudrés de cette poudre. Ces bourdonnets seront munis d'un fil, pour que la malade puisse les retirer elle-même 6 à 12 heures après.

1494. R. Alun........................... 5.
     Cérat........................... 20.
     M. f. Pommade.
     Sig. Pommade à employer selon avis.

On enduira des bourdonnets de coton avec cette pommade, et on s'en servira pour tamponner le vagin.

1495. R. Tannin........................... 20.
     Eau distillée...................... 40.
     D. Sig. Pour injections.

Périmétrite.

On appliquera 6 à 20 sangsues sur le bas-ventre, sur les grandes lèvres ou sur le col suivant le siège de l'exsudat.

1496. R. Iode métallique.................. 0,40.
     Iodure de potassium............... 2,00.
     Glycérine......................... 50,00.
     Sig. Pour badigeonner le bas-ventre.
1497. R. Iodure de potassium............. 2,00.
     Iode métallique................... 0,50.
     Beurre de cacao q. s. pour faire 10 suppositoires.
     Sig. Suppositoires.

Dans la périmétrite ancienne, lorsque le bassin est envahi et particulièrement lorsque les plis de Douglas se sont pris dans la gan-

gue inflammatoire, on emploiera 1 à 2 fois par jour ces suppositoires ou :

1498. R. Onguent mercuriel............. 5.
    Beurre de cacao q. s. pour 5 suppositoires.
    Sig. Suppositoires.

Kyste de l'ovaire.

Liquide pour injection dans la ponction du kyste simple :

1499. R. Teinture d'iode................ 4 — 12.
    Iodure de potassium. .... 2 — 4.
    Eau distillée.................. 100.
    Sig. Pour être employé par le médecin.

XII

CLINIQUE D'ACCOUCHEMENT.

FORMULES

DE M. LE PROFESSEUR-DOCTEUR JOSEPH SPATH

A

Diététique de la grossesse.

Quand une femme a d'habitude une vie réglée et qu'elle s'en trouve bien il est bon qu'elle la suive encore pendant qu'elle est enceinte. Une nourriture plus végétale sera plus profitable aux personnes robustes et sanguines et une nourriture plus animalisée aux personnes fébriles ou affaiblies.

Il faut surtout défendre les aliments épicés et lourds, les boissons excitantes et échauffantes.

Les vêtements seront en rapport avec la température de la saison et ne doivent pas comprimer la poitrine ; on doit recommander l'usage des caleçons, prohiber le corset, et les jarretières ne doivent pas être trop serrées.

Il faut recommander un exercice modéré en plein air, il faut prohiber les travaux pénibles, défendre de pousser ou de porter des fardeaux, de danser, de sauter, de monter à cheval, d'aller en voiture dans des chemins difficiles et de se trouver dans des foules.

Au début il faut faire journellement des lotions sur les partie génitales (à la fin de la grossesse il faut prendre des bains tièdes). Cependant, ces derniers ne doivent pas être trop rapprochés.

Il faut surtout veiller attentivement à la régularité des gardes-robes, on y contribue à l'aide de fruits bien sucrés, de limonades tartriques, de poudres gazogènes, de poudre de sedlitz et, si on n'obtient pas de résultat, par des lavements, mais se garder surtout des purgatifs drastiques.

Le coït, si on ne le défend pas d'une façon absolue, ne doit au moins être pratiqué qu'avec prudence et peu souvent. Il faut surtout porter toute son attention aux soins que réclament les seins, surtout lorsque la mère doit nourrir elle-même son enfant. Si la peau des mamelons est très délicate on les fait lotionner fréquemment avec de l'eau froide, avec une solution d'alun et de tannin, de l'eau-de-vie, de l'esprit-de-vin, de l'alcool, etc.

Enfin on doit veiller à la tranquillité et à la sérénité de l'esprit car les grandes impatiences et les chagrins sont très nuisibles.

1500. R. Bicarbonate de soude (ou yeux
d'écrevisses pulv.)............ 20.
D. Sig. En prendre ce qui va sur la pointe
d'un couteau.

Contre le pyrosis :

1501. R. Eau de laurier-cerise.......... 10.
D. Sig. 10 à 30 gouttes 3 fois par jour.

Contre les vomissements :

1502. R. Chlorhydrate de morphine...... 0,04.
Sucre blanc.................... 4,00.
Divisez en 8 — 6 — 4 doses.
Sig. 1 dose 2-3 fois par jour.

Outre cela : des glaces, des fragments de glaces, sodawater. Pour es chlorotiques : Préparations ferrugineuses.

B

Accouchement.

1503. **R.** Éther sulfurique (ou chloroforme)....................... 20.
Sig. En inhalations.

En cas de constrictions spasmodiques du col de la matrice et du corps de l'utérus, de tétanos utérin :

1504. **R.** Chlorhydrate de morphine. 0,08 — 0,10.
Sucre blanc.................... 4,00.
Divisez en 6 — 4 doses.
Sig. Une dose toutes les $^1/_2$ heures ou toutes
les heures.
1505. **R.** Chlorhydrate de morphine...... 0,40.
Eau distillée................. 10,00.
Sig. Pour injections sous-cutanées.

Contre le tétanos utérin :

1506. **R.** Poudre d'ergot de seigle........ 2.
Divisez en 6 doses.
Sig. Une dose tous les quarts d'heure.

En cas de ralentissement du travail. Ne doit jamais être adminis-tré avant la fin de la seconde période de l'accouchement.

1507. **R.** Infusion d'ergot de seigle 4 à 8 gr. sur 200.
Sirop simple................... 20.
Sig. Une cuillerée toutes les $^1/_2$ heures.

En cas de contractions faibles ; de même :

1508. **R.** Eau commune................. 80,00.
Eau de fleurs d'oranger......... 4,00.
Extrait de seigle ergoté........ 0;80.
Sirop d'écorces d'oranges....... 8,00.

Sig. Une cuillerée toutes les $^1/_2$ heures.

1509. R. Eau de framboises.............. 8,00.
Ergotine (Bonjean)............. 0,80.
Sirop de framboises........... 8,00.
Sig. Une cuillerée tous les $^1/_4$ d'heure et toutes les $^1/_2$ heures.

1510. R. Ergotinine.................... 0,80.
Poudre de réglisse q. s. pour faire 15 pilules enrobées.
D. Sig. 2 pilules tous les $^1/_4$ d'heure.

1511. R. Ergotinine (Wiggers)....... 0,20 — 0,40.
Oleosacch. de cannelle......... 0,80.
Sucre blanc.................... 4.
Div. en 6 doses égales.
Sig. Une dose tous les $^1/_4$ d'heure.

N. B. — Le seigle ergoté ne doit surtout pas être administré ou doit être abandonné : *a*) en cas d'étroitesse considérable du bassin; *b*) lorsqu'il survient des phénomènes fébriles ; *c*) lorsque les battements du cœur du fœtus sont faibles ou irréguliers ; *d*) lorsque deux heures après la première dose l'accouchement n'est pas terminé. Lorsque l'on ne s'attend pas à ce que l'accouchement se termine dans un laps de temps très court.

1512. R. Éther sulfurique................ 20 gram.
Sig. A verser gouttes à gouttes sur les parois abdominales et postérieures en même temps.

Lorsque les maux continuent et pendant la cinquième période de l'accouchement.

1513. R. Alcool camphré.............. 40.
Sig. En frictions.

Contre les hémorrhagies par inertie qui surviennent après la fin de la dernière période. Voyez plus loin.

C

Soins à donner et régime des accouchées.

La première condition et la plus importante pour le rétablissement des accouchées est le repos. Une paillasse recouverte d'un matelas recouvert d'une toile cirée constitue le meilleur coucher. Pendant les sept premiers jours, l'accouchée ne doit pas quitter le lit et demeurer autant que possible dans la position horizontale.

Après ce temps on peut lui permettre de se lever, mais seulement pendant peu de temps. Ce n'est qu'au bout de quelques jours qu'elle s'habitue à rester levée toute la journée ; mais elle ne devra sortir de la chambre qu'au bout de la seconde semaine, même pendant la belle saison.

La température de la chambre doit être régulière et s'élever à 15° R. et, pour éviter les refroidissements, le linge de corps et le linge de lit devront toujours être chauffés avant d'être employés. Néanmoins la chambre de l'accouchée doit être aérée tous les jours. Les parties génitales doivent être lavées au moins une fois par jour avec de l'eau tiède et une éponge, et cela tant qu'il y a écoulement des lochies.

La diète sera limitée pendant les 3 premiers jours à du bouillon et des décoctions de riz et d'orge. A partir du quatrième jour, lorsque l'appétit survient on peut autoriser après-midi une soupe concentrée, un potage avec du pain ; mais la diète sera limitée matin et soir au bouillon seul. Le cinquième jour, on peut ajouter au repas de midi un peu de compote sans aromates ou un plat de farineux. Dès le sixième et le septième jour le café léger comme premier déjeuner ne peut nuire.

On peut en même temps, lors du principal repas, donner des farineux légers, des cervelles, du veau, du poulet.

Ce n'est que vers le quatorzième jour que l'accouchée devra revenir à son alimentation habituelle.

Le devoir d'une mère est d'allaiter son enfant *elle-même* ; on ne trouve de contre-indication que dans les maladies inflammatoires aiguës, les affections constitutionnelles (rachitisme, scrofules, tuberculoses, syphilis, dyscrasie carcinomateuse), dans la débilité de la mère, dans le développement insuffisant ou l'état maladif des seins, dans le cas d'eczéma des mamelons ou des aréoles.

L'allaitement doit durer jusqu'à ce que le nourrisson ait ses premières dents, ce qui se produit entre le sixième et le dixième mois.

S'il se produit des excoriations aux mamelons sous l'effet de la succion, on cherche, tant qu'elles sont petites, à les arrêter et à empêcher la formation des fissures en y appliquant des petites compresses froides. Quand ce procédé ne donne pas de résultat la cautérisation légère au nitrate d'argent se trouve indiquée. On la pratique tous les jours.

Pour favoriser les contractions utérines dans les premiers jours de couches :

1514. R. Infusion d'ergot de seigle..   8 gr. sur 200.
      Élixir acide de Hallez.....   10 gouttes.
      Sirop de framboises.......   20 grammes.
      Sig. Deux cuillerées toutes les 2 heures.
1515. R. Eau dist. de framboises...   100,00.
      Ergotine...................   1,50.
      Élixir acide de Hallez.....   10 gouttes.
      Sirop de framboises.......   20 grammes.
      Sig. Une cuillerée toutes les deux heures.

Fièvre puerpérale.

Prophylaxie : Soins scrupuleux de propreté, large ventilation, soigner tout particulièrement les plaies et les abcès s'il y en a, en enlevant le pus, nettoyer toute surface suppurante, etc. Désinfecter les ustensiles du malade, protéger de la contagion les mains des médecins, des sages-femmes, des gardes. Lorsque la maladie sera déclarée, il faut s'efforcer de garantir les personnes saines, le mieux est d'isoler les malades et d'éloigner tous les objets qui leur ont servi. Enfin il est une règle très importante. C'est que le personnel qui s'est trouvé en contact avec les malades, cesse autant que possible toute communication avec les personnes saines.

Péritonite.

En cas d'inflammation généralisée du péritoine, 20 à 30 sangsues ; et en cas d'inflammation partielle 15 à 20 sangsues sur l'abdomen. Compresses tièdes et humides ; ou en cas de météorisme considérable; compresses froides compresses de Priesnitz).

1516. R. Décoction de guimauve......... 200.
       Eau de laurier-cerise........... 2 — 4.
       Sig. une cuillerée toutes les 2 heures.
1517. R. Chlorhydrate de morphine...... 0,10.
       Sucre blanc................ .... 5,00.
       Diviser en 6 doses.
       Sig. Une dose toutes les heures ou toutes les
         2 heures.

Si les douleurs ne cèdent pas après l'émission sanguine, ou qu'il se produise des vomissements violents, on fait prendre des fragments de glace.

En cas de constipation opiniâtre :

1518. R. Calomel.................... 0,40 — 0,80.
       Sucre blanc................ 4,00.
       Diviser en 6 doses égales.
       Sig. Une dose toutes les 2 heures.

En cas de diarrhée abondante :

1519. R. Alun en poudre............. 1,50 — 3,00.
       Tannin pur................. 0,08 — 0,16.
       Sucre blanc................ 2,00.
       Diviser en 6 doses égales.
       Sig. Une dose toutes les 2 heures.

En cas de forte diarrhée avec crampes

1520. R. Infusion de camomille.
       Laudanum de Sydenham.
       Sig. En lavements.

Si l'exsudat persiste et se localise :

1521. R. Onguent mercuriel............ 20 gramm.
       Sig. En frictions avec gros comme une noi-
         sette.

Après cela, cataplasmes, bains de siège, ou

1522. R. Iode pure...................... 0,80.
      Iodure de potassium............ 1,00.
      Glycérine pure................. 40,00.
      Sig. Pour frictions.

Endométrite. — Phlébite utérine.

Compresses de Priesnitz humides et tièdes, propreté scrupuleuse
des organes génitaux. Lorsque les lochies ont un mauvais aspect :

1523. R. Infusion d'espèces aromatiques. 800.
      Chlore liquide................. 8.
      Sig. En injections vaginales.
1524. R. Décoction de quinquina 40 sur 800.
      Sig. Pour boissons.

En cas de frissons :

1525. R. Sulfate de quinine............. 2—4.
      Sucre blanc................... 4.
      Divisez en 6 doses.
      Sig. Selon avis.

Septicœmie puerpérale.

Laxatifs légers, tels que : sels minéraux, eau de Vienne, etc. En
cas de symptômes typhiques : acides phosphorique (tartrique, citrique) mélange à l'eau à la dose de 4 grammes, pour boisson. En cas
de diarrhée grisâtre : voyez n° 1507.
En cas de frissons, surtout quand ils sont périodiques, n° 1509.
En cas de délire nocturne :

1526. R. Camphre râpé................. 0,40.
      Sucre blanc................... 4,00.
      Divisez en 6 doses.
      Sig. Une dose toutes les 2 heures.

En cas de collapsus : vin.

1527. R. Décoction de quinquina jaune.... 20 sur 200.
       Teinture de valériane éthérée... 4.ᵎ
       Sirop d'oranges................. 20.
       Sig. Une cuillerée toutes les 2 heures.

D

Formules générales.

ÉCLAMPSIE.

Boissons acides, injections sous-cutanées de morphine ou :

1528. R. Chlorhydr. de morphine....... 0,15.
       Sucre blanc................... 5,00.
       Diviser en 8 ou 5 doses.
       Sig. Une dose toutes les 2 heures.
1529. R. Décoction de guimauve........ 200,00.
       Tartre stibié................. 0,08.
       Sirop simple.................. 20,00.
       Sig. Une cuillerée toutes les 2 heures.
1530. R. Calomel..................... 0,40.
       Sucre blanc................... 4,00.
       Diviser en 6 doses.
       Sig. Une dose toutes les heures.

En cas de complication de maladie de Bright :

1531. R. Infusion de feuilles de digitale 0,80 à
           1 gramme sur 200.
       Acétate de potasse (ou crème de tar-
         tre)................................ 4.
       Sig. Une cuillerée toutes les 2 heures.

Outre cela : lotions vinaigrées, sinapismes, bains tièdes avec lotions froides. S'il survient des phénomènes congestifs : sangsues derrière les oreilles (10-20), compresses glacées.

HÉMORRHAGIE.

1532. R. Infusion de seigle ergoté.   8,00 gr. sur 200,00.
      Élixir acide de Haller...   1,50.
      Sirop de framboises....   20,00.
      Une cuillerée toutes les 5 ou 15 minutes.
1533. R. Oléosaccharure de cannelle (ou poudre de
         cannelle).................... 6.
      Diviser en 12 doses.
      Sig. Une dose toutes les 5 ou 15 minutes.
1534. R. Teinture de cannelle........... 50.
      Sig. A prendre par cuillerée à café.
1535. R. Poudre de seigle ergoté.....   4,00.
      Poudre de racine d'ipéca.....   0,40 — 0,80.
      M. f. P. Diviser en 12 doses.
      Sig. Une dose toutes les 2 heures.

Outre cela : compresses froides sur le bas-ventre, injection d'eau froide et d'eau glacée dans le vagin, dans la cavité utérine, ou d'eau additionnée d'alun (2 gr.). Tannin pur (0,50), sulfate de zinc (0,30), solution de perchlorure de fer 2 à 3 gouttes par dose. Analeptiques : rhum vieux ou :

1536. R. Eau de mélisse (ou eau de men-
         the)......................... 100.
      Esprit de nitre dulcifié....   2.
      Sig. Par cuillerée à café.

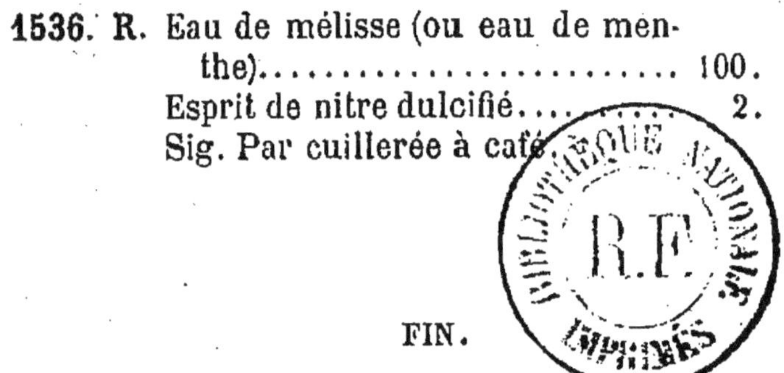

FIN.

TABLE DES MATIÈRES

A

R

T

U

FIN DE LA TABLE DES MATIÈRES.

CORBEIL. — Imprimerie J. CRÉTÉ.